Günther W. Frank - KOMBUCHA

Günther W. Frank

KOMBUCHA

Bebida saludable y remedio natural
del Lejano Oriente

Su correcta preparación y uso

ENNSTHALER VERLAG, A - 4400 STEYR

Advertencia

Este libro ha sido escrito con el mayor cuidado y la mayor atención posibles. Los procedimientos médicos y sanitarios de este libro están basados en la comprobación, la experiencia personal y la investigación del autor: El autor no acepta reclamaciones referentes a los beneficios del Kombucha. El beber el Kombucha no puede y no debe sustituir ningún tratamiento prescrito por el medico o naturópata. Este libro es solo informativo y no debe ser considerado como un consejo médico ni sustituir la consulta con un licenciado, ya sea un médico o un naturópata. Cualquier intento de diagnosticar o tratar una enfermedad deberá hacerse bajo la dirección de un profesional de la salud cualificado para, antes de utilizar cualquier procedimiento para solventar cualquier tipo de problema, considerar si es el adecuado. El autor no se propone ofrecer consejos médicos, hacer diagnósticos, prescribir remedios para unas condiciones médicas determinadas o sustituir la consulta médica. El editor no aboga por el uso de ninguna dieta particular ni ningún programa de ejercicios, sin embargo, cree que la información presentada en este libro debería estar al abasto del público. Debido al hecho de que siempre puede existir algún riesgo, el autor y el editor no se hacen responsables de los efectos adversos o consecuencias que resulten del uso de cualquier sugestión, preparado, o procedimiento de este libro. Rogamos no utilice este libro si no desea asumir ese riesgo.

Sin embargo, el autor está siempre interesado en escuchar las experiencias personales que tengan a bien comentarle.

Traducido al Español por Maria Ascension Tiscar Ortega –
Torredembarra - España

www.ennsthaler.at

ISBN 3 85068 628 0

Günther W. Frank • Kombucha
Reservados todos los derechos
Copyright © 2005 Ennsthaler Verlag, Steyr
Editado por Ennsthaler Gesellschaft m.b.H. & Co KG, A-4400 Steyr, Austria

CONTENIDO

Prefacio e Introducción 8

PARTE I - ¿QUÉ PUEDE HACER EL KOMBUCHA POR USTED? 18
¿Tiene el Kombucha efectos terapéuticos? 18
Los efectos positivos del Kombucha sobre la salud – Una ojeada a la documentación 21
Experiencias personales 30
Investigaciones sobre el Cáncer en la antigua URSS 59

PARTE II- El Inicio 70
¿Dónde conseguir un cultivo inicial de Kombucha? 70
¿Se pueden comprar productos de Kombucha ya preparados? 71
¿Serán todos los cultivos de Kombucha un éxito? 72
Trabajando con micro-organismos: se requiere la máxima higiene ... 75
Como hacer Kombucha en un abrir y cerrar de ojos 77

PARTE III- El té 86
¿Qué tipo de té se debe utilizar? 86
Investigacion sobre el cáncer 90
Algunos consejos sobre la elaboración del té 92
Infusiones de hierbas 94
Porcentaje de aceites volátiles en las hierbas medicinales más comunes ... 96
¿Cuales son las desventajas de las infusiones de hierbas frente al té negro? ... 98

PARTE IV– El proceso de fermentación 102
Inicio del cultivo de Kombucha en el recipiente de fermentación ... 102
El cultivo de Kombucha dentro de la solución nutriente 105
El cultivo de Kombucha necesita oxigeno 106
El recipiente de fermentación debe de estar tapado 108
Influencia de la luz y del sol 108
Al cultivo de Kombucha le gusta el calor 110
Otras necesidades del cultivo de Kombucha 113
El proceso de fermentación está en marcha 113

PARTE V – Envasado y toma de Kombucha 116
¿Cuándo está lista la bebida de Kombucha? 116
Trasiego y embotellado de la bebida 120
¿Cuánto Kombucha debe uno tomar, y cuando? 125
¿Pueden los diabéticos beber Kombucha? 128
Gotas de Kombucha 133
Cándida y Kombucha 135
¿Las mujeres embarazadas o que están dando el pecho, pueden beber Kombucha? 137
Kombucha para niños 138
Vinagre de Kombucha 140
¿Se puede comer el cultivo de Kombucha? 141

PARTE VI– Otros métodos 143
Otros métodos de preparación del Kombucha 143
    Receta de L. T. Danielova, Yerean (1959) para une bebida de Kombucha con altos efectos anti-bacterias 145
    Un apunte desde Brasil, autor desconocido Alga marina 146

PARTE VII - Calorías y alcohol 149
¿Cuántas calorías contiene la bebida? 149
Contenide de alcohol del Kombucha 150

PARTE VIII – Azúcar y miel 152
El azúcar en el Kombucha 152
    El "problema" 152
    Unos pequeños apuntes sobre la "química del azúcar" 152
    ¿Porqué se recomienda el azúcar blanco para la elaboración del Kombucha? 155
    ¿Cuanto azúcar se debe utilizar? 159
    ¿Existen alternativas al azúcar blanco? 161
        Edulcorantes sintéticos 161
        Azúcar moreno 161
        Azúcar integral de caña 162
        Evaluación del azúcar integral de caña para la preparación de Kombucha 163
        ¿Se puede utilizar la miel para la elaboración del Kombucha? 166

PARTE IX – Vida, cultivo, propagación, morfología 170
¿Cuánto tiempo se mantiene vivo y activo el cultivo de Kombucha? 170
Cultivo y propagación del cultivo 173
¿Que influencia tiene una gran cantidad de cultivos sobre los resultados de la fermentación y el desarrollo del mismo? 179
¿Qué ocurre durante el proceso de propagación? 180
    Las bacterias 180
    Las levaduras (Saccharomyces) 181
    Levaduras de fisión (Schizosaccharomyces) 182
El "verdadero" cultivo de Kombucha 184
El origen del cultivo de Kombucha 186
¿Qué otros nombres se le han dado al cultivo de Kombucha? 186

PARTE X – Problemas 193
Problemas que surgen durante la elaboración del Kombucha 193
    Inhibición del desarrollo de los microorganismos 193
    El efecto conservador de los ácidos orgánicos 193
    El efecto conservador del alcohol 195
    Auto-conservación del cultivo de Kombucha gracias a los antibióticos 196
    Efecto inhibitorio del dióxido de carbono 196
    Problemas que lo parecen pero no lo son 197
    Problemas reales 198
    Parásitos molestos: La mosca del vinagre 200
    Control de la mosca del vinagre 201

PARTE XI – SUSPENSIÓN TEMPORAL 204
Suspensión temporal de la producción de Kombucha 204
Congelación del cultivo de Kombucha 205
Secado del cultivo de Kombucha 207

PARTE XII – APÉNDICES 209
El Kombucha en Internet 209
Una palabra final: ¿Es la salud lo más importante? 210
Agradecimientos 214
Bibliografía 216

PREFACIO E INTRODUCCIÓN

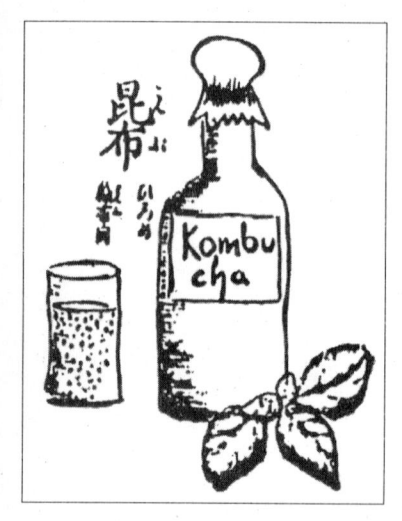

Hoy en día se está experimentando un retorno a los remedios para la salud que se acercan a la natura - Lejos de los productos industriales envasados. Esta puede ser una de las razones del gran atractivo y fascinación que ejerce esa bebida tan saludable llamada Kombucha. Algo muy antiguo ha llegado hasta usted y necesita saber mas cosas sobre ello, para poder intentar prevenir enfermedades, para poder proteger la salud de su familia bebiendo esta bebida casera tradicional, para desintoxicar y darle energía a sus cuerpos. El té de Kombucha puede ser altamente beneficioso para cualquiera que pruebe esta bebida tradicional: El té de Kombucha aporta excelentes nutrientes para limpiar y reconstruir el cuerpo y todos sus sistemas. No hay duda de la necesidad de esos nutrientes en el mundo actual.

¿Poder mágico o mito?

El kombucha ha sido envuelto en una especie de mito. Pueden verlo en los diversos nombres que se le han dado (ver también la parte IX de este libro): "Champignon de longue vie" (hongo de larga vida), "Zauberpilz" (planta mágica), "Wunderpilz" (planta milagrosa). Lo que podría parecer una cura milagrosa ocurre en realidad porque algunas personas toman los nutrientes adecuados en el momento adecuado, pero aquí no hay nada de bebidas mágicas o píldoras para una salud perfecta. Se necesita tiempo y esfuerzo para devolver la salud cuando el cuerpo está deteriorado.

Me gustaría ver como millones de personas experimentan una mejoría en su estado de salud y el Kombucha es para ello un arma potente en el arsenal de cada uno.

El Kombucha –¿ un curalotodo para todo?

Sin embargo, hay una advertencia. El Kombucha tiene ácidos y nutrientes excepcionales para ofrecerle pero no espere que le permitirá seguir con un estilo de vida poco saludable con impunidad. Usted no puede ignorar la mala nutrición, el tabaco, la bebida y los abusos de su cuerpo y después esperar que el Kombucha le cubra las espaldas. No funciona así. El kombucha puede seguramente jugar un papel importante en el mantenimiento de la salud pero no espere de él que libre a nadie de la muerte. No es un milagro, es una bebida procedente de un proceso de fermentación saludable y natural.

La fermentación es el proceso que induce un cambio químico en un complejo orgánico compuesto mediante la acción de una o varias enzimas producidas por microbios. Este proceso ha servido a la humanidad desde los principios de la civilización e incluso en nuestros tiempos de maravillas tecnológicas, algunos fermentos simples de la madre naturaleza siguen sirviendo a la salud humana con mucha mas efectividad y economía que todas las drogas y compuestos complejos que se encuentran en los arsenales de la ciencia moderna.

Conclusión: El Kombucha es una bebida excepcional, saludable y que refuerza el sistema inmunológico. El Kombucha no es un curalotodo y no puede pretender que lo sea aunque algunos pequeños milagros ocurrirán seguramente en aquellos individuos cuyos cuerpos respondan rápidamente al hábito de fermentar y beber Kombucha.

El hombre puede prevenir y ayudar;
La naturaleza por sí sola puede curar;
solo un Dios todopoderoso
puede, según su promesa,
librarnos de la muerte para siempre.

Dr. P.G. Seeger

El Kombucha – un antiguo remedio popular

En todo el mundo, desde tiempos remotos, una gran variedad de levaduras y bacterias han sido utilizadas y aplicadas por el hombre para la creación de bebidas y alimentos que mejoren la salud y promuevan su bienestar.

Ya en la Biblia se lee (Ruth 2:14) que el terrateniente Boas invitó a Ruth, que más tarde sería su esposa, durante la siega: "Ven aquí y come pan y moja tu bocado en la bebida de vinagre." Y se sentó junto a los segadores; y mojó el pan seco y comió y quedó saciada y sobrada. Este relato Bíblico de alrededor del año 1000 A.C no solo nos da una indicación de sus hábitos nutritivos ejemplares, aunque modestos desde nuestro punto de vista, también vemos aquí que ya en aquellos tiempos se preparaban bebidas con microorganismos de ácido láctico y como se servía a la gente para reforzarles y refrescarles durante el duro trabajo de la cosecha. Una antigua y relativamente pura simbiosis de bacterias y levaduras como las mencionadas es el hongo del té llamado Kombucha. Es un cultivo simbiótico de levaduras y diferentes tipos de bacterias creciendo en un té negro o verde endulzado.

El Kombucha convierte el té en una bebida saludable, nutritiva y desintoxicante.

Este antigua remedio casero se utiliza cada vez más en muchos países, contra todo tipo
de posibles problemas. El hongo consiste en un champiñón gelatinoso y consistente en forma de disco plano. Parece un pastel de goma blanca. El cultivo se coloca dentro del té y se deja fermentar 7-10 días. Se multiplica constantemente a través de la germinación. El disco de hongos se expande primero sobre toda la superficie del té y luego espesa. Cuando se trata el champiñón correctamente, este se desarrolla, germina, y acompañará a su dueño de por vida.

Una verdadera central bioquímica diminuta

Durante el proceso de fermentación y de oxidación, el hongo efectúa diversas reacciones complicadas en el té, ya sea unas detrás de otras o simultáneamente (hay procesos de asimilación y de disimulación). El hongo del té se alimenta del azúcar y a cambio produce otras sustancias valiosas que cambian la bebida: ácido glucurón, ácido glucuronico, ácido acético, ácido láctico, vitaminas, amino ácidos, substancias antibióticas y otros productos. Por lo tanto, el hongo del té es una verdadera central bioquímica diminuta.

Se toman 4-8 onzas del té cada día para desintoxicar el cuerpo. Tiene un ligero sabor avinagrado, un gusto parecido al de la sidra. El ácido glucuronico es utilizado por el hígado para desintoxicarse y muchos lo consideran el ingrediente más beneficioso del té de Kombucha.

Pequeños apuntes sobre la historia del Kombucha

El Kombucha no es nada nuevo. El té ligeramente fermentado es un antiguo remedio casero muy popular. Durante generaciones, su eficacia ha sido altamente apreciada en varias naciones, especialmente las del lejano oriente. Se dice que el origen de esta simbiosis de levaduras y bacterias se encuentra en China o en Japón. Se relata que el cultivo fue descubierto en el Imperio Chino hace más de 2000 años.

La utilización del hongo del té o Kombucha, originario según se cree del lejano oriente, se introdujo hace algún tiempo en Rusia. Durante la Primera Guerra Mundial, la utilización del hongo de Kombucha se extendió más hacia el oeste. Las fuerzas Rusas y Alemanas jugaron al parecer un papel importante en su propagación. A mediados de los años 20, el hongo se encontraba ya ampliamente extendido en Alemania como remedio casero popular. El Dr. Harms (1027) comprueba que en algunos lugares de Alemania, por ejemplo en la región industrial de Westfalia, el hongo del té ya es ampliamente utilizado. „El hongo es codiciado con gran ilusión en algunos círculos y se pasa con agrado de unos a otros". En los años de entre-guerra, el hongo del té encontró una gran distribución en Alemania y se vendía en farmacias bajo nombres fantasiosos tales como "Mogu" o "Fungo japon".

Mucha gente mayor – principalmente aquellos venidos de lo que se acostumbraba a llamar la Prusia del Este, la región alrededor del Báltico, y varias partes de Silesia y Sajonia - recuerda aún claramente a sus abuelas, atendiendo cuidadosamente un cultivo de Kombucha flotando sobre la superficie de un té dulce, en un rincón caliente de la casa. Bajo su tierno y amoroso cuidado esta bebida se preparaba para toda la familia, una bebida que ha superado largamente la prueba del tiempo y que nunca ha perdido su popularidad.

Los conocimientos del cultivo del Kombucha se olvidaron durante largo tiempo. Esto se debió a la confusión creada durante la segunda guerra mundial durante la cual hubo escasez de las materias primas que se necesitan para elaborarlo, el té y el azúcar. La tendencia, en nuestros días, a un retorno hacia los alimentos, remedios y lujos naturales, ha despertado de nuevo un gran interés hacia el valioso remedio natural que es el Kombucha y hacia su elaboración y cultivo.

Mis pasos con el Kombucha

Fue el 26 de Octubre de 1986, en esa fecha obtuve mi primer cultivo de Kombucha.

Los altos precios me hicieron tan escéptico como curioso. ¿Qué hay de verdad en todo esto? Esta pregunta siempre estaba en mi mente. Así que comencé mi propia investigación personal. Desde entonces me he preocupado mucho por este antiguo remedio natural del Lejano Oriente, esta pequeña y fascinante industria química que produce tantas sustancias diferentes.

He hecho muchos litros de Kombucha que he bebido con mi familia; he llevado a cabo mis propios experimentos y estudiado todo lo que ha caído en mis manos sobre el Kombucha. Le estoy particularmente agradecido a los especialistas, profesores, doctores, naturópatas, farmacéuticos, químicos, etc., que me ayudaron a elaborar una base teórica accesible a todo el mundo. También estoy agradecido por el fructífero intercambio de ideas de muchos hombres y mujeres cuya experiencia, y fallos también, he podido aprovechar.

Mientras trabajaba con diversas referencias, aprendía palabras y leía artículos, me di cuenta de que cuanto más se profundiza en cualquier tema, ya sea la biología, la medicina, la física o la filosofía, lo más obvio es que es prácticamente imposible explicarlo completamente todo. Me di cuenta de que las afirmaciones "Así son las cosas", y "es lo que hay", no siempre reflejan la verdad, sino que pertenecen más bien al reino de la conjetura.

Solo los charlatanes son omniscientes

El caso es, según escribió el reconocido físico, Profesor Heinz Meier-Leibnitze en un articulo en el WELT (World- Nº 295, del 17-12-88); que "en todos los campos, particularmente en la ciencia, hay una tremenda cantidad de cosas que uno simplemente desconoce." 'Lo desconocemos' es una afirmación científica. Todos los científicos no solo deben saber eso, sino también admitirlo públicamente, y el público debe aceptarlo y no esperar ni pedir omnisciencia. Solo los charlatanes son omniscientes y tienen una repuesta para todo, (...) Es muy raro conocer y comprender algo profunda y perfectamente. Algunas informaciones previas deben a menudo ser corregidas, o bien hay varias pequeñas informaciones de igual importancia, pero uno no puede decidir cual de ellas se acerca más a la verdad."

Y Así es como el Profesor Ulrich Beck ilustró este hecho en un ensayo en el SPIEGEL (Mirror- nº9/1988, pp.201-202); "Si se le hace a un variado grupo de expertos una pregunta – por ejemplo ¿es el formaldehído venenoso? Se obtendrán 15 respuestas diferentes de, digamos, 5 científicos, todas ellas girando en torno a 'sí, pero' y 'por una parte esto – y por otra parte aquello', eso si aquellos a los que se les pregunta son buenos; si no lo son, recibirá dos o tres respuestas aparentemente definitivas."

No me gustan los libros que dicen "Solo tiene que hacerlo de esta forma. Es la única manera de hacerlo bien!" Cualquier argumento en contra es rechazado porque no se ajusta a la línea de razonamiento del autor del libro. Así pues, cuando investigo a fondo y hecho un vistazo al trabajo de otros expertos en la materia, me doy cuenta de que los hechos que detallan no son tan fiables como el autor quisiera hacernos creer.

Considero un motivo de credibilidad y una obligación moral, el hecho de mencionar cualquier cosa que pueda servir para que el lector se forme su propia opinión, y el no ocultar nada que pueda ser de utilidad a los que piensan de manera diferente. Quizá un libro así pueda presentarse a los lectores con demasiada información. En ese caso, se trata de que se queden con lo que les parezca más importante para ellos.

No se quede a medias

Hay dos requisitos que uno debe cumplir antes de formarse una opinión:

1. Se debe buscar y adquirir la mayor información posible sobre el tema- Es decir, uno tiene que adquirir el conocimiento adecuado.
2. La habilidad de pensar y juzgar de cada uno debe de ejercitarse; la evidencia debe ser enjuiciada, descartada y evaluada de acuerdo con la escala de valores de cada uno.

Forma parte de mi trabajo el asegurarme que el lector está tan bien informado como sea posible, de modo que el o ella no tenga que prestarle credibilidad a cualquier articulo y cualquier revista rara. He sido particularmente cauteloso en lo que se refiere a declaraciones hechas por personas que no saben nada acerca del Kombucha, o que piensan que saben algo solo porque una vez leyeron un informe superficial y retorcido en algún folleto, pero que nunca se han tomado la menor molestia para indagar más y buscar referencias. Los comentarios de este tipo de personas me recuerdan el dicho, "cuanto menos se sabe de algo, mas seguro se está de ello."

Juzgando por uno mismo

Si alguien le previniera en contra de beber Kombucha o de hacerse la bebida usted mismo, le recomendaría que buscara exactamente desde donde le llega la advertencia.

¿Es una persona competente en materia de Kombucha? ¿ En que se basa su opinión?

¿Qué intereses se esconden detrás? Binder y Wahler escriben (1988, p.91): "Cualquier cosa que usted pueda pensar se puede probar de manera científica en nuestros días" y el Dr. Bruker dice (1989, p.7): "la información objetiva y desinteresada se ha vuelto rara en nuestros días."

He tratado de escribir este libro, y así desearía que fuera, para que aportara la mayor información y el máximo de elementos, sin querer, sin embargo, forzar para nada el lector.

No soy tan presuntuoso como para pensar que debería comentar cualquier opinión peculiar; prefiero dejar que los diferentes autores hablen por ellos mismos.

Tomemos la responsabilidad de nuestra propia salud

Donde hay alternativa, la elección de la decisión correcta se debe dejar al lector. La decisión puede ser diferente para cada persona, dependiendo en cuanto valora cada uno las ventajas o desventajas de cualquier punto dado – y así, con relación a cada persona, su decisión puede ser la correcta. Es lo mismo cuando usted prepara el Kombucha. Hay varias decisiones posibles, con varios resultados. ¿Que tipo de azúcar? ¿Cuánto azúcar?

¿Cuánto tiempo se debe dejar fermentar? ¿ Que tipo de té hay que usar? Pero el lector debe tener primero todos los elementos para poder alcanzar la elección más adecuada. Tiene que conocer los pros y los contras.

Así podrá comprobar y contrastar, ensayar sus propios experimentos, cometer sus propios errores, y finalmente, alcanzar sus propias conclusiones.

Pruebas y errores

El progreso depende de la capacidad de cometer errores así como de la habilidad de aprender de ellos. El título "pruebas y errores" lo resume todo. Es por ello por lo que no quiero prescindir de mi capacidad de cometer errores, o de mi habilidad para aprender.

Este libro refleja el estado actual de mis conocimientos. Por lo que al futuro se refiere, estoy de acuerdo con lo que dijo el compositor Benjamín Britten: "El aprender es como navegar contra corriente. En cuanto te paras, te arrastra de nuevo".

Hay algunas preguntas que me gustaría hacer. Hay nuevas experiencias, informaciones y resultados de experimentos que quisiera evaluar. Quisiera seguir probando para mejorar continuamente este libro sobre el Kombucha y mantenerlo siempre al día.

El Kombucha trata varias enfermedades

Si me preguntan cuál es mi opinión personal referente al Kombucha, les diré que estoy convencido de los usos positivos que se le pueden dar. Cuando se han leído varios informes y oído tantos testimonios de la gente directamente afectada, uno no puede simplemente desmerecer la confianza que tanta gente ha puesto en él – una confianza basada en la experiencia personal – como si de embustes se tratara, solo porque no todo sucede de manera que pueda ser analizado de forma exacta. Solo los informes de Rusia, donde las investigaciones sobre el Kombucha fueron llevadas a cabo de nuevo después de la guerra provocan asombro incluso en aquellas personas de mentalidad sobria y objetiva.

El Kombucha se reproducirá él mismo con cada nueva elaboración

Lo bueno es que la bebida de kombucha se puede hacer en casa por cuatro céntimos. Debido a que el cultivo crece constantemente, uno puede empezar con un trozo de membrana de Kombucha y obtener una fuente inagotable de bebida saludable y burbujeante. La elaboración no es ningún problema si uno sabe hacerlo. Debido a que el cultivo crece alegremente y se divide fácilmente, todos los amigos y conocidos pueden muy pronto beneficiarse de él.

Cuando reciba el cultivo de Kombucha puede cultivarlo siguiendo las instrucciones de este libro y después pasar los nuevos cultivos a sus amigos en señal de amistad y de ayuda mutua. Es importante, sin embargo, incluir siempre una información completa, preferiblemente este libro. Solo cuando se tienen las instrucciones correctas se puede elaborar una bebida sabrosa a la par que saludable y eficaz.

Espero llamar la atención de la gente sobre el trabajo de investigación que se ha hecho sobre el Kombucha (trabajo de investigación que se inicio tan prometedoramente en los años 20 y que cayó después en el olvido), no solo para iniciar una discusión sobre el tema, sino para reavivarlo de nuevo sobre una base científica y para apoyarlo mediante más estudios.

Solo me queda desearles mucho éxito en la elaboración de su bebida de Kombucha, y desearle que reciba grandes beneficios de su uso. Ojalá el Kombucha ocupe el sitio que se merece en su hogar.

Birkenfeld, Selva Negra, Primavera 1989 Günther W. Frank

Dirección del autor:
Günther W. Frank
Genossenschaftstrasse 10
75217 Birkenfeld im Schwarzwald
Alemania

e-mail (privado): frank@kombu.de
Lo siento, no hablo Español, solo Inglés y Alemásn.

El kombucha no es tan conocido en otros países como en Alemania. Si no puede hacerse con un cultivo de Kombucha en su propio país, no dude en escribirle al autor de este libro. Sin embargo, rogamos no le escriban, ni le llamen por teléfono ni le pasen ningún Fax o e-mail para pedirle consejos médicos.

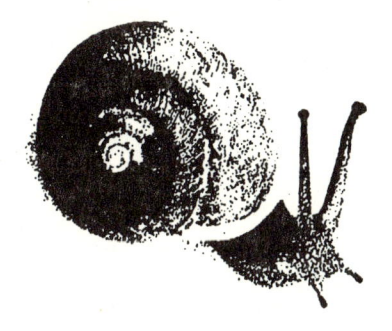

Mucha gente dice, solo creo
Lo que veo. Entonces, ¡porqué no miran más de cerca!
La vida entera es realmente un secreto de maravillas entrelazadas.

Rolf Seiter

Citado con el amable permiso de richtung 3/8

PARTE I

¿QUÉ PUEDE HACER EL KOMBUCHA POR USTED?

¿TIENE EL KOMBUCHA EFECTOS TERAPÉUTICOS?

Se ha acumulado una cantidad considerable de experiencias referentes al té de Kombucha. Especialmente en los países Asiáticos y en Rusia, el té de kombucha se ha venido utilizando durante centenares de años como remedio natural, con buenos resultados. Aparte de su uso como bebida refrescante, casi todos los artículos mencionan también su valor medicinal. Se citan innumerables enfermedades para las cuales se usa y se ensalza el Kombucha, desde ligeras indisposiciones hasta grandes enfermedades.

El "Hagers Handbuch für die pharmazeutische Praxis" (1973, p.254-256) es perfectamente claro cuando apunta en el apartado del "Combucha": "Uso: en la medicina popular, para prácticamente todas las enfermedades, como diurético en los edemas, en particular para la arteriosclerosis, la gota, la pereza intestinal, y los cálculos. Como bebida refrescante y, después de un largo período de fermentación, como vinagre de mesa."

Pero es precisamente le del uso "para prácticamente todas las enfermedades"- algo basado en la confianza, tradición, recomendación o experiencia personal - lo que cuestionan muchos partidarios de la medicina científica.

Los que abogan por un acercamiento puramente científico y que han aprendido a pensar en materia de causa y efecto, utilidad y daño, estarán probablemente de acuerdo con el sentir del Dr. Siegwart Hermann (1929), que escribió lo siguiente acerca de sus primeros contactos con el Kombucha.

"Hace unos 15 años recibí un 'hongo' de Polonia, que era prácticamente idéntico al del llamado Kombucha, y que se decía que poseía maravillosas propiedades terapéuticas.

A pesar de los altos y misteriosos poderes que se le otorgaban, o precisamente por ello, no puse demasiado interés en la cura milagrosa y dejé que el cultivo muriera. En aquellos tiempos sentía prejuicios hacia la medicina popular."

Hermann utiliza la expresión "cura milagrosa" que era probablemente corriente entonces, por lo que, para poderle citar correctamente, debo utilizarla también, aunque la considero perjudicial como valoración práctica ya que pone el Kombucha a un nivel de charlatanismo.

Pero volvamos a Hermann. No se queda en su escepticismo inicial, en lugar de un punto, escribe una coma y continúa:

"...solo un estudio comparativo de nuestra medicina y de la medicina popular me hizo cambiar de idea. Vi que la mayoría de los remedios habituales fueron descubiertos por el pueblo y solo después de cientos de años de uso se añadieron a la medicina científica tradicional. Es verdad que la medicina popular se encumbra con incontables errores y con una gran dosis de superstición, y que a falta de un método crítico científico solo se puede librar de estas cargas con grandes dificultades. Sin embargo, se esconden en ella muchas recetas populares y remedios verdaderos y buenos. Los doctores de pueblo, los pastores y vaqueros, la herbolaria y la mujer sabia del folclore medicinal Alemán son los que descubrieron la mayoría de las plantas medicinales y tomaron nota de sus propiedades curativas. Al iniciar mis investigaciones sobre el llamado Kombucha, la baja opinión que tenía de la medicina popular en aquella época me hizo decantar hacia el extremo opuesto."

Hay numerosos trabajos científicos sobre el Kombucha. Hablan de su efectividad terapéutica a través de los ácidos glucónico, glucurónico, láctico y acético que contiene, así como de las vitaminas esenciales que contiene. Tal y como lo han demostrado las investigaciones Rusas en particular, muchas de las sustancias que contiene tienen propiedades antibióticas y desintoxicantes y juegan un papel vital en los procesos bioquímicos del cuerpo humano. Al contrario de muchas drogas con sus indeseables efectos secundarios, las sustancias activas del Kombucha trabajan en el sistema como un todo, y a través de sus propiedades beneficiosas para el metabolismo, pueden restaurar las membranas celulares normalizándolas sin efectos secundarios y favoreciendo de este modo el bienestar general. Esto es muy importante especialmente en nuestros días en los que estamos expuestos a tantas influencias adversas ya sea en la alimentación (en estos momentos hay más de 3000 aditivos alimenticios permitidos), en el agua que bebemos o en el medio ambiente. Somos incapaces de defendernos a nosotros mismos contra varias de esas influencias, a menudo nocivas. Sin embargo, podemos ayudar a nuestros cuerpos manteniendo o restableciendo las condiciones normales de salud y bienestar, a través del suministro correcto de substancias que tienen un efecto positivo sobre nuestra salud. Incluso si aún hay muchas reservas hacia estos conceptos. No todo ha sido ya investigado científicamente, pero hay muchos médicos practicantes que tienen como objetivo la medicina preventiva y que por lo tanto se vuelven hacia los nuevos valores fisiológicos de las substancias con las que nos alimentamos.

Numerosos doctores y científicos han estudiado los efectos del Kombucha usado en la medicina popular. Desde Rusia en particular, han llegado informes sorprendentes y científicamente comprobados.

Naturalmente uno no tiene porque tomarse la molestia de leer todos los informes. Cada uno puede formarse también una opinión sobre el Kombucha según el dicho "cuantos menos sabes de algo, mas seguro estas de ello". Pero si se tiene en cuenta la acumulación de informes, tanto científicos como experimentales, procedentes de todo el mundo, basados en la observación que se remonta a centenares de años, entonces hay una posibilidad de alcanzar su propio criterio independiente sobre el Kombucha. Si además se tienen también en cuenta los increíbles relatos orales de los bebedores de Kombucha, aunque para curarse en salud se descarten unas pocas exageraciones probables, uno llega a la conclusión de que debe de haber algo de la efectividad que se le atribuye a la bebida de Kombucha que no puede calificarse simplemente de mentira o charlatanismo.

Muchos de los efectos beneficiosos atribuidos al Kombucha requieren más investigación. Otros efectos activos, sin embargo, han sido ampliamente verificados científicamente o mediante experiencias prácticas, por Ej. La regulación de la flora intestinal, el reforzamiento de las células, la desintoxicación y purificación, el equilibrio del metabolismo, los efectos antibióticos, los efectos beneficiosos sobre el equilibrio ácido / alcalino, el refuerzo de la resistencia a la enfermedad.

Personalmente, valoro el Kombucha como un alimento altamente efectivo, un producto completamente natural, una bebida con fermentos biológicos vivos. Es un complemento alimenticio efectivo para todas las personas conscientes de su salud, que contribuye a la regeneración y a la estabilización de la salud, el buen estado físico, la actividad y el bienestar a través de la estimulación del sistema inmunológico del individuo.

El Kombucha no es una poción mágica, no es un curalotodo o un medio para alcanzar la inmortalidad, tampoco le da a uno carta blanca para seguir un estilo de vida insano, No seria sensato llevar una vida de excesos y después beber un poco de Kombucha para pretender ponerlo todo en su sitio. El Kombucha puede ser utilizado como un remedio casero y un producto alimenticio ya que ciertamente tiene propiedades que son beneficiosas para la salud. El Kombucha puede ser como un regenerador o estabilizador de las defensas necesarias para mantener y restablecer la salud y puede abastecer el cuerpo con lo que necesita para funcionar perfectamente. El Kombucha puede contribuir a nuestro bienestar. En este sentido, el kombucha se puede recomendar a cualquiera de nuestros amigos cuya presencia sea bienvenida en nuestro hogar.

> Ambos se perjudican a sí mismo:
> Aquel que promete demasiado
> Y el que espera demasiado poco.

LOS EFECTOS POSITIVOS DEL KOMBUCHA SOBRE LA SALUD

Una ojeada a la documentación

En toda la bibliografía repasada por el Prof. Eduard Stadelmann en 1961, se mencionan tan solo 260 publicaciones relacionadas con el Kombucha. Entre tanto se han añadido a éstas un número considerable de escritos. Intentaré hacer un recorrido de las publicaciones que tratan de los aspectos saludables de la bebida de Kombucha. Por razones de espacio no puedo mencionar ni mucho menos todos los artículos.

> Aquel que sabe como escuchar, oye la sabiduría
> El que no sabe como escuchar, solo oye ruido.
> *(Proverbio Chino)*

Una literatura mundial extensa

Bacinskaya ya apuntó hacia 1.914 que la bebida era efectiva en la regulación de la actividad intestinal. El autor recomendaba beber un vaso pequeño antes de cada comida e ir aumentando gradualmente las cantidades.

El profesor S. Bazarewski escribió un articulo en 1915 en "La correspondencia de la Sociedad de Historia Natural de Riga", según el cual, un remedio popular con el nombre de "Brinum-Scene", era ampliamente conocido entre la población Letona o Lituana y demás pueblos de las regiones del mar Báltico, en Rusia. Traducido literalmente, significa "hongo milagro". Basarewski escribe que el pueblo Letón lo acredita como un producto con "maravillosas propiedades curativas para varias enfermedades". Algunos de los Letones que Basarewski interrogó creía que ayudaba en los dolores de cabeza, mientras que otros le aseguraban que era "muy útil para cualquier enfermedad."

Bueno para el estreñimiento

El Prof. P. Lindner (1917/18) escribe que la bebida era principalmente utilizada como una especie de regulador de los intestinos perezosos. Lindner también menciona que el cultivo en sí se puede utilizar al igual que el líquido actual. Lindner añade también que recibió más detalles acerca de las propiedades saludables del té de Kombucha del Secretario Postal Regional Wagner, de Berlin-Charlottenburg: "Esta bebida le fue recomendada hace años en Thorn como un remedio contra las hemorroides, y ciertamente se le han curado al tomarla con regularidad."
El Prof. Rudolf Kobert, Consejero Privado, (1917/18) recuerda que una "cura infalible contra el reumatismo" se preparaba utilizando el cultivo de Kombucha.

> La medicina cura un treinta por ciento
> La dieta cura el setenta por ciento.
> *(De China)*

El Prof. Dr. Wilhelm Henneberg (1926) también escribe que una bebida elaborada con el hongo del té, llamada "Teakwass", se preparaba en Rusia y era utilizada allí en todas partes como "remedio para combatir toda clase de enfermedades, especialmente el estreñimiento".

Según el **Dr. Madaus** en los "Biologische Heilkunst" (Métodos de Curación Biológicas - 1927), el cultivo de Kombucha y sus productos metabólicos tienen una influencia excelente en la regeneración de las paredes celulares, siendo por lo tanto, un remedio excelente contra el endurecimiento de las arterias.

Mejoría general de todas las funciones del cuerpo

H. Waldeck (1927) relata cómo un químico Ruso-Polaco con quien compartió cuartel durante la Primera Guerra Mundial en 1915, le preparó una "Bebida maravillosa" contra su persistente estreñimiento. El químico confió a Waldeck que siempre tenía a mano este "remedio Ruso secreto" ya que "se suponía que era bueno para toda clase de dolencias" y también "porque debido al ácido que producía de forma natural, combatía con éxito los problemas de envejecimiento, contribuyendo de esta forma a la prolongación de la vida".

El Prof. Br. Lakowitz (1928) confirma la declaración de Waldeck de que los trastornos digestivos son eliminados rápidamente gracias al hongo del té. Por experiencia, también se eliminan los dolores de cabeza fuertes y los trastornos nerviosos. Lakowitz llega a la conclusión: "Una difusión extensa del hongo del té para la producción de este té -Kwass, como remedio contra los trastornos digestivos, es deseable para cualquier persona".

El "Weissen Fahne" (Bandera Blanca) revista de Interiorización y Espiritualización, informa que: "El sabor del té fermentado es muy agradable, y el efecto, por lo que se ha podido comprobar en el corto plazo de tiempo en el que se ha tomado, es muy bueno. El sabor del té fermentado es muy agradable y recuerda el de un vino semi-chispeante o el de una sidra dulce".

"Los efectos del té aparecen la mayoría de las veces muy rápidamente, limpiando la sangre y eliminando los productos de desecho, y aparentemente, así lo dice nuestro corresponsal, también tiene un efecto excelente sobre los sarpullidos y las manchas de la piel del rostro. Según la opinión de médicos expertos, tiene también un excelente efecto sobre los dolores de cabeza constantes, dolores reumáticos, gota, reumatismo y otros problemas relacionados con la edad. La efectividad de la bebida de Kombucha se hace patente después de tan solo unas pocas semanas de su toma, mejorando el estado de salud general y aumentando la capacidad tanto mental como física, lo que puede ser atribuido a los efectos de la gran cantidad de vitaminas y hormonas del Kombucha, incidencia sobre la que también han insistido los doctores."

"Además, el Kombucha es excelente para estimular el metabolismo, de un modo similar al de la vitamina R, y por lo tanto ayuda a eliminar desechos del cuerpo eliminando todo tipo de sustancia que pueda causar enfermedad."

Nota: Según el punto de vista de nuestros días, se tiene asumido que el ácido glucurónico atrapa los productos de desecho y son eliminados con la orina (en forma de glucurónido o "ácido glucurónico conjugado")

El Dr. Maxim Bing (1928) recomendaba "la esponja de Kombucha" como "un medio muy efectivo para combatir el endurecimiento de las arterias, la gota, y la pereza intestinal". Cuando se utilizan buenos cultivos frescos, "comienza a producirse un efecto muy favorable, que en el caso de endurecimiento de las arterias, se expresa con un descenso de la presión sanguínea, un cese de los síntomas de ansiedad, de la irritabilidad, un alivio de las molestias, de los dolores de cabeza, de los vértigos, etc. La pereza intestinal y los síntomas que la acompañan pueden mejorar muy rápidamente. Se obtienen resultados particularmente favorables en casos de endurecimiento de los riñones y de los vasos capilares del cerebro, mientras que en el endurecimiento de los vasos cardíacos la influencia es menos favorable."

El Dr. Siegwart Hermann (1929) describe experimentos con gatos que han sido envenenados con Vigantol (un preparado de vitamina B anti-raquitismo). Notó una influencia positiva en sus niveles de colesterol cuando los animales recibieron extractos de Kombucha. Esto es interesante porque en los casos de arteriosclerosis humana también se da un alto nivel de colesterol. El resumen de Hermann, basándose en estos experimentos, dice así: "Las observaciones de los médicos de cabecera y también los experimentos sobre animales, muestran que los efectos citados por la sabiduría popular se han producido en general."

En mi opinión, los efectos favorables del Kombucha observados en la gota, el reuma, la artritis, etc. se pueden probablemente explicar por el hecho de que las sustancias perjudiciales que se acumulan en el cuerpo, se vuelven solubles al agua gracias al ácido glucurónico contenido en la bebida, y por lo tanto pueden pasar a los riñones y ser eliminadas con la orina. Mediante una especie de bio-transformación las sustancias exógenas y endógenas son atrapadas con el ácido glucurónico en forma de glucurónidos, también llamados "ácidos glucurónicos conjugados".

Profesor W. Wiechowski (1928) El que fuera más tarde el Director del Instituto Farmacológico de la Universidad Alemana en Praga, le dedicó un interesante tratado al tema del Kombucha, titulado: "¿Que posición debe de tomar un médico frente al tema del Kombucha?" Según mi opinión, Wiechowski muestra una notable aptitud de conocimiento médico sobre el Kombucha: "Tal y como se menciona anteriormente, no esta de ningún modo en desacuerdo con los principios de la medicina científica, el uso de un remedio cuya naturaleza efectiva no ha sido aún investigada por la farmacología experimental. Por el contrario vemos frecuentemente que los remedios que se han utilizado desde hace tiempo en terapia, han sido estudiados recientemente por la farmacología experimental con respecto a la naturaleza de su efectividad. (...) Dado que el Kombucha es completamente inofensivo como medicina, no hay razones para alertar al pueblo en contra de su consumo, que en estos momentos se debe considerar más bien como parte de su dieta que como un remedio terapéutico."

> "Ser estúpido no es no saber mucho, ni no querer saber mucho, ser estúpido es creer que se sabe lo suficiente."
> A.J. Daniel (Novelista Americano, 1921-1982)

El parafarmacéutico **Wiechowski** quedó convencido de que el indiscutible éxito del Kombucha no se basaba en la sugestión sino en los efectos terapéuticos reales de la bebida en el organismo humano.. El Prof. Wiechowski quedó convencido del éxito indiscutible del Kombucha, gracias a los experimentos llevados a cabo en la clínica para medicina interna del Profesor Jaksch's, en Praga.

El Dr. L.Mollenda (1928) escribió que la bebida de Kombucha probaba por si misma su eficacia en las molestias de los órganos digestivos, cuyas funciones quedaban completamente normalizadas. Además, la bebida probaba su eficacia en casos de gota, reuma, y varios niveles de arteriosclerosis. Escribió entre otras cosas: "Aunque la bebida es ácida, no produce acidez en el estómago; facilita y ayuda notablemente la digestión, incluso de alimentos indigestos."

El Dr. E. Arauner (1929) Escribe sobre varias opiniones y consejos médicos y llega a la siguiente evaluación: "En resumen, se puede decir que el cultivo de Kombucha y los extractos que se producen de él han dado pruebas de ser excelentes profilácticos para la diabetes, y en particular para los problemas de la vejez tales como el endurecimiento de las arterias, la presión alta de la sangre, con sus consecuencias de mareos, gota, hemorroides, y finalmente, un agradable laxante." El Dr. Arauner dice que el hongo de Kombucha ha sido utilizado durante cientos de años por la comunidad Asiática de su tierra natal, debido a su sorprendente éxito como el remedio casero natural más efectivo para el cansancio, la fatiga, la tensión nerviosa, los signos incipientes de la vejez, el endurecimiento de las arterias, la pereza intestinal, la gota y el reuma, las hemorroides y la diabetes.

Recomendable para el estrés mental

El que fuera más tarde Director de la Academia de Farmacia en Brunswick, de reconocimiento estatal, Hans Irion, dice en su "Lehrgang für Drogistenfachschulen" (curso práctico para Colegios Técnicos Farmacéuticos) – 1944, Vol.2, p.405): "Al beber la bebida a la que llaman té de kvass, se advierte una fuerte mejora en todo el sistema glandular del cuerpo y una estimulación del metabolismo. El té de kwass se recomienda como un excelente preventivo para la gota, el reuma, los furúnculos, el endurecimiento de las arterias, la presión alta de la sangre, la tensión nerviosa, la pereza intestinal y los signos de la vejez. También se recomienda mucho para los deportistas y los que están sometidos a una actividad intelectual extenuante. A través de la estimulación del metabolismo, se previene o se elimina la obesidad excesiva. Los micro-organismos penetran en el cuerpo junto con la bebida y transforman los depósitos nocivos tales como el ácido úrico, el colesterol y otros en unas formas fácilmente solubles de manera que pueden eliminarlas. La bacteria de la disentería la elimina."

Desintoxicando en todos los sentidos

El primer libro sobre el Kombucha fue publicado en 1954. Se trata de un folleto de 54 páginas escrito en Ruso. El autor, G.F. Barbancik resume los resultados más importantes que se han obtenido con el uso del Kombucha como remedio, en particular los de los autores Rusos. Relata su éxito en las amigdalitis, las enfermedades de los órganos internos, especialmente aquellas que causan inflamación, la gastroenteritis provocada por una producción inadecuada de ácidos, las inflamaciones de los intestinos grueso y delgado, la disentería, el endurecimiento de las arterias, la presión alta de la sangre, la esclerosis, etc.

En un corto capítulo, "Algunos rumores sin fundamento referentes al Kombucha", Barbancik subraya que, visto desde el punto de vista científico y médico, la posibilidad de que el Kombucha pueda tener efecto carcinogénicos no tiene fundamento alguno.

En 1964, la revista "Erfahrungsheilkunde" (Medicina Empírica), GP Fr. Rudolf Sklenar, de Lich in Upper Essen, escribió sobre su método de diagnosis y su éxito terapéutico, "una cura natural extraordinaria consiste en tomar una bebida fermentada llamada Kombucha, que tiene efectos desintoxicantes en varios aspectos y disuelve los micro-organismos así como el ácido úrico y la colesterina." El Dr. Sklenar desarrolló una terapia biológica contra el cáncer, en la cual el Kombucha, además de otros remedios biológicos tales como el Colibiógeno, juegan un papel importante en la rehabilitación de la flora intestinal.

El Dr. Sklenar informa de que fue capaz de tratar con éxito con el té de hongo: la gota, el reuma, la arteriosclerosis, la artritis, el estreñimiento, la impotencia, la obesidad, la furunculosis, las piedras del riñón, el colesterol, el cáncer y especialmente sus primeros niveles, etc.

El ácido glucurónico

En 1961, en la revista "Ärztliche Praxis" (Practica Médica) el Dr. Valentin Köhler alentaba una discusión sobre los usos terapéuticos del ácido glucurónico bajo el título: "El ácido glucurónico, una esperanza para los enfermos de cáncer." El ácido glucurónico es uno de las sustancias que se forman durante el proceso de fermentación del té de Kombucha. El Dr. Köhler informó de resultados esperanzadores en el tratamiento de pacientes con cáncer con el ácido glucurónico. Si se deja que el ácido glucurónico actúe tanto tiempo como sea posible, se obtiene un aumento de la resistencia física y posiblemente también un aumento de la producción de interferón. La función desintoxicante del ácido glucurónico va acompañada de una mejora del estado de salud general y del metabolismo de la oxidación.

El Dr. Köhler observó también sorprendentes resultados positivos en el tratamiento de árboles enfermos. Se llevaron a cabo experimentos científicos por parte de varias instituciones en un intento de resolver el problema de los árboles que se morían. En el libro "Sofortheilung des Waldes" (cura de emergencia para los bosques moribundos), publicado por Hans Kaegelmann (1985), los Drs. Valentin y Julian Köhler escribieron sobre la función protectora de vida del ácido glucurónico en la naturaleza. Los procesos de construcción de las células son desencadenados o acelerados por iones nutrientes, rastros de iones y iones de metal pesado. La capacidad del ácido glucurónico de penetrar en un haz de sustancias nocivas, ya sea producidas por el mismo organismo o venidas desde el exterior, tiene un efecto protector sobre las células de la planta. De esta manera, más de 200 sustancias pueden volverse inofensivas, incluso aquellas contenidas en la lluvia ácida y radiactiva, como el sulfuro dióxido, el nitrito, el ozono. Según los experimentos del Dr. Valentin Köhler, la acción protectora que ofrece el ácido glucurónico protege también el sistema genético de la planta de otros problemas de crecimiento, o promueve la restauración de los mismos durante el crecimiento. Así pues, en experimentos con ácido glucurónico fue posible recobrar 'geranios colgantes' (volvieron a emparrarse de nuevo) y abedules llorones (volvieron a crecer de nuevo) - ¡influencia genética!.

Lo que es válido para las células de las plantas también se puede aplicar a las células humanas. Si los procesos de derribo y construcción del metabolismo humano se mantienen en un nivel optimo mediante el aporte de pequeñas dosis de ácido glucurónico contenido en el Kombucha, entonces se establece un vínculo de conexión entre unos datos científicos y un producto natural que hasta el momento solo era apreciado por el pueblo llano. Aquí hay una posibilidad de ayudar a la humanidad que está cada día más en peligro debido a las sustancias nocivas del medioambiente. A través del ácido glucurónico los "productos destructivos" que se encuentran en el cuerpo humano se descomponen en productos finales, son eliminados y por lo tanto se vuelven inofensivos. Esta función desintoxicante del ácido glucurónico ayuda al funcionamiento de las células en sus variadas facetas. Esto se hace aparente en varias gentes, aumentando su resistencia a las sustancias nocivas y a la contaminación ambiental que nos bombardea por todas partes, en una regeneración de las células dañadas del cuerpo, y en una restauración y consolidación del bienestar.

¿Vencedor del cáncer?

La Dra. Veronika Carstens (1987), esposa del anterior Presidente Alemán, recomienda el Kombucha en una serie titulada "Ayuda de la naturaleza – Mis remedios contra el cáncer". Dice estas palabras: "El kombucha desintoxica el organismo y aumenta el metabolismo; esto mejora la capacidad de las defensas."

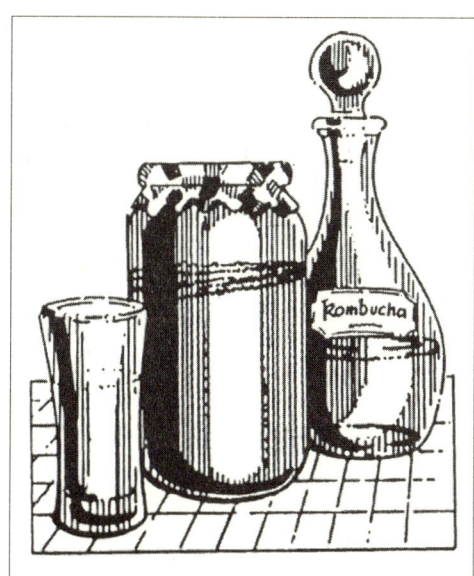

From: "Leben ohne Krebs" by A.J. Lodewijkx, B.V. Natuurgeneeskundig Adviesburo, NL-Ermelo

El médico y especialista naturista **A.J. Lodevijkx,** de Ermelo, Países Bajos, escribe sobre el Kombucha en su libro "Vida sin cáncer" (que se pude obtener en Holandés y en Alemán): "El hongo de Kombucha tiene poderosas propiedades antisépticas. El té purifica el sistema glandular y facilita la eliminación; el té de Kombucha neutraliza y elimina el ácido úrico: Por lo tanto, este té es un excelente remedio contra la gota, el reuma, la artritis, las piedras del riñón, la dysbacteria intestinal, pero especialmente contra el cáncer y sus estadios precoces ya que el hongo de Kombucha ejerce una fuerte influencia en los endobiones causantes de la enfermedad. Como hemos visto, son esos endobiones los que eliminan los corpúsculos rojos cuando el pH cambia desfavorablemente. En todas las enfermedades metabólicas y el cáncer, el Kombucha es la única bebida para la desintoxicación del cuerpo. El Kombucha elimina los desechos metabólicos y normaliza por lo tanto el pH de la sangre."

Gottfried Müller, Fundador de los "Niños de Salem y Pueblos de Juventud" repartidos por todo el mundo, alaba el té de hongo Kombucha de esta manera: "Un regalo del cielo, especialmente para las emergencias médicas."(en 'Salem-Ayuda' 15, Nº3, Agosto 1987, pagina 2).

EXPERIENCIAS PERSONALES

Durante mi trabajo con el Kombucha he recibido muchos informes buenos de gente entusiasmada. En esta tercera edición ampliada, y a petición de varios lectores, dejaré algunos de estos bebedores de Kombucha hablar por ellos mismos. Las copias de toda la correspondencia que se relata a continuación, las tiene mi editor. Como los artículos que se mencionan a continuación, los relatos personales son también interesantes por la amplia gama de molestias para las cuales la gente dice haber recibido ayuda. Esto lo explico por el hecho de que los efectos del Kombucha no se dirigen a ningún órgano en particular. Más bien se da el hecho de que al estabilizar el metabolismo y gracias a los efectos desintoxicantes del ácido glucurónico en particular, se influye positivamente en el sistema de forma generalizada. Esto se hace aparente en varias gentes por un aumento de la resistencia endogenita a las sustancias nocivas y a la contaminación medioambiental. Las células dañadas del cuerpo se renuevan restaurando y consolidando nuestra sensación de bienestar. Pero permitan que unas pocas cartas escritas de corazón, hablen por sí mismas.

La Sra. T.S, de P., Alemania, escribe:
"Lo conseguí (el hongo de Kombucha) hace ahora seis meses, y mi salud ha ido mejorando todo este tiempo, en breve, me siento fenomenal. Se lo he pasado también a unos amigos que también están muy contentos con él y se han curado de sus dolores reumáticos...."

El Sr. A.H., de A. Alemania, explica:
"Hace un año tuve que ir al médico debido a unos dolores de estómago. Las pastillas no me ayudaron. Por suerte, puede obtener el Kombucha y me bebí dos vasos al día. Son raras las veces en que sufro del estómago ahora. Por lo tanto supongo que el té me ayudó."

El Sr. A.M. de B, Suiza, tuvo la siguiente experiencia:
"Sufría desde hace años de inflamaciones de garganta y no podía deshacerme de ello. Era particularmente molesto a la hora de dormir. Cuando me estiraba, las flemas bloqueaban completamente mi garganta y, a pesar de mis esfuerzos, no podía quitármelo de encima. Esto mejoró en cuanto bebí el Kombucha: El moco se neutralizó (...) Mi esposa sufrió una herida en la pierna derecha que le produjo una infección con tromboflebitis. El médico quería mandarla al hospital, pero yo no quise que

fuera. Y con plegarias y Kombucha, su pierna se curó estupendamente en una semana. También tiene menos dolores de los que se quejaba habitualmente."

Seis meses después, el Sr. A.M volvió a escribir:
"Y ahora quisiera decirle otra cosa que he notado desde que tomamos el Kombucha. Cuando tenía 16 años y era aprendiz de herrero, me perforé el dedo pulgar derecho mientras hacía unos agujeros y desde entonces, no quedó bien. Se curvó. Y ahora (Nota: el Sr. A.M. tiene ahora 74 años) veo que la uña está casi normal de nuevo. Y hace 10 años tuve una operación del corazón (by-pass) y se me formaron varios bultos en la cicatriz que ahora también han desaparecido. Mi mujer tenía callos en los dedos del pie y desde que se los he ido curando con un trozo de algodón empapado en Kombucha, han desaparecido."

La Sra. J.S., de L.,Alemania, escribe dos cartas:
"El Kombucha es el único remedio que ayuda a mi propensión a las infecciones. Las infusiones, la homeopatía, los preparados, la terapia de enzimas, el control simbiótico, los tratamientos con mi propia sangre, todo ello lo he intentado, entre otras muchas cosas, para aumentar mi resistencia a las infecciones, sin conseguir el resultado deseado.

Además de eso, he podido librarme de mis ataques de migraña con el Kombucha. En mi caso, parecía que las migrañas tuvieran una causa hormonal ya que normalmente las sufría durante la menstruación. Mis problemas crónicos de estómago y de intestinos han mejorado actualmente, después de un control simbiótico, pero cuando me encuentro bajo grandes presiones y en Primavera y Otoño, sigo con la gastritis. Con el Kombucha puedo comer de todo, cosa que deje de hacer en los 70. No necesito hacer más curas engorrosas. Mis dolores reumáticos (reumatismo de los tejidos blandos) han disminuido notablemente desde que tomo la bebida milagro. Antes solo podía calmar el dolor tomando enzimas. Ahora raramente tengo que recurrir a ellas.(...) Mi marido ha notado que sus capacidades físicas y mentales han aumentado desde que toma el Kombucha. Su presión arterial se ha normalizado. Acostumbraba a sufrir de hipotonía. (...)Un cuñado mío parece que no se sienta tan depresivo después de tomar el Kombucha. Acostumbraba a pasarse la mayor parte del día en cama. No podíamos darle crédito a nuestros ojos cuando vimos que gracias al Kombucha, había pintado todas las ventanas de su casa."

Y ahora, unas líneas de la segunda carta de la Sra. J.S

En relación con mi poca resistencia adquirida desde hace años, comencé a tener ataques de cistitis y bronquitis a intervalos cada vez mas cortos los unos de los otros. El pié de atleta entre mis dedos tampoco quería marchar. Mis bronquios aún me dan un poco que hacer en tiempo húmedo, pero hasta ahora, me he desecho de la fastidiosa cistitis. Afortunadamente, el pié de atleta también desapareció. Por fin puedo continuar con el tratamiento de control simbiótico que llevaba arrastrando desde finales de 1986, ya que sin el Kombucha, acostumbraba a reaccionar a las vacunas con infecciones. (...) Creo que no dejaré la "Medusa" milagrosa y que incluso aumentaré la dosis. Ahora tomo dos veces más bebida. Después de beberla, sientes siempre una agradable y cálida sensación y comienzas a sudar ligeramente, como cuando tomas la "equinacea" o cualquier otro estimulante. ¡Es la prueba de que las propias defensas comienzan a trabajar! (...) Estoy muy contenta de haber encontrado por fin, ya cerca de los 40, un remedio en el Kombucha y poder hacerle frente al futuro, confiada y sin temor."

La Sra. R.W., de Holanda, escribe:

"Muchísima gente se ha curado de una gran variedad de enfermedades metabólicas con el Kombucha. En nuestro pequeño país se puede incluso hablar ahora de una especie de "revolución" del Kombucha. Grandes médicos y especialistas se quedan a menudo sin habla de lo relativamente pronto que cura el Kombucha, incluso en casos donde no han podido hacer nada durante años, e incluso décadas, con otros remedios. (...) Algunos pacientes con reumatismo nos han dicho que con el Kombucha han podido dejar la silla de ruedas o las muletas. Muchos informes hablan de la cura de los problemas intestinales, de la presión alta y de dolores reumáticos. Mucha gente puede dormir bien de nuevo gracias al Kombucha. La gente sana experimenta un aumento de energía. Los atletas están absolutamente encantados. Algunas veces, hasta a nosotros nos cuesta creer realmente lo que nos cuentan. Pero sabemos que el Kombucha tiene amplios y profundos efectos, limpiando y revitalizando. Y naturalmente, uno se siente mejor."

La Sra. L.B., de G., escribe:

"Me siento mucho mejor desde que bebo el Kombucha. Ya no tengo manchas, mi pelo es mucho más bonito, se estaba volviendo gris, pero todos los pelos grises se han desvanecido ahora. Mi menstruación es mucho más regular y menos dolorosa".

El Sr.L.Z. de B., escribe:
"Con mucho gusto le hago partícipe de mi experiencia con el Kombucha:
Hasta hace poco, siempre había tenido problemas con las grasas de mi sangre. Los niveles eran demasiado altos y los niveles normales solo los conseguía a base de pastillas. Me llamó la atención el Kombucha, y en lugar de pastillas solo utilizo esta bebida. Los resultados son que puedo mantener unos niveles normales, gracias al Kombucha. Además, en general también me siento mucho mejor."

La Sra- H.S., de A., escribe:
"Quisiera darle las gracias por la cura exitosa que he tenido tomando su té de Kombucha. Estos éxitos rozan lo milagroso. Hace dos años me hicieron una histerectomía completa, a causa de un carcinoma (cáncer) en la matriz. Pero al cabo de 4 meses fue necesaria una segunda operación. Después de eso me dieron 30 sesiones de radiaciones. Pero el resultado fue que tenía hasta 8 deposiciones al día. Todo ello sin recibir ninguna medicación por parte del médico. En aquella época, casi por casualidad leí algo acerca del té de Kombucha." La Sra. S. dice que consiguió ella misma Kombucha y colibiogeno etc. y después sigue: "¿Y que pasó? Las deposiciones volvieron a la normalidad de dos al día. Durante esa época, tenía que ingresar en el hospital para un chequeo cada dos meses. Entonces mi médico me informó de que los dos últimos controles de cáncer dieron negativo. El resultado sorprendió a mi médico y a todos los médicos del hospital, ya que no tomaba medicación. Lo pongo todo en la cuenta del Kombucha y el Colibiogeno etc. Por lo tanto le doy las gracias una vez más por este remedio maravilloso que espero podrá ayudar a otras mujeres."

El Sr. O.H., de St.G., escribe:
"Quisiera decirle que estoy muy contento con su cura de kombucha. La seguí para purificar el cuerpo y para combatir la astenia primaveral. La cura me ha ayudado en todos los aspectos. Me siento de nuevo en forma."

S.K., de N., escribe:

"Quisiera decirle que el té de Kombucha me tiene totalmente convencido. Acostumbraba a estar muy cansado por las noches. Desde que estoy tomando el Kombucha, todo ha cambiado. Vuelvo a tener mucha más energía. Es realmente un buen producto."

La Sra. T.v.K., de R., escribe:

"Estoy muy entusiasmado con el Kombucha ya que mi digestión ha vuelto a la normalidad al utilizarlo. Que lástima que no haya conocido el Kombucha antes."

El quinceañero M.P., de K, Holanda, me envía un articulo titulado: "Mi buena experiencia con el Kombucha:

El calvario comenzó cuando tenía 10 años, y duró 4 interminables años. Primero el picor comenzó en los brazos, y me rascaba hasta sangrar, especialmente por la noche, en la cama. (...) al cabo de seis semanas fui al médico. Me dio un tratamiento de penicilina y pomada, porque un brazo lo tenía inflamado de rascarme. Esto duró cerca de un año que se me hizo interminable. Seguía con más pomadas, un lote después de otro, y lo mismo pasó con la penicilina. Alcancé finalmente un punto en el que las cosas no podían seguir así. Tuve que ingresar en el hospital para someterme a tratamientos especializados. Los médicos hablaban de una bacteria intestinal que era la causa del problema.

Entonces me dieron más medicinas, que me hacían sentir todo el tiempo como si estuviera entumecido. Pero los picores seguían. (...)

Pero ahora mi madre está haciendo té de Kombucha desde hace seis meses. Comencé a beberlo enseguida, y después de solo una semana, los picores desaparecieron. Me siento como si hubiera nacido de nuevo. Incluso las cicatrices casi ya no se ven. Quisiera decirle a todo el mundo 'dejen de tomar medicamentos y beban Kombucha'."

La Sra. M.W., de V., Holanda

Ha escrito una carta que se publicó como "carta del lector" en "Op Zoek", la revista de la "Fundación de la Esclerosis Múltiple de los Países Bajos". (n°.141, Febrero 1990).

"Sufro de esclerosis múltiple desde 1982. Ahora he obtenido buenos resultados con el Kombucha. Tiene un efecto desintoxicante sobre el cuerpo. Comencé a tomar el té en 1989. Por aquel entonces, solo podía andar unos pocos metros fuero de mi casa, apoyándome pesadamente sobre dos muletas, y mi situación estaba empeorando visiblemente. Ahora puedo salir durante 20 minutos, sin muletas, y ya no estoy cansada. Los resultados de un chequeo médico han sido la renovación del certificado de habilidad para obtener un permiso de conducir normal. Incluso voy a probar de esquiar de nuevo un poco este año. Con un cultivo de kombucha, puede preparar usted mismo su propio remedio natural durante toda su vida. Espero que este relato contribuya junto con otras experiencias, a una mejora de su salud a través del Kombucha."

La Sra. H.Z. de H., escribe:
"He estado cultivando el hongo de Kombucha en nuestra casa durante el pasado año, una tarea que me ha complicado mucho. Mi marido bebió solo un vaso de Kombucha al día, y en 6-7 semanas, se libró del reumatismo en la espalda."

El Profesor J.S., de M.S., California, relata:
"Quisiera compartir mi experiencia con el Kombucha. En Abril de 1994 se me declaró un cáncer de huesos y mi codo derecho comenzó a disolverse. Apenas podía utilizar mi mano derecha. El dolor se hizo casi insoportable. No podía dormir por las noches. Andaba penosamente. Nada me aliviaba. Estaba dispuesto a morir. A finales de Julio, el gerente de mi apartamento me dio un hongo en forma de tarta. Comencé a tomar el té de hongo fermentado, una taza llena al día. ¡En menos de tres semanas, mi codo se curó! Desde entonces, me siento vivo de nuevo y tengo mucha energía. ¡No estoy cansado en absoluto! ¡Que bendición sentirse así!. Estoy vivo y bien y lleno de esperanza . Gracias Günther W. Frank... Desde entonces he dado a conocer el hongo de Kombucha a muchos de mis amigos. Desde Hawai hasta Alaska, Nevada, Inglaterra, Hungría y todos los de California. Todos ellos han obtenido respuestas positivas. Quisiera expresarle mis humildes gracias por el trabajo que está llevando a cabo, sin descanso y sin agradecimiento, en beneficio de muchos de nosotros que han sufrido los tratamientos médicos convencionales sin necesidad."

Los siguientes testimonios han sido tomados con el amable permiso del la Pagina Web del Kombucha (http://w3.trib.com/~kombu/FAQ/part02.html). Los testimonios fueron enviados a la lista de correos del kombucha solo por los suscriptores de la lista. No menciono los nombres ya que creo que no todos desearán ver su nombre o dirección publicados.

DOLOR ABDOMINAL

(...) Hace solo dos días que comencé a tomar el té. En los últimos meses me he gastado unos 1500 $ aproximadamente en visitas médicas y procedimientos para un dolor de estómago no diagnosticado. Me han hecho numerosas pruebas de sangre, enemas de bario, colonoscopias, ecografías abdominales, etc. Mi principal sufrimiento eran los gases excesivos, irregularidad, dolor constante en los costados superior e inferior del lado izquierdo, debilidad, fiebre ligera y bastantes más síntomas menores. Fui sometido a tratamiento con varios medicamentos pero la única cosa que me ayudó fue el "AXID", un medicamento bloqueador de H2 que con frecuencia se utiliza para úlceras y trastornos de reflujo (...). Casi inmediatamente después de tomar el té, mi estómago sintió mucho alivio y disminuyó la cantidad de gases de manera notable. Me preguntaba si el efecto placebo podría explicar mi mejoría. Pero al día siguiente me sentí aún mejor. Los eructos desaparecieron y ya no tenía dolor. Tengo pocas dudas de que el té Kombucha tuvo un efecto muy benéfico en mi estado de salud. (...) Por primera vez en varios meses me siento "normal".

Actualización: 02 de octubre, 1995.

Continúo utilizando el té Kombucha diariamente para controlar mi estado. Dejé de tomar el AXID totalmente. El Kombucha no me ha "curado", esto lo sé porque cuando dejo de tomarlo, durante dos días o así, mi estado empeora. Aún así, mientras tomo el té Kombucha me siento bien y doy gracias de haberlo conocido a través de la lista del Kombucha.

PERDIDA DE PESO

Aún no he visto que mejorara mi asma, pero estoy perdiendo peso y me gusta. Algo hay en el té de Kombucha. Cuando se lo doy a mis chicos cuando están resfriados, sus narices se despejan y se quitan el resfriado en un día o dos, mucho mas pronto que antes. El más pequeño tiene solo 3 años, y realmente tiene pocos resfriados.

ARTRITIS

He estado elaborando y bebiendo el Kombucha durante nueve meses con excelentes resultados, iguales a aquellos sensacionales testimonios en la literatura; las arrugas faciales (tengo 60 años) se rellenaron, mi cabellos grises volvieron a su color normal; duermo mejor, mis intestinos funcionan mejor. (...). Al principio actué con mucha cautela- - pensando como los escépticos de la lista, que estas aclamaciones eran demasiado exageradas. Pero mi esposo había estado tomando, por prescripción médica, calmantes para la artritis y la medicina le provocaba úlceras. Por lo tanto, pensé ¿por qué no probar con este elixir maravilloso? Después de un par de semanas mi esposo experimentó un alivio en el dolor y desde entonces ya no ha tenido que tomar el medicamento contra el dolor. Además, le está volviendo a crecer cabello en su calva. ¡Eso es algo que no esperábamos! He leído todos los testimonios de las personas escépticas y además, las insinuaciones de personas que piensan que los que creemos que esto tiene resultado en nosotros, es porque debemos estar experimentando un efecto placebo o hemos alterado alguna otra actividad en nuestra vida que provoca este cambio. Y que no debemos ser tan críticos con nuestras opiniones para creer que una bebida puede lograr todo eso. Que digan lo que quieran, pero no hay nada que puedan decir que pueda contradecir mi propia experiencia. Los estudios de este tipo, relacionados en la revista Science News (Noticias de la Ciencia) requieren de mucho tiempo y dinero. El hecho de que nadie haya publicado algo en un boletín de ciencias, no prueba que el Kombucha sea un engaño. ¿Cuántos años ha tardado la ciencia en reconocer que, por supuesto, las frutas y vegetales y algunas vitaminas pueden ser herramientas poderosas para evitar cánceres? No se precipiten en juzgar hasta que haya algo que juzgar.

HEPATITIS "C"

Tengo Hepatitis "C" y he comenzado a tomar Kombucha hace unas tres semanas. Primero me dio un gran dolor en el costado y mi hígado me molestó un poco, así que lo deje estar unos días. Después, cuando lo volví a tomar, solo bebí 2 onzas en vez de 4. De cualquier modo, hoy me siento mejor que hace un año. Mi estómago me estaba causando problemas y ahora está mejor. Mi piel está perfecta. Pero lo mejor de todo es que la terrible fatiga y las nauseas de la hepatitis C se han disipado completamente. ¡Ah! Lo que también he notado es que mis músculos ya no me duelen y que mi TMJ está mejor.

REGULARIDAD

He estado tomando aproximadamente 4 - 8 onzas al día durante unos dos meses. No he notado nada realmente, excepto quizás una mejor 'regularidad'. Tampoco me ha dado la gripe que ha estado rondando casi por todas partes y que padecen todos los que conozco, pero ¿quién sabe?

ESTREÑIMIENTO

He estado bebiendo el té Kombucha durante aproximadamente tres meses y definitivamente he notado mejorías en 2 áreas. Primero, antes de comenzar a beber el té mi energía era extremadamente baja debido a la depresión y la tristeza que me provocó la perdida de un ser querido. Después de aproximadamente 3 semanas de tomar 4-6 onzas diarias, empecé a notar un tremendo aumento en la energía y también más optimismo (quizás el optimismo aumentó mi energía; en realidad no sé qué fue lo que llegó primero)... en cualquier caso, siento instintivamente que el té Kombucha es responsable de esto. La segunda área de gran mejoría es... no más estreñimiento... esto ha sido un problema durante toda mi vida, así que para mí, encontrar algo que me ayudara a regularizarme, es la mayor ventaja de beber este té... ¡Simplemente me siento mucho mejor en todos los aspectos!

CÁNDIDA

He tenido muy buenos resultados con el té Kombucha para atacar mi cándida. El picor desapareció y mi piel se está aclarando. Mi esposo también ha notado que su picor, provocado por el sudor, ha desaparecido. Bebemos aproximadamente una taza diaria. Mi esposo algunas veces bebe más que yo. Parece que me provoque acidez beber más de una taza diaria. Otros beneficios que hemos descubierto son una mejora de la circulación, han desaparecido las hemorroides y nos deshacemos del dolor de garganta realmente pronto. Yo además canto y he observado que aclara mi garganta mejor que cualquier otra cosa. Es muy relajante para las cuerdas vocales. Tomo un poco de té antes de cantar.

VARIOS

Alimentos: Sistema inmunitario muy dañado por lo CFS, uso excesivo de antibióticos durante tres años, infecciones corrientes de estafilococos, desarrollo de la cándida debido a embarazos y antibióticos, problemas de vesícula, severas erupciones en las manos, hipoglucemia, confusión mental, posible infección por actinomicosis, cansancio extremo, dolor en las articulaciones, dolores intestinales y de ovarios.

Tiempo de consumo del Kombucha: 2 meses, 4 oz. A las 7 de la mañana, 4 oz. A las 11h.30, 4 oz. A las 8h.30. ¡Ningún problema hasta hoy! Las erupciones de la piel casi han desaparecido por completo, había probado muchas cremas diferentes antes, tanto con prescripción médica como por mi cuenta. El azúcar en la sangre se estabilizó. Los problemas mentales han mejorado mucho. El cansancio ha disminuido, ahora me siento como cuando tenía 10 años menos, créanme, me sentía mal. Los dolores de estómago y de ovarios han remitido. El sistema digestivo se ha normalizado. Los dolores de vesícula han desaparecido. Tenía realmente problemas serios de estómago y de vesícula. Cuando tomé el té por primera vez me dio un dolor de vientre malísimo, ¡casi lo vuelvo a meter en el vaso! Me tuve que estirar durante 10 minutos. Ahora no tengo ninguna molestia cuando tomo el té. Durante las dos primeras semanas entré en un proceso de limpieza intestinal, ahora todo está en orden. Pero según pasaba el tiempo, la Fe que puse en el Kombucha, ha dado definitivamente sus frutos. Se lo doy a mi familia cada día, y todos nos sentimos mejor.

P.D. Debido a la regularización del azúcar en la sangre, he perdido de forma saludable 12 libras.

AUMENTA LA RESISTENCIA A LOS RESFRIADOS

He estado bebiendo el té Kombucha durante 5 meses y he experimentado muchos de los efectos que describen ustedes: Mucha energía, sensación generalizada de bienestar, inmunidad a los resfriados que me rodean, mejorías en la piel, etc. Sin embargo, uno de los resultados totalmente INESPERADOS es que la mayor parte de mi cabello gris parece estar volviéndose negro. Al principio no lo noté, pero ahora varias personas me han preguntado qué le hice a mi cabello. ¿Alguien más ha experimentado esto? Actualización: Octubre 2, 1995

¡Sigo bebiendo el té todos los días y me sigo sintiendo fenomenal! Mi cabello, sin embargo, parece haber llegado a un equilibrio.

PRESIÓN SANGUÍNEA

Soy nueva en esto - sólo hace un mes que bebo el té de Kombucha. Ya he notado mejoría en la piel, menos arrugas, regularidad y lo más maravilloso de todo es que ¡ayer obtuve mi mejor lectura de Presión Sanguínea en dos años!

Actualización: Octubre 4, 1995. He estado bebiendo el té de Kombucha desde Marzo de 1995 y cada día me siento mejor.

DOLOR DE ESPALDA

Hace 3 días que tomo el Kombucha, no he notado efectos adversos tomando 4 oz. Al día. La mayoría de los días cuando me despierto tengo pequeñas molestias y rigidez en la parte baja de la espalda debido a una artritis asociada con una lesión en la tercera vértebra lumbar, esta mañana ese dolor y rigidez no se han presentado, para mí es raro notar que han desaparecido. Aunque es muy pronto para decir que ha sido el Kombucha, es lo único que ha cambiado en mi dieta y si la mejoría continua, tendré que llegar a la conclusión de que el hongo me ha ayudado.

COLOR DEL PELO

Mi pelo se oscureció cuando tuve a mis hijos pero parece que está volviendo a ser rubio dorado como antes. No está mal para alguien que debería estar teniéndolos de color gris.

DOLORES DE ARTRITIS EN LA ESPALDA

Una vez más despierto después de mi 4º día de hongo de Kombucha sin mis dolores de artritis en la espalda. No he notado efectos contrarios bebiendo 4 oz. al día. ¿Alguien ha determinado que cantidad de algo bueno es demasiado, con respecto a la toma de este té.?

Actualización: Sábado, 6 de Mayo de 1995: Debe de ser el té, hace ya tres días que me levanto sin dolores de espalda y rigidez, y parece que los niveles de energía estén subiendo.

COLOR DEL PELO

Estoy tomando alrededor de 6 oz. por la mañana y 3-4 oz. antes de acostarme. El té es igual al que todos describen, es decir, té negro, azúcar blanco, 7-9 días de fermentación. El cambio ha sido gradual (hace ahora 4-5 meses) y el porcentaje de cambios parece que ha bajado ahora. Esto no es algo que yo buscara, pero a mis 46 años y con un 70% de cabellos blancos, el cambio ha sido bienvenido. Podría decir que un tercio de lo que antes era gris ahora es negro.

ENDOMETRIOSIS

(...) Este producto es absolutamente una cura par la endometriosis. No digo que la mejore, lo que digo es que, al menos en mi caso, es una cura. He estado resistiéndome a la cirugía durante largo tiempo y puedo decir cuanto ALIVIO sentí al tener resuelto el problema. Todo parece funcionar de forma normal. Estaría interesado en saber si alguna otra persona ha tenido una experiencia similar con el té de Kombucha sobre la endometriosis.

LUPUS, MIGRAÑA, ARTRITIS Y ACNÉ

He estado bebiendo el Té del Hongo Kombucha (de Manchuria) durante más de un año. He logrado que mi cabello crezca más rápido y mi estilista y la persona que me tiñe el pelo no pueden creer que esté ahora más espeso. La textura es más saludable, más brillante y el té de Kombucha también ha eliminado el color gris. Al principio, se empeoró mi acné cuando tomé la bebida, pero mi piel se limpió pocas semanas después y nunca ha estado mejor. Duermo con mayor facilidad y tengo más energía. ¡Ha tenido efectos maravillosos en mi familia! Mi madre tiene Lupus. Ha sufrido tres infartos menores y cáncer de pecho, tiene la presión sanguínea alta y toma de manera permanente Prednisona (cortisona), lo que la hace verse hinchada y obesa. No es necesario decirlo, pero durante los últimos ocho años se ha convertido en una reclusa, incapaz de salir en público sin sentirse mareada y débil. Después de solo unos días de tomar el té, pudo ir a un centro comercial. Muy pronto empezó a ir al cine y a visitar amigas. Ahora, después de tomarlo regularmente durante casi un año, puede caminar hasta 8 horas seguidas en Epcot y en otros parques temáticos (mis padres viven en Orlando). La mayor parte de la hinchazón ha desaparecido y se ve más delgada y más saludable, llena de vitalidad y energía. A mi padre le empezó a crecer el pelo después de cuarenta años de calvicie. Lo admito, no son mechones gruesos en su cabeza calva, más bien parece vello, ¡pero es cabello al fin y al cabo! Hace poco, estaba trabajando en el jardín y se hizo un corte bastante feo. Mi padre esta acostumbrado a cortes y rasguños por su anterior trabajo, antes de jubilarse, y normalmente habría tenido que pasar una semana más o menos para que se curara, pero en un período de dos días, todas sus heridas sanaron. Uno de mis tíos sufría de una artritis tan severa en su espalda que debía ponerse inyecciones de cortisona cada dos semanas. Desde que comenzó a tomar el té hace nueve meses, no ha necesitado una sola inyección. Otro tío tenía los pies bastante hinchados y no podía dar ni siquiera diez pasos sin tener que sentarse. Después de tomar esta bebida, puede correr durante millas sin sentir dolor. Una amiga de mis padres tuvo un accidente automovilístico hace dos años y como consecuencia tenía migraña todos los días. Lo intentó todo para remediarlo pero nada le funcionó, hasta que bebió el Kombucha. Incluso la mascota de mi sobrino, un hamster con cáncer, pudo sobrevivir aproximadamente nueve meses más de lo que había predicho el veterinario. Mi hermana le ponía el té en su agua, sus tumores se encostraron y se cayeron, su pelo volvió a crecer negro, grueso y brillante y se sentía mejor. Cuando dejó de tomar la bebida durante unas cuantas semanas, los tumores volvieron a crecer. Le volvieron a poner el té en su agua y éstos volvieron a caerse. El hamster vivió mucho más de lo esperado, y si hubiera tomado el té desde el principio, quizás nunca habría contraído el cáncer. Lo mismo ocurre con los humanos. El té se ha bebido como tónico preventivo en las comunidades rurales de todo el mundo durante más de 2,000 años, por lo tanto esta "moda" llegó para quedarse.

CIRCULACIÓN MEJORADA Y CÁNCER

Hola, Mi experiencia es la siguiente: comencé a utilizar el Kombucha hace 4 semanas. Mi bebida consiste en 3 cuartos de agua purificada. 1 taza de azúcar moreno 5 bolsas de té negro. No se presentaron efectos visibles durante 2 semanas. Nunca sufrí de estreñimiento, pero actualmente el funcionamiento de mis intestinos parece llevarse a cabo perfectamente cada mañana sin problemas. Mi vista cansada ha mejorado. La circulación también ha mejorado (pies y manos calientes).Observé algunos capilares rotos alrededor de la nariz: (¿sensación de bienestar general? ¿menos ansiedad?, quizá... la maravillosa capacidad de quedarme dormido en cuanto lo deseo...) mi novia tiene sensaciones/reacciones similares. Por cierto, obtuvimos nuestro Kombucha de una amiga anterior (novia). Generaciones antes, este Kombucha le fue dado a un padre enfermo y desesperado por un compañero de trabajo. Éste es un asunto de terceras personas, nunca conocí a la persona enferma. Sufría de un cáncer virulento y había sido diagnosticado como terminal. Lo enviaron a casa para morir. Su hijo le llevó el Kombucha. El padre regresó a trabajar. El cáncer no es que estuviera en remisión. Ya no se detecto cáncer en el cuerpo de aquel señor. El hombre fue examinado por sus doctores y le pidieron que fuera a otro hospital para que confirmaran los resultados.

MIGRAÑA

Éste es el 5° día que tomo el té de Kombucha. Tengo 52 años, tengo buena salud pero me sentía muy cansada (antes de beber el té). No puedo creer la energía que he sentido estos últimos cuatro días ¿psicológico o no? Estoy activa desde por la mañana temprano hasta muy entrada la noche y odio tener que irme a la cama ya que todavía estoy llena de energía. Observé cierta hinchazón al tercer y cuarto día, pero no puedo asegurar si fue provocada por el té de Kombucha o por algo que comí. No tomo ningún medicamento y estoy dentro de mi peso normal y hago ejercicio regularmente. Después de observar el desarrollo del hongo durante varias producciones, decidí empezar a tomarlo.

Actualización : 3 de Octubre de 1995: Tenía migraña desde hacía 48 años, y desde que tomo el té de Kombucha, rara vez son un problema... incluso si la tengo alguna vez, es tan débil que las aspirinas funcionan!

DESHIDRATACIÓN

Mi única experiencia hasta ahora, después de 10 semanas de tomar el K-té fue que a las 5-6 semanas, me deshidraté. Se manifestó como un cansancio constante tanto físico como mental (mi quiropráctico lo describió como confusión mental) y finalmente, mis labios se secaron y se cuartearon. Después de que mi quiropráctico me definió el problema, (no tenía ni idea de lo que estaba haciendo mal), comencé a beber un mínimo de dos cuartos de agua de cebada al día (como me sugirió), además de todas las demás bebidas. El agua de cebada se hace con dos cucharadas de cebada en un cuarto de litro de agua dejándola reposar en el refrigerador toda la noche. La confusión mental desapareció en dos días, mis labios tardaron dos semanas en re-hidratarse. Dejé de tomar el té durante una semana y media, en total, unas dos semanas. He leído una y otra vez todas las recomendaciones de los expertos sobre el beber suficiente agua, pero no les hice suficiente caso. Si beben el té, beban agua. Por cierto: Las dos semanas extras en las que estuvo el té en la nevera, mejoraron realmente su sabor.

VARIOS

Llevo bebiendo el té de Kombucha desde hace un año y medio. Ningún efecto secundario adverso. Buenos efectos, recuperación del cabello, el color de mi cabello ha cambiado, no tengo resfriados, ni gripe, textura de mi piel extraordinaria y buen funcionamiento intestinal. Mi salud es fabulosa. Gran energía y sin problemas. Vida sexual activa. Con 59 años me siento como a los 40.

Actualización: 2 de octubre de 1995: También puede añadir que han mejorado mis problemas de pie de atleta y de caspa.

PROSTATITIS

He sufrido durante 10 años (es decir de los 45 a los 55 años) de una enfermedad que la comunidad médica diagnosticó como Prostatitis. Los síntomas variaban, pero lo peor eran los dolores en la parte inferior de la espalda, letargo, sensación de malestar general y todo para mí constituía un gran esfuerzo. Varios doctores y especialistas al paso de los años me prescribieron varios medicamentos, por lo general antibióticos que no me curaban y me provocaban muchos otros problemas. Habiendo perdido la fe en las instituciones, busqué ayuda en otras partes, probando; la acupuntura, la iridiologia, las terapias magnéticas, el agua magnetizada y la homeopatía. Lo que me hizo sentir aún más desalentado fue que yo me esforzaba por llevar un estilo de vida saludable. Hacía ejercicio, sobre todo bicicleta, no fumo, no bebo alcohol y llevo una dieta equilibrada. Todo, aparentemente ¡en vano! En mi desesperación, contacté con Mary Long de Longlastings USA, la editora del programa de consejos compartidos 'Buena Salud con Hierbas', y Mary me sugirió que probara el 'Hongo de Manchuria' de Longlastings. Esto fue hace 10 meses, ahora tengo la energía necesaria para participar en carreras de bicicleta. Mi autoestima ha regresado y gracias a Dios, no queda ningún rastro de mis síntomas anteriores de la Prostatitis.¡Lo único que hubiera deseado es haber conocido el Kombucha en aquellos años!

HEMORROIDES

Tal y como lo menciona, va muy bien el añadir a la preparación de la nueva bebida el 10% de la preparación anterior ya que ayuda a proteger el Kombucha frente a las bacterias, mientras que los nuevos hongos crecen más aprisa. También he notado que los testimonios varían, así algunos obtienen muchos beneficios y otros menos. La salud de mi esposo ha mejorado mucho, energía, pulmones, toda la salud en general. En cuanto a mí he notado una mejor complexión, cabello más saludable y las hemorroides han desaparecido (Sólo tengo 26 años, por lo que no sé la razón de su aparición. Es fabuloso haberse desecho de ellas). Notamos los beneficios de inmediato y se han incrementado gradualmente con el tiempo. He notado que cuando bebo el té antes de ir a trabajar por las mañanas no me da hambre hasta bastante más tarde después del almuerzo. Espero que esto ayude.

VARIOS

Comienzo mi tercer semana de tomar el Kombucha y he aquí lo que he notado. Tengo un caso de eczema leve en la cara, que parece que el té no ha tocado. Mi razón principal para probar el Kombucha era un dolor de espaldas crónico (13 años). Planeé darle a la bebida unos buenos 6 meses para ver si causaba algún alivio por esa parte. Creo que la bebida me ha dado más energía lo que naturalmente me hace estar más activo. A parte de eso, no sé. Lo más fuerte es que parece que necesite dormir menos. Me despierto al menos una hora antes de lo habitual y estoy alerta al momento de abrir los ojos. También era adicto al café desde hace unos diez años. Creo que he tomado café todos los días en esos 10 años. La primera vez que tome el Kombucha, me olvidé completamente de hacer café. No fue hasta la tarde, cuando sentí dolor de cabeza por la falta de cafeína, que me di cuenta de que no había tomado. Ahora, no me tomo mi café "de la mañana" hasta las 4 de la tarde. He disminuido mi consumo de café de 1/3 con respecto al que tomaba hace un mes.

ENERGÍA MEJORADA

Por lo que a los efectos se refiere, he notado mi energía muy mejorada y una disminución de los niveles de dolor y crujidos; una pequeña pero preocupante mancha en mi frente desapareció totalmente desde que volví a tomar el té, en Enero. De todas maneras, estoy bendecida con una salud que no presenta problemas, y veo el producto más como un complemento tónico que como una cura para determinadas enfermedades. Y tengo que decir, que el producto me gusta.

ESTREÑIMIENTO

Le di a probar el Kombucha d alguien que me visitó en mi oficina. Más tarde, llegó excitada porque después de varios años padeciendo un estreñimiento crónico, el Kombucha le hizo efecto inmediatamente. No le mencioné este efecto en absoluto, y no sabía que tenía este problema. Lo quería... Lo quería... Tengo que decir que es la primera cosa que noté después de tomarlo. Es una manera de obtener un "ticket de limpieza para la salud". Le di un poco a mi hija la otro noche porque la picó una abeja. Ahora le gusta (¡hurra!) Le dije que se esperara ir al baño antes de ir a la escuela. ¡Como un reloj! Aunque no hiciera nada más, creo que solo eso, es un resultado maravilloso del beber Kombucha. Bien, ahora que les he dado una información tan personal, supongo que estamos hermanados.

ARTICULACIONES

Hola, he estado bebiendo el té durante aproximadamente 2 meses. Hasta ahora puedo decir que he tenido buenos resultados. Comencé a beber el té por mis ataques de gota. Parece ayudarme. Actualmente estoy bebiendo 16 onzas de té diarias, 8 onzas en la mañana y 8 onzas antes de acostarme. Bueno, en cuanto al día de ayer, tuve un ataque de gota en mi tobillo izquierdo. No estaba hinchado hasta el punto de no poder caminar, pero era incómodo. Éste es el segundo ataque que he tenido desde que empecé a beber el té. Después empecé a navegar en la red y llegué a la página WWW del Kombucha. Había una sección escrita por el Dr. Huntoon, que leí, declara que se deben beber únicamente 4 onzas diarias. Llamé entonces a su oficina. La persona con la que hablé me dijo que bebiera únicamente 4 onzas diarias. Posteriormente puedo incrementar la dosis a 6 onzas después de beber el té durante 6 meses. Me dijo que si bebía demasiado el cuerpo derramaría las toxinas y el hígado trabajaría en exceso. Traté de imaginarme cómo podría suceder esto. Pensé que si se bebía demasiado, el cuerpo simplemente rechazaría el resto. No lo sé. Agradecería mucho cualquier información adicional sobre esto. Otra cosa, positiva por supuesto. Desde que comencé a tomar el té, las articulaciones de mis codos están mejor de lo que han estado desde hace años. Ahora puedo levantar mis tríceps sobre mi cabeza, mientras que antes, el codo siempre tenía que apuntar hacia el suelo o quedar en paralelo, pero nunca sobre la cabeza. En otras palabras, mi tendinitis en los codos parece haber desaparecido. Mi quiropráctico me hacía un tratamiento casi cada tres semanas, pero desde que tomo el té el dolor ha desaparecido. Sólo he introducido el té en mi dieta. Todo lo demás ha quedado igual. Ya sé que esto es solo una evidencia anecdótica pero ahí está ¡parece funcionar para mí!

ASMA, LLAGAS ULCEROSAS, Y PERDIDA DE PESO

Referente a las llagas de mi boca...Acostumbraba a tener llagas ulcerosas muy dolorosas que me salían cada vez en la boca, y tardaban a veces semanas en marchar. Tenía efectos secundarios causados por alguno de los medicamentos con corticoides que necesitaba tomar. Pero cuando empecé a tomar el Kombucha hace ya varios meses, casi no las he vuelto a tener. Una suelta que intentó salir, se me quitó en unas pocas horas. Bebo más de 20 oz. de té de Kombucha al día. Mis niveles de energía han aumentando drásticamente también.

Actualización: 3 de Octubre de 1995: Ahora tomo más de 30 oz. de té de Kombucha al día. Cuando comencé a tomar el té de Kombucha, en Marzo de 1.995, pesaba 125 libras...Mido 5,2 pies, tengo 55 años, y ahora peso 110 libras. No he cambiado nada en mi dieta y no he tomado ninguna medicación nueva. He podido rebajar la dosis de algunos medicamentos, algo que no se había dado nunca en mi caso desde hacía 16 años. He tenido asma severo durante más de 16 años, y hace 10 años, desarrollé una enfermedad obstructiva pulmonar crónica (C.O.P.D). Debido a la progresiva debilitación natural de esta enfermedad de los pulmones, no podía andar más de unas cuantas yardas en los últimos 10 años, sin experimentar una falta de la respiración. Ahora, desde los últimos tres meses, he podido salir a dar un paseo, y he andado hasta dos millas. Mi asma sigue siendo severa, pero no tan severa como antes. Por primera vez en 16 años tengo la esperanza de sobrevivir.

CASPA

He tenido un caso serio de caspa durante unos diez años y nunca pude con ella. El otro día me di cuenta de que había desaparecido completamente. Llevo bebiendo el té desde hace ya un mes y medio. Estoy maravillado porque probé todo tipo de champús diferentes y todo tipo de productos y nada me funcionaba. Es realmente agradable poderme rascar la cabeza sin desencadenar una molesta tormenta de nieve. Por cierto, no me puse el té en la cabeza, solo lo bebí.

Actualización: 9 de Octubre de 1995; ¡El mal olor de mis pies ya es historia pasada!!

VARIOS

En realidad yo no tomo el té pero mi madre tiene una fe absoluta en él. Ella lo deja fermentar durante 7 días como Ustedes dicen y mi mamá dice que la ayuda a controlar su peso, también tuvo un accidente automovilístico y el té la alivió de algunos dolores provocados por ese accidente. Mi hermano de 15 años también lo está bebiendo y he observado mejoras en sus problemas con el acné. Mi abuela dice que la ayuda con su hernia y sus problemas del corazón y que tiene mucha más energía de la acostumbrada. Estoy convencida de las cosas maravillosas que el té hace por mi familia por lo que estoy interesada, y mi madre también, en cualquier información que pueda darme.

ARTRITIS SEVERA

Comencé a tomar la mezcla del té el mes pasado (19/05). 4 onzas diarias durante las dos primeras semanas. Después lo aumenté al doble, luego x 3 , luego x 4 diariamente. Mi té está elaborado con 3 cuartos de agua hervida, 5 bolsas de té Lipton, 1 taza de azúcar morena ligera. Lo hice fermentar de 7 a 8 días, probé con 9 días y tenía un sabor demasiado avinagrado (¿es esa la palabra?).

He tenido problemas de artritis severa durante más de 4 años. Antes padecía una artritis ligera, pero una mañana me levanté y no podía alzar los brazos. Tampoco podía girar la cabeza del todo. El doctor me ordenó hacer ejercicio y llegué a un punto en el que podía levantar mis brazos a la altura de los hombros. El ejercicio era muy doloroso pero era eso o perder gradualmente todo el movimiento. Un par de días después de comenzar a beber el té, el dolor desapareció y en una semana podía mover mis brazos por encima de la cabeza. Empecé a entrenar poco a poco. Ahora, poco más de un mes después, estoy levantando pesas y haciendo un entrenamiento completo. De verdad, tuve que empezar con 30 libras en la barra y con 10 libras en las pesas. Ahora ya puedo girar la cabeza. Todavía necesito Ibuprofeno (Motrin) pero en una dosis muy reducida. La artritis sigue ahí. Puedo oír mis articulaciones cuando me muevo. El dolor ha desaparecido, el movimiento ha regresado. ¡Guau! Mi hijo (16 años) lo está tomando. Él es jugador de fútbol. Entrena conmigo. El efecto más importante que ha tenido hasta ahora es la desaparición de sus problemas con la fiebre del heno. Esto también me ha sucedido a mí y a mi hija (18 años) que también se nos unió para beberlo. Mi hija estaba presentando problemas con una irritación en la piel posiblemente debida a las abejas. Leí una información sobre la aplicación del cultivo localmente. Coloqué dos cultivos en la licuadora junto con el té suficiente para hacer una pasta suave. Una aplicación y sus problemas en la piel desaparecieron. He observado que los problemas de piel seca en los codos y tobillos (tengo 60 años) han desaparecido. He observado un poco de cabello oscuro asomándose en forma de parches a través de lo que había sido una barba completamen-

te gris. Sin embargo, todavía es gris en el 90%. Después comencé a notar que crecía cabello en la parte superior de mi cabeza. No en grandes cantidades. Simplemente unos cuantos cabellos sueltos disperso por una parte completamente calva en el centro frontal. Sí, una calvicie de corte masculino. He utilizado la pasta sobre mi cabeza de manera irregular. Está creciendo cabello. Nace un cabello delgado y gris pero después se vuelve negro en una semana más o menos y más grueso. En el caso de que me siga saliendo, llenaría mi cabeza en aproximadamente 6 meses a 1 año a esta velocidad. Y pienso que es una gran posibilidad. Según lo entiendo a partir de una de las cosas que he leído sobre la Calvicie de Patrón Masculino, el cabello en la parte superior tienen un patrón genético diferente que provoca la calvicie. Si me crece el cabello será bienvenido. Yo lo mimaré. He abusado bastante de mi piel a causa de un trabajo permanente en el exterior, expuesto a un sol que algunos días ha alcanzado más de 100°. Mis arrugas eran profundas y las manchas de envejecimiento abundantes. Todo parece haberse reducido. Tengo líquido en una rodilla. Espero que esto sea lo siguiente. ¡Todo lo que puedo decir es que SÍ FUNCIONA!
Actualización: 2 de Octubre de 1.995

Estamos ahora en otoño y he estado bebiendo el té Kombucha durante varios meses. El líquido de mi rodilla desapareció el mes pasado. De repente el bulto, del tamaño de una pelota de tenis aproximadamente (¡Guau! Eso era agua) comenzó a contraerse. Tardó aproximadamente 2 semanas y ha desaparecido por completo. El cabello de mi cabeza ha continuado creciendo aunque lentamente. Deseo poder informar de que ya me cubrí de cabello en dos semanas, el mismo tiempo que tomó la desaparición del líquido. Creo que alargaré el cálculo de tiempo para el crecimiento del cabello a un año o dos. La gran noticia es que sigue sucediendo. Experimenté con la elaboración del cultivo con azúcar blanca (sabe mejor) pero descubrí que no era tan efectivo para mis problemas. Regresé al azúcar moreno. También descubrí que no hay un aumento inmediato de los efectos con una dosis mayor. He vuelto a tomar una taza al día. He reducido tanto el uso del Ibuprofeno para la artritis, que mi farmacéutico local incluyó una nota en mi última receta sobre los peligros de tomar el medicamento prescrito por debajo de los niveles que supuestamente debía de tomar regularmente.

Yo vivo en Sacramento, California, que es, según el gobierno de los Estados Unidos, el peor lugar del país por su aire contaminado y las alergias. Cuando la temperatura exterior se aproxima o sobrepasa los 100 grados, la calidad del aire se vuelve extremadamente insana. Esos días aun tengo problemas. Sin embargo, los problemas son mucho menores que en años pasados. Ya saben, esos días en los que piensas que de repente has contraído enfisema porque no puedes hacer llegar suficiente aire bueno a los pulmones. No es culpa tuya. Simplemente NO hay aire bueno. Tenemos un número registrado de estos días y yo estuve fuera durante unos minutos y hasta varias horas en uno de esos días. Caminando un par de millas por lo menos. Solo una vez me puse tan mal que tuve que tomar medicamentos. Esto es bastante mejoría. Todavía me sobran 15 libras para mi peso ideal, pero estoy trabajando en ello, es duro, créanme, perder a los 60 años lo que tenía que haber perdido en mis 30 y 40. Quizás si renunciara a cosas como la comida basura que comen todos los escritores mientras escriben... No... eso es demasiado radical.

ALCOHOL

Estoy completamente colgado de la fiebre de Kombucha... en el buen sentido... Lo he estado preparando y bebiendo regularmente durante varias semanas. Encuentro que mi digestión ha mejorado, mi 'caspa' ha desaparecido, y lo más importante mi dependencia del alcohol ha disminuido muchísimo. Soy un alcohólico siempre en lucha, que se ha mantenido sobrio durante años, ha resbalado, ha vuelto a ser sobrio, etc. encuentro que el Kombucha me ha desintoxicado y me ha ayudado a pasar (afortunadamente) el último bache hacia una cabeza despejada y sobria. Tengo curiosidad de saber si hay alguien más con una experiencia similar. Puede alguien tomar demasiado té Kombucha? Ya tomo 4 vasos diarios y no he notado efectos secundarios. Me gusta el producto... ¡Y también le gusta a mis amigos!

OLOR DE PIES

Hola a todos, yo tenía un verdadero problema de olor con cierto par de zapatillas deportivas, pero el otro día observé que mis pies ya no huelen mal. Sólo como prueba usé los mismos calcetines durante dos días, lo que casi siempre provocaba un olor muy desagradable en mis pies. Cuando me quité los calcetines después del segundo día, no había ningún olor notable. SORPRENDENTE, porque tenía que sacar mis zapatos y calcetines fuera de la habitación a causa del mal olor. También, mi mal olor general parece haber disminuido en gran medida. Solo he estado tomando el té durante 1 mes. Aproximadamente 20 onzas al día. Después de leer esto, parece que doy la idea de ser realmente un cerdo sudoroso. Soy simplemente un tipo corriente.

ECZEMA

Después de todos los buenos informes sobre el té de Kombucha y el acné, a mí también me gustaría informar que el té parece haber aliviado el eczema de mi compañero sentimental. Él lo tenía desde hace años y ningún médico se lo ha podido tratar satisfactoriamente. Después de aproximadamente 6 semanas de beber el té, comenzó a desaparecerle. Después dejó de beberlo unos días y éste volvió a aparecer. Cuando retomó la bebida, su piel se limpió de nuevo.

Actualización: 2 de Octubre de 1995: Mi compañero, por diversas razones, ha tomado varios descansos del té de Kombucha desde que les escribí, y aunque su eczema vuelve a aparecer cada vez, después desaparece otra vez cuando vuelve a tomar el té. Sus manchas de envejecimiento también han desaparecido, a pesar de que su cabello gris y la artritis permanecen sin cambios. En cuanto a mí, después de la desintoxicación de mi piel de una especie de acné, los efectos principales que he observado son una digestión mejorada, una sensación de bienestar generalizada, una mejor capacidad para dormirme y sueños increíblemente vívidos [pero de todas formas, todavía no tengo manchas por la edad ni cabello gris para deshacerme de ellos].

ENFISEMA

Comencé a beber el té el 1º de junio de este año. Mi primer lote se cultivó durante 8 días, el siguiente durante 10, y ahora estoy en 14 días. He aquí algunos de los beneficios que he observado. Puedo cerrar el puño correctamente por primera vez en años. Pero lo más importante para mí es que, cuando el tiempo es cálido y húmedo, mis pulmones siempre me provocan problemas. Tengo enfisema, o como algunas veces lo llama mi médico, bronquitis crónica. Es algo así como los ataques de asma. Antes, cuando hacía este tiempo no podía ir a trabajar ni hacer casi nada. Y casi siempre necesitaba tratamiento médico, normalmente prednisona. Sin embargo, en estos momentos no he faltado ninguna vez al trabajo y también puedo salir, por mucho calor y humedad que haga. El único cambio en mi vida ha sido el té, que lo tomo tres veces al día. He oído lo mismo de gente con la que trabajo, que también están tomando el té. Un tipo dijo que todavía tiene resfriados, pero que no duran mucho y no son tan molestos como los que tenía antes. Él lo atribuye al té. También dice que ha estado perdiendo unas 3 libras por semana.

APOPLEJÍA

Deseo agradecerles a todos ustedes su preocupación por mi apoplejía. Puedo asegurarles que lo que me sucedió fue algo bastante aterrador. Espero volver muy pronto a la normalidad, pues todavía tengo entumecidos mi brazo izquierdo, la mano y la cara. Mi cara está ya bastante mal sin la ayuda de esto. Puedo decir que creo que le debo la vida al Kombucha. La Heparina contenida en el té de K evitó que se formara un coágulo en mi cerebro, lo que hubiera sido devastador. Estoy gratamente sorprendido por todas las personas que me enviaron saludos por correo y me desearon buena salud. En realidad no sabía que tenía tantos amigos hasta ahora; especialmente Colleen, que alivió mis temores espirituales, lo que me ha permitido emerger con renovada estima.

ARTRITIS

El otro día, una mujer que solía trabajar para mi esposa y tuvo que retirarse debido a la artritis, llegó a su lugar de trabajo. La mujer utilizaba bastón cuando se retiró. Esta mujer parecía una persona nueva. Ya no usaba bastón y había dejado de tomar su medicamento para la artritis. Mi esposa le preguntó la razón. Ella dijo que estaba bebiendo un cuarto y medio de té de K al día y que nunca se había sentido mejor en su vida. Le ofreció a mi esposa algunos hongos y mi esposa decidió aceptarlos. El miércoles, fuimos al lugar de trabajo de la mujer (sí, había vuelto al trabajo), y nos dio 5 hongos. Le di uno a mi hermano, que ha tenido varios infartos y todavía tiene muchos problemas digestivos, y tengo cuatro galones de té cultivándose por adelantado por si mis tres hijas desean probarlo. Comenzaremos a tomarlo dentro de pocos días y como pueden esperar de mi franqueza, les diré los resultados. Iba a enviarles esta nota personalmente, pero pensé que podía ser de interés para los de la lista.

COLITIS ULCEROSA

Estoy enviando esto a través de la red por si puede ayudar a otros con la enfermedad de Crohn, colitis ulcerosa o diarrea crónica. Yo tuve un caso muy severo de colitis ulcerosa, al punto que perdí mi colon debido a una dosis muy alta de esteroides. He estado bebiendo el té de Kombucha durante 5 meses y he recuperado mi cabello (quedó muy debilitado), he adquirido mucho más vigor y estoy observando atentamente mis manchas de envejecimiento para ver si desaparecen.

ACEDÍA

Llevo ahora 6 semanas tomando el té, y definitivamente puedo decir que ha curado mi acedía completamente. He tomado fotografías de las manchas de mi espalda para ver si hay algún cambio y cuando se producirá. Feliz bebida.

CANDIDA

Mi experiencia personal ha sido que el té de Kombucha ha aliviado MUCHÍSIMO mis problemas con la Cándida, hasta el punto que ya no pienso más en ella. No tenía mucho interés en tomarlo y me comentaron que al principio podía empeorar mi estado. Hice una bebida algo "avinagrada", solo para quemar el azúcar, pero no tuve ninguna reacción salvo la maravillosa sensación de la perdida de esa hinchazón con sus pertinentes molestias. Si alguien opta por tomar el Kombucha, pueden querer considerar "fácil de conseguir" una sensación de cómo su cuerpo se acomoda a él. Probé el producto después de años de tratamientos alopáticos sin eficacia y he agotado muchas maravillosas alternativas convencionales por lo que no tenía mucho que perder. Pero entonces, miré mi cuerpo como un gran experimento químico, y pensé que era la persona responsable de que ese laboratorio funcionara, al menos en este plano.

PÉRDIDA DE PESO

Siempre someto mi té fermentado a una "prueba de sabor". El 5º ó 6º día tomo mi recipiente de un galón y vacío 4 onzas. Si está demasiado dulce, entonces lo vuelvo a probar diariamente hasta que esté en el punto exacto para su cosecha. Mi suegro es diabético, por lo tanto me gusta que quede ligeramente avinagrado, a pesar de que paso por etapas en que me gusta más dulce y otras más avinagrado. Sé que una gran parte de la literatura dice que no se debe alterar el cultivo mientras fermenta pero mis cultivos están saludables y ¡el té sabe delicioso! También, el nuevo hongo se separa fácilmente cuando lo cosecho. Tengo una amiga que da 4 onzas del té Kombucha a su hijo de 10 años por un problema severo de estreñimiento (Él se inscribió en un programa de investigación de la N.CA., e incluso estuvo haciendo una terapia de bio-alimentación). Ella dice que el Kombucha ha hecho más por su hijo que todas las demás medicinas costosas que ha estado pagando ¡ casi 200 dólares al mes! De todos modos, él sumerge su taza en el té fermentado porque le gusta esa bebida burbujeante. A mí siempre me gusta separar los productos alimenticios del cubo principal - para reducir la contaminación.

Actualización: 4 de Octubre de 1995: He estado disfrutando el té de Kombucha durante 6 meses. Me gusta la energía extra que me proporciona. También he observado que mi consumo diario de café se ha reducido a la mitad. Pero el mayor beneficio que he notado es la pérdida de peso (y de grasa corporal). Pesaba 160 libras cuando comencé a tomar el té de Kombucha, y ahora mantengo un peso de 135 libras. Cuando me dan ganas de picar por la tarde, tomo un vaso de 4 onzas de Kombucha y ¡ me quita el apetito!

ECZEMA y PERRO

Empecé a darle el té a mi perra después de que comenzó a tener extrañas reacciones alérgicas (tanto ella como yo las tenemos, antes y ahora, probablemente del aire) De cualquier modo, tiene 9 años y pesa unas 50 libras. Le daba 1 oz. por la mañana y una por la tarde, teniendo en cuenta que no es lo que más le entusiasmaba beber en todo el día, la mayoría de las veces se lo tenía que verter directamente en la garganta. Al cabo de solo un día, se le fueron las reacciones alérgicas ("ojos saltones"). Dejé de dárselo cuando me fui de la ciudad (no quería que la cuidadora se lo diera y quería estar presente para asegurarme de que bebía mucha agua) y sus molestias volvieron. También había notado que estaba más activa y juguetona. Voy a volver a dárselo de nuevo. En cuanto a mí, el té hizo maravillas sobre mi eczema y mi sueño.

ARTRITIS

Mi marido ha estado preparando y bebiendo Kombucha desde hace poco mas de un año. Primero observamos mejoras en nuestra piel – Las manchas hepáticas se borraron un poco después de aproximadamente un mes. Después, las arrugas de mi cara (tengo 61 años) se rellenaron a los tres meses. Pasados 6 meses, un obrero de donde trabaja mi esposo le preguntó si se estaba haciendo algo en el pelo ya que se le estaba oscureciendo. Perdió sus mechones blancos. Unos 9 meses después, observé que le estaba creciendo pelo nuevo en su calva (soy su barbero). Para nosotros, la mejoría más importante ha sido con la artritis de mi marido. Ha estado tomando Ibuprofen, con prescripción, para el dolor, y no le gustaba hacerlo porque le fastidiaba el estómago. En solo una semana, se quitó todo este tipo de medicación y nunca más ha tenido molestias. Hacemos la receta estándar.

DIABETES

Soy diabético, y originalmente me la diagnosticaron con un nivel de glucosa elevado de 313. Tengo el tipo 2 y no me inyecto. Tomo Tolinase, 250 mg diarios. He descubierto desde que tomo el té (ahora hará unos 5 meses) que puedo CASI mantener los niveles normales de azúcar SIN medicación. He reducido la medicina a aproximadamente la mitad de la dosis. Esto funciona bien. Si tomara más, mis niveles de azúcar bajarían demasiado y tendría que tomar caramelos de glucosa. Dejo que mi té fermente aproximadamente unas 2-3 semanas. Esto lo hace muy avinagrado, pero deseo asegurarme que todo el azúcar posible se haya convertido. Utilizo la receta típica de 5 bolsas de té negro y un poco menos de una taza de azúcar blanca. También agrego aproximadamente media taza de la producción anterior. Puede que haya otros factores responsables de esta mejoría como por ejemplo la dieta, pero creo que el té constituye la mayor parte. Solía tomar hasta 2 píldoras (500 mg) diarias para bajar mis niveles de azúcar a niveles aceptables... esto fue ANTES de que comenzara a tomar el té.

ENFERMEDAD PULMONAR y ARTRITIS

La artritis de mi querida madre estaba tan avanzada en sus manos que no podía saludar sin sentir un dolor extremo, severo. (Especialmente en el momento de "darnos la paz" en misa, en el que nos dirigimos a la gente que está a nuestro alrededor para intercambiar nuestros deseos de paz con el saludo de la paz, dándonos la mano). Sin embargo, después de beber el té de Kombucha durante 2 meses, ¡su artritis ha desaparecido por completo! ¡Realmente, se ha ido! Ahora puede tomarle a usted la mano y darle un fuerte apretón con una sonrisa en la cara en lugar de una mueca de dolor. Otro amigo mío era alcohólico. Consumía de 3 a 4 cervezas cada noche. No podía estar 24 horas sin una cerveza. Ahora, después de 2 meses de beber el té de Kombucha, ¡se ha librado completamente de cerveza! ¡Ya no tiene deseos de beber más, en absoluto! Yo me podía sentar en mi escritorio y estar bebiendo café todo el día. 5-6 tazas de café, después 1 taza de té por la tarde. Ahora, se me han quitado las ganas de beber café y té. ¡Ahora, rara vez me bebo una taza al día! Pero lo mejor de todo... la tía de mi esposo estaba muy enferma. Se le desarrolló una congestión pulmonar hasta tal punto que tenía que estar con oxígeno las 24 horas del día. No podía quitarse el oxígeno 10 minutos sin peligro de fallecer. Después de beber el té de Kombucha durante 2 meses, ¡los médicos le han quitado por completo el oxígeno! Se ha librado de la máquina y la manguera de oxígeno que la seguían por toda la casa. Los médicos le han dicho que ahora sus pulmones están perfectamente saludables y normales... ¡Está curada...! Aunque están sorprendidos y no pueden explicarlo.

PRESIÓN SANGUÍNEA Y DIABETESM

i esposo tiene la presión sanguínea alta y es diabético. Desde que está tomando el té de Kombucha hace ahora 3 meses, el médico ha reducido todos sus medicamentos a la mitad y se siente maravillosamente. Tiene más energía y he perdido 15 libras.

MASCOTAS

Mi amiga Edna tiene un perrito de más de diez años, llamado Rudy. Le da a Rudy un poco de Kombucha 2 ó 3 veces por semana. Edna dice que eso le ayuda a Rudy con el asma y que también le regula el intestino.

VARIOS

Hola, mi nombre es Sheri. Sólo quería darles una actualización de nuestros resultados con el Kombucha: Mi madre lo toma para su artritis. Ella tenía las articulaciones de sus manos muy doloridas e inflamadas. Después de su cuarta o quinta semana, el dolor disminuyó y solo tenía punzadas, y sus nudillos se han deshinchado tanto que ¡puede utilizar de nuevo muchos de sus anillos! (No podía ponérselos desde hacía tiempo). Está muy emocionada con ello. Su presión sanguínea también ha disminuido y ya no toma su medicamento. La barba gris de su esposo se está volviendo negra otra vez. Mi socia en el trabajo se está deshaciendo de sus medicamentos para la artritis reumatoide ya que el Kombucha parece estar haciéndose cargo de su dolor e irritaciones. Su hinchazón también ha desaparecido. Se pasa el día escribiendo a máquina y ya no se queja de que sus manos le duelen.¡ Me ha crecido más el pelo de lo que deseo! (¡Sólo en la cabeza y las pestañas por favor, fuera el vello facial, el de los brazos y las piernas!). Soy rubia, por eso no hay tanto problema. Creo que el té de Kombucha me está ayudando a dejar de fumar. Mis ansias son mínimas y mi apetito está bajo control. A mi esposo, por el contrario, no le gusta beber el té, y se está volviendo loco con el asunto de dejar de fumar. Ambos estamos en el camino de dejar el tabaco atrás. ¡Un poco más de una semana! También parece equilibrar el asunto del azúcar en la sangre/insulina. Si cómo dulces, no me siento mal como antes sucedía. (¡Bien!). También estoy necesitando dormir menos. Pero, hasta la fecha, no he perdido nada de peso que es lo que yo estaba deseando. Bebo aproximadamente de 8 a 10 onzas diarias y he estado bebiendo el té durante aproximadamente 3 meses. Normalmente lo dejo fermentar de 10 a 12 días.

COLITIS y DEPRESIÓN

Lamento que mi mensaje fuera el primero que parecen haber recibido sobre el Kombucha. No estoy del todo seguro de que los vértigos se deban al té de K. De hecho, he recogido algo en el FAQ que parece indicar que mis ligeros dolores de cabeza podrían ser el resultado de una deshidratación y que aumentando mi toma de agua, podría eliminarlos. En los pasados 5 días, lo he hecho así y he notado una disminución notable del nivel de vértigos. Le ruego no deje el barco. Todos tenemos cuerpos y sistemas diferentes y estoy seguro de que todas las cosas no funcionan de la misma manera para todos. Pero ciertamente, vale la pena el tiempo y el esfuerzo de probarlo. A pesar de los vértigos, puedo decirle que he podido dejar los anti-depresivos que había estado tomando desde hacía 2 años y mi colitis ha desaparecido – Y eso se lo puedo atribuir directamente al té de K.

HEPATITIS "C"

(Sacado de Ciencia de las Enfermedades médicas. Noticias sobre Hepatitis) En mi experiencia con el Kombucha, he encontrado que ha disminuido casi todos mis síntomas, me da mas vigor, mas resistencia y energía. Cuando lo tomo, no estoy tan espeso mentalmente. Mi orina se ha vuelto considerablemente más clara y ya no huele más a "hígado". Casi ha eliminado mis locas "noches de picor" y duermo mejor. Tuve un control de sangre y todas las constantes indicaron una mejoría considerable, algo que nunca me había sucedido antes de tomar el kombucha, pero tengan en cuanta que los ALT y otros indicadores hepáticos en la sangre fluctúan en pacientes con Hepatitis C incluso sin el Kombucha. Con todo, quiero decir que el Kombucha es una terapia prometedora que TIENE EL PODER y puede mejorar los síntomas, y puede actualmente ser efectiva contra el virus mismo. Se deben de hacer más estudios y experimentos para que podamos tener una mejor idea de cuales son las sustancias contenidas en el té, cuales son sus efectos, y como funcionan. Cuidado : Los mayores peligros que yo veo es el de consumir sin querer una producción de té que haya sido contaminada desde fuera con hongos o bacterias de alguna enfermedad. Por lo menos una bacteria portadora de enfermedad ha sido encontrada en un lote de té. Los enfermos de HC no necesitan la ayuda añadida de una enfermedad inducida. Afortunadamente, es fácil detectar un lote contaminado. Otro cosa relacionada, es que el consumo innecesario de antibióticos y sustancias anti-virus, podría favorecer la mutación de los patógenos existentes en nervios más resistentes. Por este motivo, animo a la gente que no tenga una enfermedad crónica a que evite tomar Kombucha como un complemento alimentario. El Kombucha parece tener un ligero efecto laxante sobre algunas personas. Espero que esta información sobre el uso del Kombucha pueda serle de utilidad. Solo soy un enfermo y estoy buscando más información sobre esto, tanto anecdótica como científica. Sin más estudios, es imposible, de todo corazón, recomendar el uso del Kombucha a los enfermos de HC, sin embargo las indicaciones preliminares son muy esperanzadoras. Yo continuaré tomándolo mientras tenga cualquier rastro de HC en mi cuerpo, mientras haya algo de té disponible, y los resultados sean tan sorprendentes.

Renuncia sobre la anterior sección B del Kombucha – FAQ.
    Renuncia obligatoria: Estas Preguntas Más Frecuentes (Frequently Asked Questions – FAQ) se basan ampliamente en las experiencias personales de los miembros de la lista de correos del Kombucha. No deben ser consideradas como un manual completo o definitivo sobre el Kombucha sino más bien como una recopilación concisa de respuestas prácticas a las preguntas del día a día que se plantean aquellos que inician una elaboración del té de Kombucha. Estos artículos se ofrecen sin ninguna garantía expresa o implícita. Aunque se han hecho todos los esfuerzos necesarios para asegurar la calidad de las informaciones contenidas en estos artículos, los autores/contribuidores no asumen ninguna responsabilidad por los errores u omisiones, o por los daños que puedan resultar de la utilización de la información contenida en ellos. Copyright Septiembre 1995 por Colleen M. Allen y Carl Mueller. Todos los derechos reservados. Estas PMF no podrán ser distribuidas con ánimo de lucro. Estas PMF no podrán incluirse en colecciones comerciales o en recopilaciones sin el permiso expreso de los autores.

INVESTIGACIONES SOBRE EL CANCER EN LA ANTIGUA URSS

La historia del Kombucha en la antigua URSS
Una asombrosa historia desde Rusia

Evidencia documentada

El siguiente artículo fue escrito por un hombre que estudió medicina en la Universidad Lomonosov de Moscú y en la Academia Militar de Leningrado desde 1946 hasta 1954. Desde entonces ha emigrado y ahora vive en Alemania. Yo conozco su nombre y dirección, pero el autor no desea que sean publicados. Quisiera expresarle mi gratitud por permitirme imprimir estos interesantes relatos de lo que ocurrió detrás de los bastidores de la época.

Sin tener en cuenta el caso Reagan, la experiencia Soviética forma parte del vasto volumen de evidencias documentadas que demuestran que la bebida hecha a partir de la fermentación del Kombucha en una base de té y azúcar es, realmente, un tremendo estimulador del sistema inmunológico y un desintoxicante del cuerpo. Desde luego, en nuestro mundo y en los tiempos que corren, nuestros cuerpos necesitan ambas cosas – estimulación inmunológica y desintoxicación- Por ello es por lo que estoy tan entusiasmado por las posibilidades del Kombucha y por lo que me esforzaré en extenderlo por todo el mundo tan ampliamente como me sea posible.

KOMBUCHA

De la historia de la medicina en la antigua URSS - De 1951 a 1953 y de cómo los EE.UU se aprovecharon de ella desde 1983 - Trasfondo de los motivos del cese de un proyecto de investigaciones prometedoras sobre la terapia del cáncer en la Unión Soviética.- El Presidente de los EE.UU se curó de un cáncer con metástasis.

Los científico Soviéticos descubrieron finalmente porqué el cáncer no atacaba a la población – El Té Kvass

Después de la gran guerra nacional (1941-1945), el número de casos de cáncer en la Unión Soviética, y en otros territorios, aumentó a pasos agigantados de año en año. En los principios de 1951, la Academia Rusa de las Ciencias y el Instituto Central de Investigación Oncológica de Moscú, decidieron entre otras medidas importantes de investigación, analizar minuciosamente los datos estadísticos de las frecuentes variaciones de casos de cáncer en las diferentes regiones, distritos y ciudades de la URSS.

Al hacerlo, los hábitos y las condiciones ambientales de las poblaciones de los distritos donde había particularmente pocos casos de cáncer, fueron especialmente investigados con todo detalle.

De esta forma – podríamos decir que casi criminalista - se esperaba alcanzar nuevos descubrimientos en el campo de la patogénesis y si era posible, tener éxito en la búsqueda de una cura efectiva contra el cáncer.

Destacaban en ese respeto los distritos de Ssolikamsk y Beresniki, en la región de Perm sobre el Kama, en el oeste central de los Urales. Había poquísimos casos de cáncer en esos dos distritos y los que había eran de personas que se habían trasladado allí desde otros lugares.

Las condiciones medioambientales no eran mejores que en las viejas zonas industriales. En los distritos de Ssolikamsk y Beresniki había una industria joven y en continua expansión que en lo referente a su contaminación (minas de potasio, plomo, mercurio y amianto, con los peligrosos trabajos de procesamiento relacionados con las mismas) era mucho más peligrosa que las viejas zonas industriales de otras regiones de la Unión Soviética.

Aunque la densidad de población era considerablemente menor, la contaminación era, en comparación, considerablemente más peligrosa. Los árboles se morían, así como los peces en el Kama.

Dos equipos de Exploración de 10 científicos cada uno, más el personal correspondiente, fueron enviados a investigar. El Dr. Molodyev encabezaba el equipo del distrito Ssolikamsk y el Dr. Grigoriev el equipo de Beresniki.

Las técnicas utilizadas en la Exploración, muy largas y extensas, no necesitan ser descritas aquí con detalle.

Entre las cosas que los equipos investigaron se encontraban: origen de la población, diferencias étnicas, vivienda y condiciones de vida, hábitos de comida, bebida y sueño, así como actividades lúdicas, grupos de edad y mucho más.

Estos innumerables factores, que fueron además subdivididos, no mostraron en ningún punto una diferencia sustancial con respecto a la población de otras zonas de la URSS.

Las medidas del nivel de contaminación efectuadas en laboratorio y sus efectos sobre la tierra, fauna y flora, dieron unos resultados extremadamente desfavorables.

Si esos resultados desfavorables no hubieran intensificado la contradicción del hecho de que a pesar de ello había raramente casos de cáncer allí, las investigaciones seguramente hubieran cesado haría tiempo.

A pesar de ello, la larga investigación no reveló nada que tuviera importancia.

La única cosa que se destacó fue que a pesar de la comparativamente alta consumición de alcohol y nicotina, la moral en el trabajo era considerablemente mejor que en otras zonas de la URSS. Las exenciones del pago de las contribuciones a la seguridad social por enfermedad eran considerablemente menores. Los daños por ebriedad eran extremadamente raros. A pesar del alto nivel de consumo de alcohol, la embriaguez era virtualmente desconocida. Parecía que la gente aquí podía tomar más alcohol que en otras partes. Las normas de trabajo y producción se cumplían con exceso, real y constantemente. El estado de ánimo de la población estaba por todo lo alto. Sin embargo, en un principio no se encontraron explicaciones a este fenómeno. Parecía que había pocas probabilidades de encontrarle una explicación a todo ello.

El vino del té del que habló la vieja Babushka

Un caluroso día de verano, el líder del equipo, el Dr. Molodyev visitó personalmente la vivienda de una de las familias que debía entrevistar. La dueña de la casa y su esposo estaban fuera trabajando, los niños estaban en la guardería o jugando. Solo una vieja babushka se encontraba allí, haciendo las tareas de la casa. Ella también ayudaba a otras familias con las tareas y por ello no podía hacerse cargo de los nietos al mismo tiempo.

La vieja Babushka le ofreció al Dr. Molodyev un refresco y como el día era particularmente caluroso, él lo aceptó agradecido. La bebida, que era desconocida para el Dr. Molodyev, la encontró agradable, refrescante y sabrosa. Cuando le preguntó que clase de bebida era, la vieja señora le dijo que la llamaban "té kvass".

El Dr. Molodyev quedó atónito. Solo conocía un kvass que se fermentaba con pan. Al preguntarle, la vieja señora le explicó que el "té kvass" no se hacía con pan sino con té dulce que se fermentaba con la ayuda de un "hongo del té" o "esponja del té". Cuando la vieja babushka vio que al Dr. M. le costaba entenderlo, le enseño unas 10 enormes jarras de piedra una al lado de otra en unas estanterías de la habitación contigua, sobre las que había tensado un lienzo de muselina o de lino. Destapó una de las jarras. Olía a fuerte fermentación. Por encima flotaba algo como un disco grande gelatinoso de color gris-marrón, plano como un bizcocho, que se parecía a una medusa. -¡ No es que sea muy apetecible! -Dijo el Dr. M. -¡ Pero muy saludable para todo, fácil de digerir, y lo que es más, gratis!-, le contestó la vieja señora.

La cosa esponjosa tiene un aspecto horroroso, pero la bebida es sabrosa

Después le describió al Dr. Molodyev, con detalles precisos, el método de preparación: en las jarras de piedra vertían entre 3 y 5 litros de té negro tibio (una cucharada de té por litro de agua), endulzado con entre 100 y 150 gr. de azúcar por litro. Mientras el té estaba aún tibio, se le introducía el "hongo" o un vástago del mismo, después se le añadía una taza de té kvass ya fermentado. A continuación se tapaba con un lienzo de muselina atado alrededor de la boca de la jarra. Después de dejarlo entre 10 y 12 días a una temperatura de entre 20 y 30 grados, el nuevo té de Kvass o vino de té, estaba listo.

El cultivo se propaga por sí mismo de vez en cuando, de forma natural, mediante una fisión cilíndrica binaria. Sin embargo, utilizando una cuchilla afilada, se pueden cortar del borde del cultivo principal, dejándolo como una rueda dentada, tres o cuatro pedazos de cultivo del tamaño de una moneda, y colocarlos en una pequeña jarra de vidrio (150 ml) con té negro endulzado como indicado y bebida de Kombucha (en una proporción de 1:1),. Después de tres o cuatro días habrán crecido nuevos cultivos, y se pueden volver a colocar enseguida en dos litros más de té, más la bebida de kombucha.

El Zar: "Denle el vino al pueblo"

La vieja señora debería seguramente haberle dicho que no había una familia en toda la región de Ssolikamsk que no produjera y bebiera el "vino de té". Así había sido desde hacía centenares de años. Se decía que unos viajeros sabios lo habían traído con ellos desde China, hacía ya muchos años. Los Chinos lo obtuvieron de los Japoneses. Los eruditos fueron presentados al Zar con este fermento con el que se podía hacer vino a partir del té. Al momento el Zar se dio cuenta de que ese "vino" no era de su gusto. Recomendó que se lo dieran al pueblo, con el comentario de que ahora todos podrían hacer un vino maravilloso a partir del té. Los pequeños moujiks dejaron de ser tan codiciosos, y no quisieron volver a beber de esa bebida nunca más.

Por una extraña coincidencia similar, el equipo del Dr. Grigoriev en Beresniki también se tropezó con ese, hasta entonces, desconocido té fermentado durante sus investigaciones. Después de largos y laboriosos estudios, se demostró que en ambas regiones no había prácticamente nadie que no poseyera el "hongo del té", produjera ese extraño "vino de té" y lo consumiera en grandes cantidades.

Aquí había una bebida popular barata y beneficiosa. Incluso los alcohólicos bebían una gran cantidad de ella antes, durante y después de beber alcohol. Lo verdaderamente notable de aquello, era que después de consumir grandes cantidades de alcohol, los bebedores rara vez mostraban señales de embriaguez. Los daños y los accidentes– ya fuera en la carretera o en el trabajo – ocurridos como resultado del consumo de alcohol, eran extremadamente raros.

El consumo de alcohol y tabaco eran casi más elevados en las zonas investigadas que en las demás regiones de la URSS.

El Instituto Central Bacteriológico de Moscú

Ahora venían las evaluaciones científicas de los resultados de la investigación. Esto se hizo muy difícil porque nadie en ninguno de los dos equipos estaba en posición de clasificar o definir el siniestro "hongo del té" con exactitud científica. El Instituto Central Bacteriológico de Moscú fue capaz de aportar su ayuda con bastante rapidez. A partir de fotografías en color y de muestras, se estableció definitivamente que estaban tratando con el casi desconocido KOMBUCHA. El Kombucha es la "esponja de té" o en "hongo del té" Japonés que es una masa gelatinosa formada por el Bacterium xylinum y que teje depósitos de células de levaduras del género Saccharomyces. A esta simbiosis pertenecen también: las Saccharomyces ludwigii, las Saccharomyces de los tipos apiculatus, las Bacterium xylinoides, las Baccterium guconicum, las Schizosaccharomyces pombe, las Acetobacter ketogenum, la de tipo Torula, la Pichia fermentans y otras levaduras.

También se supo que ese Kombucha se utilizaba en algunas partes de la Unión Soviética par preparar una especie de sidra llamada "té kvass".

Pero el Instituto Central Bacteriológico de Moscú no sabía mucho más que eso sobre el KOMBUCHA. Se remitieron principalmente al manual escrito por el Alemán W. HENNEBERG, "Handbuch der Gärungsbakteriologie", Vol. 2, 1926.

Pero el manual Alemán tampoco decía nada sobre las funciones bioquímicas del KOMBUCHA. Así que ahora consultaron el Instituto Central Biológico y Bioquímico de Moscú.

El Kombucha no es ni un champignon ni un hongo

Ahora sabemos que el así llamado "Hongo del té Kombucha" no es un hongo, sino un liquen. El Kombucha es una simbiosis de células de levadura y bacterias, una membrana de liquen de tipo hongo que no se reproduce mediante esporas – como un hongo – sino por brotes. (Nota de G.W. Frank: Espero que el autor de este artículo me perdonará, pero no estoy de acuerdo con la clasificación del Kombucha como liquen. Un liquen es una simbiosis de alga con hongo, y requiere luz como fuente de energía para poder fabricar la clorofila por fotosíntesis, una característica de las algas. El kombucha por su parte, florece incluso en la oscuridad, precisamente porque no contiene componentes de algas, una característica típica de los líquenes.)

El Kombucha hace del té un mar de salud, proporcionándole ácidos y nutrientes

Investigaciones detalladas revelaron que el kombucha, aparte de otras sustancias difíciles de definir, posee un efecto antibiótico, en particular produce ÁCIDO GLUCURÓNICO, vitaminas B1, B2, B3, B6, B12 así como ácido fólico y dextrogyral, es decir Ácido l-láctico (+)

El de mayor interés es el ÁCIDO GLUCURÓNICO y el dextrogyral ÁCIDO L-LÁCTICO (+). Un hígado sano produce cantidades suficientes de ÁCIDO GLUCURÓNICO, el cual difícilmente se puede obtener de forma sintética. Rodea lo que ha entrado en el cuerpo y luego lo transporta a través de la vesícula biliar hacia los intestinos o a través de los riñones, hacia la orina. Las toxinas atrapadas por el ácido glucurónico no pueden ser reabsorbidas por los intestinos o el sistema urinario. Por consiguiente, el ácido glucurónico tiene una función desintoxicante extraordinariamente importante. Un cuerpo sano puede producirlo él mismo en el hígado en cantidades suficientes, bajo circunstancias normales, asegurándole una adecuada desintoxicación general del sistema. Cuando el medioambiente contiene una excesiva cantidad de sustancias tóxicas circulando libremente o cuando una cantidad excesiva de toxinas metabólicas endógenas se acumulan en el cuerpo, la producción se hace crítica.

¿Tiene la gente hoy en día un hígado sano? ¡Realmente no!, así pues, necesitan el Kombucha

El hígado, cada vez más debilitado, ya no puede producir suficiente ácido glucurónico. En una situación en la que se dan excesivas cantidades de toxinas tanto endógenas como medioambientales, el desarrollo del cáncer y otras enfermedades se encuentran favorecidos. Por encima de todo, se rompe el sistema inmunitario endógeno.

Aparte de eso, es muy significativo que el ÁCIDO GLUCURÓNICO en forma conjugada sea la piedra de construcción de unos polisacáridos tales como el ácido hialurónico (la sustancia base del tejido conectivo), el ácido chondroitin-sulfúrico (la sustancia base de los cartílagos), el ácido mucoitin-sulfúrico (los bloques de construcción del revestimiento del estómago y del humor vidrioso de los ojos) y la heparina.

El Kombucha produce el buen ácido láctico (+)

El ÁCIDO L-LÁCTICO (+) (dextrogiral) casi nunca está presente en el tejido conectivo de los pacientes con cáncer. Mientras que éste se encuentra predominantemente presente en los tejidos, el cáncer no se puede desarrollar. Es interesante apuntar aquí que en los enfermos de cáncer el pH supera el 7,56. Los organismos que están libres de cáncer (y también libres de predisposición al cáncer) muestras un pH por debajo de 7,5. Un déficit de ÁCIDO L-LÁCTICO (+) (dextrogyral) en la dieta provoca fallos en la respiración de las células, la fermentación durante una bajada de azúcar y la producción de ácido DL-láctico en los tejidos. Las mezclas de ambos ácidos lácticos (levogiral (-) y dextrogiral (+), es decir de ácido láctico D y L) en cantidades iguales, cuyas direcciones se anulan mutuamente la una a la otra, se llaman racemates. Esos racemates favorecen el desarrollo del cáncer y son incluso los primeros causantes de la enfermedad.

La comida con un alto contenido en dextrogiral, es decir ácido L-láctico, el trabajo manual, el entrenamiento muscular, la sauna, etc., además de eliminar las toxinas, permiten al cuerpo controlar este ácido láctico y de este modo regular el valor del pH en la sangre y ayudar a rebajarlo. Las pruebas en la sangre han demostrado que la bebida de Kombucha cambiaba los valores notables de pH hacia el lado ácido. Esto puede darles una idea global de nuestro interés capital en el Kombucha. Pruebas detalladas de orina demostraron que después de beber el Kombucha, la orina del paciente que no había bebido nunca Kombucha antes, contenía restos considerables de toxinas (como plomo, mercurio, benzol, caesium, etc.), de este modo, quedó confirmado que la bebida estaba completamente libre de estas sustancias.

Tendré que hablarle a Comrade Stalin de esto

El Prof. Vinogradov, miembro de la Academia de las Ciencias de la URSS – también médico personal de Stalin - ordenó una serie de pruebas médicas y farmacológicas sobre el Kombucha, basándose en los rumores que lo presentaban como una futura cura milagro contra el cáncer. Cuando las noticias llegaron a los oídos del Ministro de Interiores y Jefe de los Servicios Secretos, L.P. Beria, este hizo una gira guiada por los laboratorios de varios institutos de investigación donde ahora se estudiaba afanosamente el Kombucha. Pidió que se le explicara todo, con todo detalle.

Cuando Beria oyó como se habían cruzado con el Kombucha, estaba jubiloso "¡Aquí están los métodos de investigación criminalista de nuestra KGB para Ustedes! ¿lo ven? ¡ La ciencia puede aprender del KGB! ¡ Pero aprender del KGB es aprender a ser victorioso! Tendré que hablarle a Comrade Stalin de esto. Hace poco me reprochaba que teníamos que trabajar con más eficacia, es decir científicamente."

Mientras tanto, la ansiedad de Stalin sobre la posibilidad de contraer cáncer iba creciendo cada vez más. Tenía constantes pesadillas sobre la muerte por cáncer. Y para colmo, el Prof. Petrovsky, Decano del Instituto de Parasicología de Leningrado, había escrito un tratado científico que decía que la gente que soñaba muy a menudo que moría de una enfermedad, moría a menudo de aquella enfermedad con la que había soñado. Aparentemente, Stalin había leído ese tratado, y debido a su "creencia en la ciencia" estaba ahora tan deprimido que algo estaba a punto de suceder.

En vista de este estado de cosas y debido a que los efectos secundarios nocivos podían con toda seguridad excluirse, Stalin fue calmado al ser tratado con el producto en bruto del Kombucha, la bebida misma, antes de que se pudiera desarrollar la preparación farmacéutica correspondiente. El Prof. Vinogradov tomó la decisión al respecto, bajo la condición del consentimiento del consejo médico. En otoño de 1952 un concilio de 12 doctores reunidos dio su consentimiento. Beria dijo que adelante. Pero había dado su consentimiento sin contar con sus dos diputados, los Generales del KGB Ryumin e Ignatiev. A ambos les habían llegado rumores del asunto y habían asimismo rondado los laboratorios, naturalmente, no sin escuchar las explicaciones de científicos relevantes sobre el tema, pero sin embargo después, habían llegado a conclusiones diferentes.

Ryumin e Ignatiev eran unos ambiciosos patológicos. Cada uno de ellos por su lado, intentaba echar a Beria y hacerse con el cargo de Ministro del Interior y Jefe del KGB. Como Stalin en aquellos tiempos tenía una antipatía considerable hacia los Judíos, lo que anteriormente nunca fue el caso, utilizaron el hecho de que Vinagrodov y la mayoría de los miembros del consejo de médicos personales de Stalin eran judíos.

Tramaron un complot muy primitivo pero sin embargo muy efectivo, informando a Stalin de que Vinogradov y sus "cómplices" habían cultivado unos "mohos" particularmente peligrosos para obtener venenos de ellos, con los que intentaban, discretamente pero con seguridad, envenenarlo lentamente a él (Stalin).

La prueba de los Doctores Moscovitas

Stalin, en su extrema y mórbida desconfianza, les dio plenos poderes a Ryumin e Ignatiev – sin contar para nada con Bredia – para que arrestaran a Vinogradov y a sus seguidores y les prepararan una prueba. Este asunto se conoció en 1953 como "La prueba de los Doctores Moscovitas".

Vinogradov y su equipo de doctores fueron a parar a la prisión Moscovita de Lubyanka. El trabajo de investigación sobre el Kombucha se acababa de forma drástica.

Los inspectores magistrados y persecutores públicos de Moscú, pronto descubrieron nuevos "crímenes" y los formularon en el procesamiento: dañando la reputación de la medicina y farmacología Soviéticas al hacer recaer el producto en la naturaleza de curativo pre-científico. Habían escogido deliberadamente este apelativo para exponer la Ciencia Soviética al ridículo a los ojos del mundo. Las preparaciones científicamente obtenidas no se pudieron presentar en favor de un producto pre-científico de los llamados "productos naturales", sin parecer atrasados y ridículos.

Vinogradov y los otros miembros del "concilio de físicos personales" fueron reivindicados después de la muerte de Stalin, y Beria, Ryumin e Ignatiev sentenciados a muerte y ejecutados por esas maquinaciones.

El Comité de Investigaciones Soviético justificó el procesamiento de la siguiente manera:

La ciencia Soviética se niega a imitar servilmente o a explotar los procesos naturales. La ciencia Soviética debe pensar e investigar de forma independiente, creativa y productiva. No se puede apoyar en los simples procesos naturales y copiarlos. Esto sería indigno de los científicos Soviéticos. El objetivo de la medicina Soviética es el de crear una teoría irrefutable de la patogénesis del cáncer y desarrollarla hacia una terapia efectiva de esa enfermedad. La medicina Soviética no debe desprestigiarse rebajándose a un estado de charlatanismo encaprichado con curas naturales. El antiguo método de curación por medios naturales es pre-científico. No se debe retroceder a este estado. Sin embargo, nadie estaba en contra de seguir con los experimentos sobre el Kombucha – con calma - en los hospitales de las cárceles o en los campos de trabajo, con los prisioneros que tenían cáncer. Gracias a Díos, estos experimentos no dañaron a nadie en absoluto, sino que por el contrario solo hicieron bien.

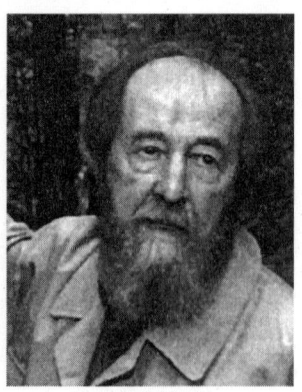

Alexander Solzhenitzyn

Alexander Solzhenitzyn

Se ha escrito un gran número de libros especializados sobre este tema. Podemos mencionar, como testimonio de ello, los trabajos de Alexander Solzhenitzyn, en particular "El guardián del cáncer", "La Mano Derecha", sus autobiografías, etc.

En ellos expone con detalle cómo el mismo cayó desesperadamente enfermo de un cáncer de estómago, en la prisión, con numerosas metástasis en sus pulmones, hígado e intestino, y cómo, con lo que parecía un milagro, se curó con el Kombucha, que se hacía con infusión de hojas de abedul. Después describe en el libro "El guardián del cáncer", cómo estuvo en la clínica de Moscú para hacerse un chequeo, estirado en la misma sala que algunos oficiales de alto rango que también padecían cáncer y que hubieran dado todo lo que poseían para poder obtener esa "cura milagrosa".

Aquí se hace necesario resaltar que el KOMUCHA se hace con la infusión de hojas de abedul en aquellos casos en que el sistema urinario necesita estimulación.

Las toxinas atrapadas por el ácido glucurónico pueden de esa forma ser eliminadas por el cuerpo de forma particularmente rápida y efectiva.

Sin embargo, no debemos olvidar que la solución de té donde se debe introducir el cultivo de Kombucha siempre deberá contener algo de té negro. Sin té negro, el cultivo de Kombucha no prospera, en absoluto.

Pocos saben que Paracelsus fermentó todas las hierbas medicinales en las que se pueda pensar con Kombucha. Estas hierbas medicinales fermentadas con Kombucha eran particularmente efectivas.

De como sacaron beneficio los EE.UU

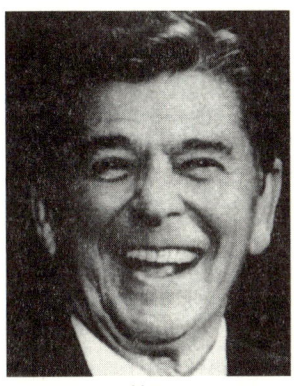

Ronald Reagan

En 1983, los medios de comunicación informaron por primera vez de que el Presidente de los Estados Unidos, Ronald Reagan, tenía cáncer. Después de esa fecha, a intervalos regulares se informaba de nuevos tumores que habían aparecido y que tenían que extirparle de los intestinos, la vejiga y la nariz. Parecía difícil de capear con la quimioterapia que le habían dado al principio. Después apareció la metástasis. Doctores famosos de Estados Unidos recordaron la terapia contra el cáncer que Alexander N. Solzhenitzyn mencionaba en su autobiografía y en "El guardián del cáncer". El autor se curó del cáncer rápidamente, completamente y sin problemas en los hospitales de los campos de trabajo Soviéticos. Se estudiaron las referencias del sinistro "hongo del té" a quien se le otorgaba la causa de la curación. Se le preguntó sobre el tema a A.N. Solzhenitzyn, que vivía refugiado en los Estados Unidos. Pudo darles información importante. Inmediatamente se trajeron desde Japón algunas muestras de "hongo del té Japonés" también llamado "Kombucha".

Comenzaron el tratamiento utilizando la bebida, y el Presidente bebió un litro entero al día. El cáncer de Donald Reagan y su metástasis no se volvieron a mencionar.

Anexo de Günther W. Frank:

En 1989 escribí una carta al Presidente Reagan y le pregunté si las afirmaciones de que tomaba la bebida de Kombuha eran correctas. El Presidente me envió una postal felicitándome. Sin embargo, nunca me confirmó o me negó que bebiera el Kombucha.

PARTE II - EL INICIO

¿DÓNDE CONSEGUIR UN CULTIVO INICIAL DE KOMBUCHA?

La manera tradicional de conseguir un cultivo inicial (desde hace ya unos 2000 años), es obtenerla de un amigo, ya que cada vez que se hace un nuevo lote de Kombucha, se produce un nuevo "bebé Kombucha". Cuando su frigorífico comience a desbordarse con los bebés extras de Kombucha, tendrá que regalarlos o bien tirarlos. Los bebés Kombucha se consideran bastantes fuertes.

Cuando se inicia un nuevo lote de Kombucha, es importante hacerse también con algo de té de Kombucha ya elaborado, junto con el cultivo inicial. Ese té de Kombucha deberá constituir el 10% de su nueva producción. Añadiendo el té de Kombucha se establece el nivel de pH adecuado (el pH corresponde a la acidez del líquido), y se le da un empujón a todo el proceso de desarrollo introduciendo, desde un principio, un gran número de los propios micro-organismos dentro de la solución. Solo los organismos beneficiosos pueden vivir en la solución; los demás organismos mueren. Esta es una de las características del Kombucha.

Pueden echarle un vistazo al sitio de Internet http://www.kombu.de/s-source.htm.

Es la página del intercambio mundial de Kombucha, donde encontrará gente servicial que se deshacen de los bebés de Kombucha, la mayoría de forma gratuita o a muy bajo precio. Estas fuentes se listan para ayudar a la gente que no conoce aún a nadie que produzca el Kombucha. Si desea ser añadido a la lista de "Intercambio Mundial de Kombucha", solo tendrá que rellenar el formulario de la página http://www.kombu.de/s-gebe.htm. Si no tiene acceso a Internet, vea el siguiente párrafo.

Si le interesa le puedo mandar un folleto en el cual se indican las fuentes más actuales de abastecimiento de cultivos vigorosos de Kombucha, de la bebida fermentada ya preparada, de las gotas de Kombucha (concentrado) y de todo lo que necesita para preparar su propio Kombucha. Esta lista siempre está actualizada con los últimos precios etc. Si desean que les mande el folleto, junto con más noticias tópicas del Kombucha, les ruego me manden una nota diciendo "fuentes de abastecimiento" a Günther W. Frank, Genossenschaftsstr. 10, D-75217 Birkenfeld, Alemania. Para una respuesta por correo aéreo, adjuntar dos sellos de 2 Euros.

Por otra parte, pase sus bebés de Kombucha a sus amigos. Es una buena costumbre la de pasarle el hongo de Kombucha a otra persona en señal de amistad y de ayuda mutua. El ayudar es un signo de amistad. Si usted ha recibido algún beneficio del Kombucha (y estoy seguro de que sí), tiene la obligación moral de hablarle a los demás de él. Como dice el proverbio Chino: "La ayuda mutua hace rico incluso al pobre."

¿SE PUEDEN COMPRAR PRODUCTOS DE KOMBUCHA YA PREPARADOS?

Mucha gente no tiene tiempo ni oportunidad de elaborar el Kombucha en casa, o no quiere molestarse con todos esos jaleos. Hay incluso gente a quien le da reparo manipular el cultivo por su textura blanda y viscosa. Estas personas no tienen porqué quedarse sin Kombucha ya que pueden obtener la bebida y las gotas preparadas en botellas. Son varias las firmas que producen los productos preparados de Kombuba. Las botellas se distribuyen algunas veces en las herboristerías o en las tiendas de alimentación, en las farmacias o sitios así, o bien se pueden obtener a través de esos mismos establecimientos.

Nota:
En Suiza, en la primavera de 1988, los diarios New Zürich y el Zürich Daily Advertise, alertaban a sus lectores sobre un producto de Kombucha preparado que llevaba el nombre de "Teepilz"(= hongo del té, o sea Kombucha), "un producto natural puro de Ilse Fricke". Se suponía que venía de Alemania, pero hasta ahora he sido incapaz de descubrir el nombre del proveedor. Según la información dada por el Dr. Knoblauch, jefe médico del hospital de St. Gallen, el susodicho producto natural puro contiene la hormona sintética betamethasone (un derivado de la cortisona). Esta sustancia no se produce durante el proceso de fermentación de la bebida, sino que se añade después, probablemente para aumentar su efectividad. Los consumidores se exponen a serios riesgos de efectos secundarios debido a esta sustancia adicional. La opinión del hospital de St. Gallen era que, con tales productos de Kombucha, se pretendía ganar dinero de forma engañosa. Aquellas personas que de buena fe pensaban que estaban tomando un producto natural puro eran engañadas de manera fraudulenta. La bebida en cuestión se recomendaba para la gota, la artritis, la periodontósis, la gastritis y la mala digestión.

¿SERÁN TODOS LOS CULTIVOS DE KOMBUCHA UN ÉXITO?

La bebida de Kombucha se puede hacer en la propia casa por unos cuantos céntimos. Debido a que el hongo crece constantemente, se puede comenzar con un pedazo del hongo del té y obtener una fuente saludable de bebida burbujeante. Desde tiempos lejanos, se prepara la bebida de Kombucha en casa y se pasa el hongo del té de familia en familia en señal de amistad y de ayuda mutua. El hongo del té tiene una gran vitalidad y una alta capacidad para regenerarse. Si no tuviera esa gran energía biológica, no hubiera sobrevivido durante todo este largo periodo de tiempo, desde que se informó de su descubrimiento en el Imperio Chino hace mas de 2000 años, hasta ahora.

En nuestros días, hay advertencias ocasionales – la mayoría procedentes de la ignorancia o de intereses económicos – de no hacer el Kombucha uno mismo. La precaución se justifica en la medida en que el saber cómo hacerlo, el método preciso, los medios y el porqué de lo que se hace, se han perdido, y la gente falsamente experimentada, en lugar de reconocerlo, prueba con nuevas recetas.

Sin embargo, cuando se trabaja higiénicamente, ateniéndose a las instrucciones, no hay porque dudar en hacerse uno mismo su propia bebida de Kombucha, tal y como lo hicieron muchas generaciones en el pasado. El que tenga el conocimiento necesario, puede incluso comerciar con éxito con el hongo del té – de la misma manera que se comercia con otros productos alimenticios caseros. Ateniéndose a las instrucciones, se puede producir una bebida de Kombucha perfecta, sabrosa, saludable y efectiva. El hongo crecerá y acompañara a su dueño a lo largo de toda su vida, sirviéndole bien.

El hongo de Kombucha se auto-protege

Cualquiera que trate su cultivo de hongo según las normas establecidas, con consideración y esmero, no debe temer ningún problema. En los informes Rusos se menciona incluso que no es necesario tomar precauciones especiales ya que el hongo se protege él mismo contra las impurezas. Hay un cierto número de características protectoras: los ácidos orgánicos, el bajo contenido de alcohol, el ácido carbónico, los productos antibióticos, todos ellos juntos bloquean el desarrollo de todos los microorganismos extraños que no pertenezcan al organismo del hongo del té.

El investigador Rusos I.N. Konovalow mencionaba en su informe de 1959, que el crecimiento intensivo de las levaduras y bacterias del hongo del té, impedían la propagación de otras variedades de levaduras y bacterias.

También el Profesor Ruso G.F. Barbancik (1958) relata en su libre sobre el hongo del té, basándose en pruebas de laboratorio que lo demuestran, que la bacteria del hongo del té expulsaba enérgicamente todos los demás microbios (antagonismo).

A diferencia de otros, este hongo es fácil de multiplicar y también de dividir. Debido a que crece alegremente y se parte fácilmente, todos los amigos y conocidos pueden beneficiarse de él muy pronto. Es una buena costumbre la de pasar el hongo de Kombucha a otras personas en señal de amistad y ayuda.

Uno oye hablar, una y otra vez, de gente que no consigue elaborar el Kombucha adecuadamente. Al Dr. Siegwart Hermann mencionó (1929) que "el proceso de fermentación, tal y como se hace normalmente, a menudo toma un curso indeseable, y se dan infecciones por otras bacterias y hongos, que no son siempre del todo inofensivos y que pueden dar lugar a un producto no deseado y a veces no del todo saludable." Por lo tanto recomienda trabajar, por norma general, con cultivos no contaminados.

La razón del fracaso en la elaboración propia, casi siempre radica en el hecho de que no se ha informado de cómo debe hacerse con exactitud, y de esa forma se cometen muchos errores. Muchas veces, la única información que los fans del Kombucha pueden conseguir, consiste en un par de líneas, y cuando surgen las inevitables preguntas, los folletos de que disponen divergen a menudo los unos de los otros, así que nadie sabe lo que es correcto hacer en un momento determinado.

El hecho de que cada persona trabajará bajo condiciones distintas también se debe tener en cuenta, por ejemplo, la calidad del agua, la composición del aire, el grado de calor, etc., por todo ello, cada persona que elabora el Kombucha debe encontrar por ella misma, de forma individual, la mejor manera de adaptarse a los inconvenientes para ajustarse a sus propias circunstancias. Incluso los artículos científicos mencionan a menudo resultados variados. Debido a que el cultivo de Kombucha es un organismo vivo y expuesto a todo tipo de influencias que muchas veces no nos es posible dominar, la bebida final no siempre tiene la misma composición y sabor. Además, no pedemos contar siempre con una misma combinación de los compuestos del cultivo. Las condiciones para el desarrollo y la propagación serán más favorables, ahora para este tipo levaduras, ahora para aquellas otras, ahora para el Bacterium xylinum. Además, el tamaño del cultivo con relación al volumen total de la solución nutriente también afecta, y el tamaño y la forma del recipiente de fermentación tiene su importancia, principalmente si este último limita la expansión del cultivo en la superficie y afecta a la entrada de aire durante el proceso de fermentación (Ver Dinslage y Ludorff, 1927)

Para elaborar el Kombucha con éxito, creo que es importante saber cuales son los diferentes procesos, como actúa el azúcar en el líquido durante la fermentación, para qué se necesita el oxígeno, y porqué es mejor utilizar té negro, de manera a poder juzgar por uno mismo y decidir si se desea contraponer una desventaja u otra a alguna ventaja, o no. Así que este manual, no solo le proporciona al lector unas directivas prácticas, sino que en último término, también le provee de un conocimiento teórico.

Se debería tener al menos una pequeña idea de los procesos biológicos, bioquímicos y fisiológicos, que se desarrollan dentro del cultivo de Kombucha, y dentro del cuerpo humano, para poder producir una bebida que sea tan sabrosa como eficaz.

Naturalmente, pueden surgir problemas durante la elaboración del Kombucha, igual que ocurre con otros productos alimenticios. Esto se suele utilizar como una razón para no fabricar la bebida uno mismo. El mismo argumento se puede usar para que no haga su propia mermelada, sus propios encurtidos, su propia ensalada de patatas o cualquier otro alimento que se le ocurra. Si no hace las cosas bien, los mohos y otros elementos nocivos pueden afectar cualquier alimento.

Debemos admitir que el cuidado del cultivo y la preparación de la bebida, no son del todo sencillos. Sin embargo, estoy convencido de que cualquiera que lo desee realmente puede manipular el cultivo perfectamente, de la misma manera que manipularía cualquier otro producto alimenticio "vivo" en su hogar.

El cultivo tiene una expectativa de vida muy larga y posee la habilidad de regenerarse él mismo muy rápidamente. Al fin y al cabo, se tienen noticias de que el cultivo ya se usaba como remedio casero hace 2000 años en toda China. Si no poseyera tanto vigor, no hubiera durado tantos años. Los Chinos no tenían laboratorios donde reproducir el hongo; y las manipulaciones de generación en generación durante cientos de años no se hicieron bajo las condiciones estériles de un laboratorio, sino bajo las circunstancias domesticas habituales de una familia normal. Así que hay muchas probabilidades de que el cultivo también sobreviva a su forma de tratarlo, de que siga propagándose y de que Ud. lo tenga para el resto de su vida.

El Dr. Sklenar (de Lich in Essen, fallecido en 1987), a quien debemos dar las gracias por evitar que el cultivo de Kombucha se olvidara después de la segunda guerra mundial, utilizó esos cultivos durante más de 30 años en su cirugía diaria y se los dio a sus pacientes. Probó una infinidad de cosas y finalmente dio con esta receta utilizando té negro y azúcar blanco común. A muchos les podría ayudar, aunque se equivocaran, el seguir las recetas de prueba de este experimentado doctor.

Para tener éxito, les rogaría que estudiaran las directivas a seguir con mucho detalle y que las siguieran de cerca, siempre dentro de una variedad. Hay una cierta cantidad de puertas por abrir que le dejan la libertad de hacer sus propios experimentos, pruebas y descubrimientos.

TRABAJANDO CON MICRO-ORGANISMOS: SE REQUIERE LA MÁXIMA HIGIENE

Cualquiera que se interese por el Kombucha se encontrará inmerso en una pequeña parcela del amplio campo de la microbiología. Ello requiere, como cuidado especial, sentido común e higiene.

La higiene es particularmente importante en los recipientes que se utilicen para la preparación y la fermentación de la bebida, en el plan de trabajo, en nuestras vestimentas, e incluso, en nuestros cuerpos.

Mollenda (1928) escribió lo siguientes, refiriéndose a la manipulación del cultivo de Kombucha: "Se recomienda la mayor higiene al trabajar con el cultivo, de manera que siempre tendrá que lavarse cuidadosamente las manos con jabón antes de manipular el cultivo."

Por lo que se refiere a todo lo relacionado con la manipulación del cultivo de Kombucha, no creo que sea necesaria una esterilización de tipo laboratorio. Lo que sí podemos destacar sobre la práctica de la microbiología es lo siguiente:

1. Los recipientes deben ser tratados a la mayor temperatura posible. Las jarras de vidrio y otros utensilios pueden escaldarse con agua hirviendo antes de utilizarlo, o con agua lo más caliente posible. Naturalmente, si desea una higiene a fondo, puede esterilizarlos con vapor, colocándolos en un horno a 200º C (llene la bandeja con agua para producir vapor) o bien en una olla a presión que pueda alcanzar altas temperatu-

ras. Personalmente, sin embargo, creo que es ir un poco lejos para un uso normal en casa.

2. Lavarse las manos cuidadosamente, con jabón, y enjuagarlas con agua tan caliente como pueda resistirla.

3. Se recomienda tener a parte los utensilios específicos (tales como cazos, ollas, jarras de vidrio, etc.) que no se usarán para nada más que para preparar el Kombucha.

4. Deberá tomarse el tiempo necesario para la preparación del Kombucha, tiempo durante el cual no tendrá que atender otros quehaceres. Si eso no fuera posible, cada vez que lo deje para hacer otra cosa, deberá volver a lavarse las manos antes de seguir con el Kombucha.

5. El cultivo solo estará fuera del recipiente de fermentación durante el tiempo que sea estrictamente necesario. Cuando se encuentre fuera del recipiente de fermentación deberá por lo menos ser colocado en un recipiente de vidrio o de porcelana y tapado.

6. Incluso después de iniciado el cultivo, el container de fermentación deberá guardarse en las mejores condiciones de higiene posible. Se deberá evitar colocar el recipiente de fermentación cerca de mohos u hongos (Manchas húmedas o secas en las paredes) o cerca de plantas en maceta, ya que se podría contaminar el cultivo con las esporas procedentes de estas fuentes.

COMO HACER KOMBUCHA EN UN ABRIR Y CERRAR DE OJOS

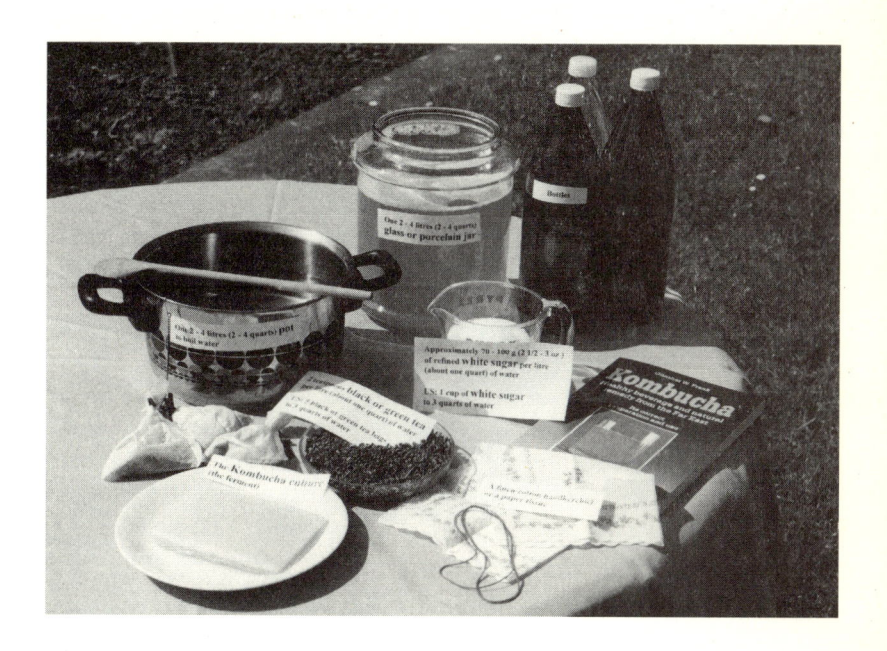

Ingredientes

- El cultivo de Kombucha (el fermento)
- Aproximadamente 70-100 g (2,5-3 oz.) de azúcar blanco refinado por litro (aprox. un cuarto) de agua.
- 2 cucharaditas de té negro o verde por litro (aprox. un cuarto) de agua.

Utensilios y material

- Un recipiente de 2-4 litros (2-4 cuartos) para hervir el agua
- Una jarra de vidrio o de porcelana de 2-4 litros (2-4 cuartos)
- Una cinta elástica
- Un paño de algodón o de lino, o una toallita de papel
- Botellas

En **medidas de Estados Unidos**, se utiliza normalmente la siguiente receta básica: hacer el té usando 5 saquitos de té negro o verde, 1 taza de azúcar blanco y 3 cuartos de agua.

Procedimiento para la elaboración del Kombucha

Es mejor comenzar con dos litros (2 cuartos). Cuando su cultivo haya crecido suficientemente y se haya reproducido, podrá producir cantidades mayores de bebida.

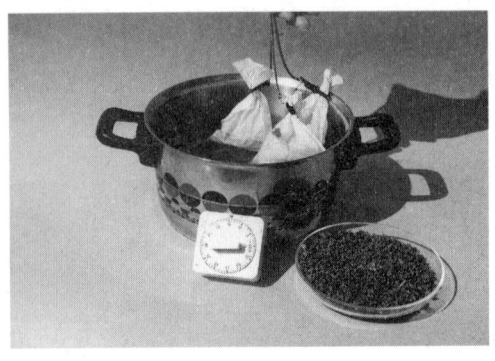

1 - Prepare el té en la forma en que lo hace normalmente. Por litro (cuarto) de agua, ponga en infusión 2 cucharaditas de té negro o verde llenas (aprox. 5 g = 0.2 oz.) en agua recién hervida. También puede utilizar bolsitas de té. Deje reposar el té dentro del agua durante 15 minutos.

El té verde proviene de la misma planta que el té negro y se distingue de éste principalmente, por la forma en que se procesa: no está fermentado. Los doctores Japoneses han encontrado que el té verde previene el desarrollo del cáncer. Aconsejo utilizar té verde para la bebida de Kombucha. Si no desea utilizar té negro o verde, puede también preparar la bebida con infusiones de hierbas.

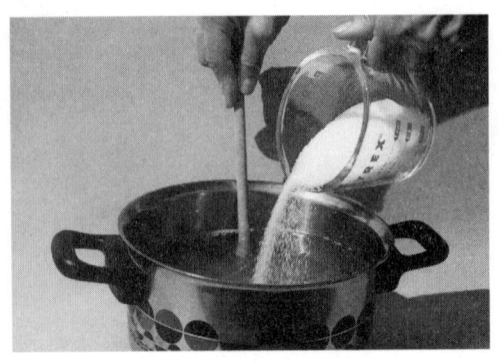

2 - Pase las hojas del té por un colador, o retire las bolsitas de té, según se dé el caso.

3 - Añada alrededor de 70 - 100 g (2 - 3 oz.) de azúcar blanca por litro(cuarto) de agua en la infusión filtrada antes de que se enfríe. Remueva el té para que el azúcar se disuelva completamente. 1 cucharada de azúcar equivale a aprox. 20 gr (0.7 oz.).

4 - Deje que el té azucarado se enfríe a una temperatura no superior a 20° - 25° centígrados = aprox. 68° - 77° Fahrenheit (Tibio) El cultivo se muere cuando se coloca en una solución nutriente caliente.

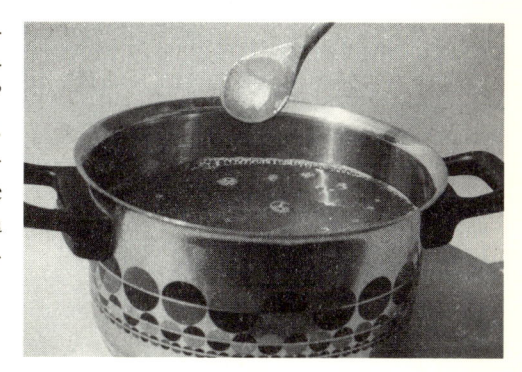

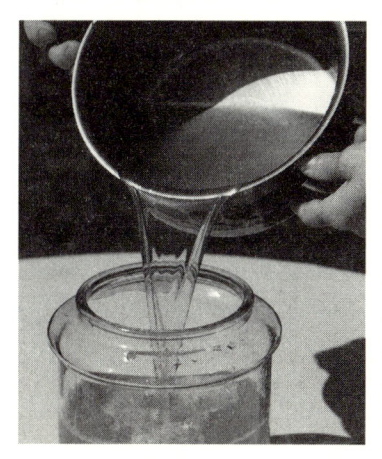

5 - Cuando el té haya alcanzado la temperatura ambiente, ponga la solución en un recipiente de vidrio, porcelana, cerámica, o acero inoxidable. El vidrio es lo mejor. Los contenedores de metal que no sean de acero inoxidable, no son adecuados y nunca se deben utilizar porque los ácidos que se forman pueden reaccionar con el metal. Puede usar también un material sintético de alto grado del grupo poliolefin, como el polietileno (PE) o el polipropileno. El vino y la sidra también son conservados en recipientes fabricados con este tipo de materiales. Sin embargo, deberá evitar contenedores hechos de polivinilchlorido (PVC), o de poliestireno.

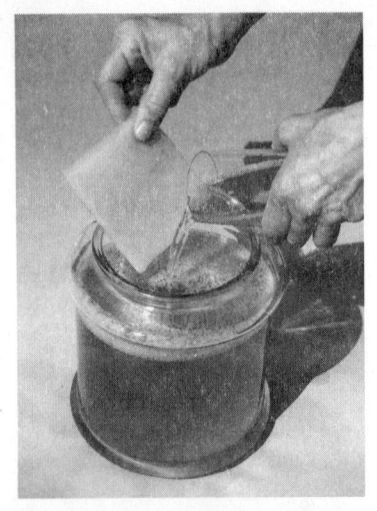

6 - Si usted prepara su primera bebida de Kombucha, añádale el líquido que recibió con el cultivo. En todas sus futuras preparaciones, conserve siempre una cantidad suficiente de bebida de Kombucha para añadirle aprox. una décima parte (10%) de la cantidad a su nuevo cultivo como "liquido inicial".

7 - Coloque el cultivo de Kombucha en el líquido.

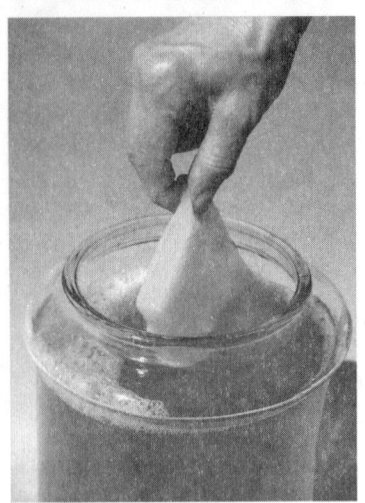

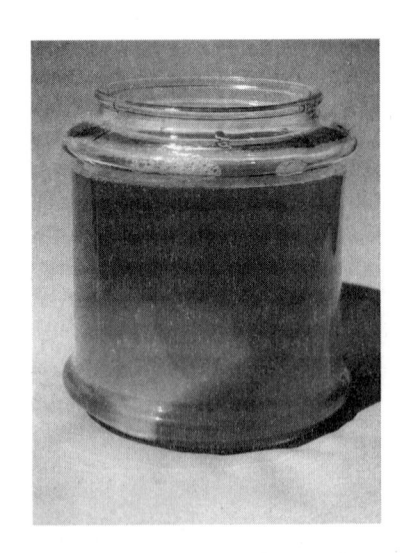

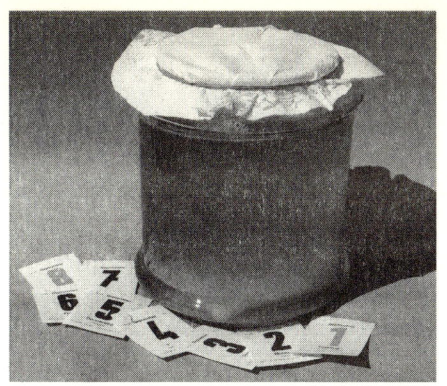

8 - Cubra la boca del recipiente de fermentación con una tela tupida, puede ser una servilleta de té, una servilleta de papel, o cualquier tela ligera similar, para impedir la penetración de las moscas de la fruta, el polvo, las esporas de las plantas, y otros contaminantes, en el cultivo. Ajústela fuertemente con una goma elástica ancha para asegurarse de que las moscas de la fruta no entran. El paño debe ser lo suficientemente poroso para permitir que circule el aire y que el cultivo respire, pero no tan poroso como para que permita que las pequeñas moscas de la fruta puedan filtrarse y depositar allí sus huevos.

9 - La fermentación debe llevarse a cabo durante 8-12 días, dependiendo de la temperatura. Cuánto mayor sea ésta, más rápido será el proceso de fermentación. El período de 8-12 días se ofrece simplemente como guía. El cultivo de Kombucha necesita un lugar tranquilo y tibio, y no debe ser movido por ningún motivo. La temperatura del té, no debe ser inferior a 68°F (= 20° Centígrados) ni superior a 86°F (=30° Centígrados). La temperatura ideal es alrededor de 74°F - 80°F (=23° - 27° C). No es necesaria la luz. El cultivo se desarrolla también en la oscuridad. El cultivo puede dañarse por la exposición a la luz directa del sol. Lo mejor es que esté a la sombra.

Durante el proceso de fermentación, el azúcar se descompone por la acción de las levaduras y se convierte en un gas (CO_2), en varios ácidos orgánicos y en otros componentes. Es la combinación de todos estos procesos, lo que le da a la bebida de Kombucha su sabor característico.

La infusión es dulce al principio, pero el sabor dulce desaparece a medida que el azúcar se descompone. Al mismo tiempo, un sabor ácido se comienza a desarrollar como resultado de las actividades bacterianas de forma que hay una transición de dulce a ácido. Si se prefiere una bebida ligeramente dulce, la fermentación debe ser detenida antes. Para un sabor ligeramente ácido, ésta debe de prolongarse por más tiempo.

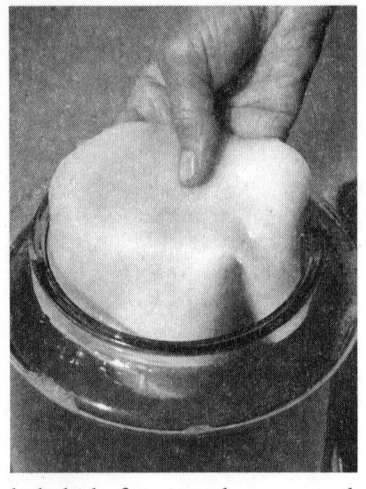

10 - Cuando el té haya alcanzado el grado de acidez adecuado (pH 2,7 - 3,2), dependiendo del gusto de cada uno, saque el cultivo con las manos limpias. Lávelo bajo el grifo con agua tibia o fría. Coloque el nuevo té en la jarra y agregue el cultivo de inmediato. Respete las temperaturas correctas del té.
Vierta la bebida preparada en botellas, las cuales deben ser llenadas hasta el borde. Deje una décima parte (10%) como líquido inicial para el cultivo siguiente. Cierre las botellas herméticamente. No creo que sea necesario colar la bebida fermentada a través de un lienzo. Una cierta cantidad de sedimento es normal. Se debe al crecimiento de las levaduras que produjo el gas al airear la bebida. Estas levaduras, se dice que tienen algunos efectos beneficiosos sobre el organismo humano.

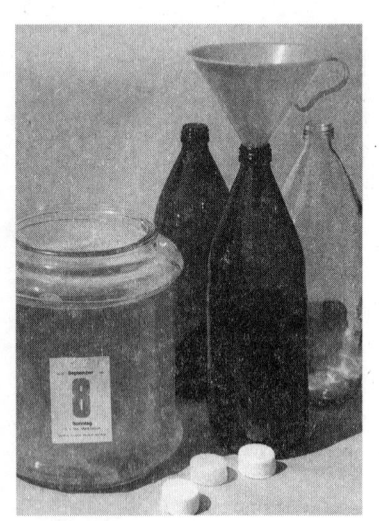

11 -Para encontrar la máxima satisfacción en esta bebida, debe dejarse madurar al menos 5 días después de embotellarla.
La actividad de las bacterias se detiene ya que el embotellado excluye al aire, mientras que las levaduras siguen trabajando. Si las botellas están bien tapadas, el gas producido por las levaduras es incapaz de salir. Entonces se produce una bebida efervescente. Para ello unos pocos días dentro de la botella son normalmente suficiente; la bebida de Kombucha, sin embargo, se mantendrá durante varios meses. No se preocupe: Las levaduras detendrán la producción de gas en un cierto punto. Se aconseja mantener la bebida en un lugar fresco.

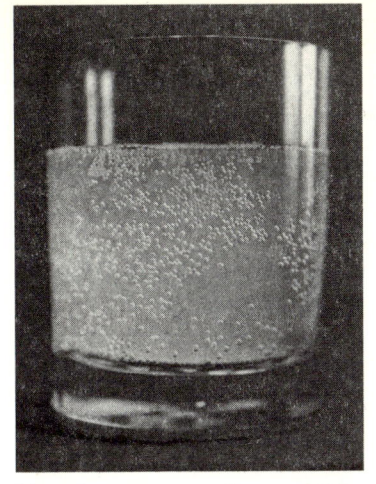

12 - La bebida tiene un sabor agradable. Es burbujeante, ligeramente ácida y refrescante. Se beben normalmente tres vasos al día, un vaso (0,1 litro / cuarto o más) por la mañana en ayunas, el segundo después de la comida durante el día y el tercero antes de ir a la cama. ¡Disfrútelo!

13 - Siempre que comience un nuevo proceso de fermentación, no olvide agregar al nuevo té, al menos un 10% de bebida ya fermentada.

Algunas recetas en Estados Unidos, hablan de una taza. ¿Que medida es esa? La medida estándar que se utiliza en las recetas es 1 taza = a 8 onzas líquidas. Una medida alternativa sería 8 onzas = 250 ml. Un alternativa también para pesar el azúcar etc. En este caso, 8 oz. = 226.80 gramos.

Punto importante a destacar

Algunas veces el cultivo flota sobre la superficie, a veces se hunde en el fondo del líquido. Ambos cultivos están bien. Cuando el cultivo se hunde en el fondo, un nuevo cultivo hijo (un bebé Kombucha) comenzará a formarse en la superficie del líquido. Para más detalles, vea la parte IX de este libro. El Kombucha necesita algún tiempo para auto-reproducirse. Comienza con una fina capa. Cuanto más tiempo lo deje tranquilo, más crecerá el nuevo cultivo.

Si tiene algún problema con el cultivo de bebés de Kombucha (lo que ocurre a veces si el tiempo es frío, como en invierno), puede probar lo siguiente: como el crecimiento de un nuevo cultivo necesita más tiempo, deberá separarlo de la preparación de la bebida que desea tomar. Por favor, deje el nuevo cultivo en la superficie del líquido de 3 a 5 semanas para permitirle crecer.

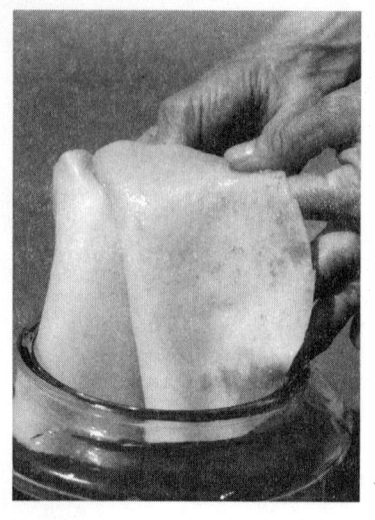

El cultivo del Kombucha, crece y cubre por completo la superficie del té. Mientras va creciendo en la superficie del té, el cultivo se hace más grueso. El espeso cultivo estará compuesto por capas superpuestas fácilmente separables. Las capas se pueden separar las unas de las otras y se pueden usar como unidades independientes para la elaboración de la bebida de Kombucha. Si el cultivo se hunde en el fondo, un nuevo cultivo se formará en la superficie del té.

De esta forma, cada cultivo continuará auto-propagándose hasta que gradualmente se volverá de un color marrón oscuro. Cuando adquiera un color marrón oscuro-sucio, descártelo y reemplácelo por uno nuevo. Así, este único cultivo podrá ofrecerle a usted y a su familia y amigos, un abastecimiento constante a un costo muy bajo.

Pase sus bebés de Kombucha a sus amigos.
Una y otra vez, me preguntan lo mismo: "¿Por qué se necesita tanto azúcar?", Y "¿Por qué se debe dejar reposar al té durante 15 minutos cuando normalmente 5 minutos son suficientes en la mayoría de los casos?."
Estos temas son tratados con detalle más adelante. Así que por el momento, simple y brevemente:
La solución nutriente tiene que alimentar a los micro-organismos del Kombucha, no a nosotros. Por lo tanto, debemos preparar una solución nutriente de acuerdo con los reque-

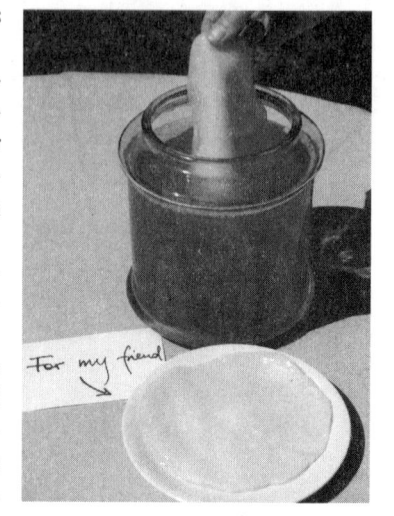

rimientos de las levaduras principalmente. (Las bacterias a su vez, también se alimentan en parte de la solución nutriente.). Los micro-organismos necesitan el azúcar para activarse. En las soluciones nutrientes con una baja concentración de azúcar (carbohidratos) se liberan cantidades menores de sustancias activas. En términos simples, las levaduras se "comen" el azúcar.

La infusión de té, por otra parte, sirve como fuente de nitrógeno y promueve el crecimiento de los microorganismos. Así que, para que pase a la solución nutriente la mayor cantidad de este nitrógeno, así como sales minerales, etc., se necesitará un mayor tiempo de reposo del té. El científico investigador Ruso Danielova (1959) incluso llegó a hervir el té de 3 a 5 minutos, presumiblemente por la misma razón.

PARTE III - EL TÉ

¿QUÉ TIPO DE TÉ SE DEBE UTILIZAR?

Todas las publicaciones científicas y semi-científicas sobre el Kombucha que han conseguido destacar hasta ahora, solo mencionan el "té negro" o "té Ruso" en términos generales, excepto en un articulo Japonés que indica que el té verde (es decir el té negro no fermentado) también ha sido utilizado con éxito.

Solo por eso, podrán deducir que no es de vital importancia el utilizar un tipo específico de té negro. Un factor que se debe de tener también en cuenta es que, debido a las diferencias locales en la calidad del agua, se pueden obtener diferentes resultados, incluso utilizando el mismo tipo de té. Así, por ejemplo, en East Friesland, donde el agua es de una baja calidad reconocida, solo se puede tomar una taza de té decente con la "mezcla East Friesian" que personalmente encuentro demasiado fuerte. En muchas zonas es el agua (que los amantes del té prefieren suave) la que representa actualmente la parte más problemática en la elaboración del té.

Con la esperanza de obtener un buen apoyo por parte de les marcas especialistas en té, emprendí un recorrido por varios comerciantes de té. Algunas firmas no me contestaron, muchas hubieran podido ahorrarse los comentarios. Me tomaré la libertad de citar algunas de las pocas repuestas útiles que obtuve. Aprovecho esta oportunidad para reiterarles mi agradecimiento por su ayuda.

Té Maass, de Hamburgo: "Usamos el Kombucha nosotros también y tenemos el té apropiado. Es el té llamado Té Japonés Bancha."

Ernst Zwanck, Comerciantes de Té, de Hamburgo: "He probado la muestra de té que me ha mandado y he averiguado que apenas contiene ácido tánico y muy poco tanino. (Nota: Le he adjuntado unas muestras del té que yo utilizo de vez en cuando) (...) Como yo mismo soy consumidor de Kombucha, he descubierto, sin embargo, que solo se deberían utilizar tés similares a este tipo, de lo contrario, el contenido en taninos, al pasar por el proceso de fermentación, afectaría demasiado al corazón y a la circulación – Que es lo que me pasó a mi en un principio. Desde entonces hago mi té con té de frutas, que se digiere fácilmente. Como conservo exclusivamente tés de gusto agradable, pienso que solo las variedades Chinas podrían actualmente convenir a sus propósitos. Entre ellos,

el nº 33 de mi lista de precios (el Keemun Congou) sería adecuado, así como también quizá, el té verde especialmente ligero, como los nº3587, 341, 318 y 344."
Las variedades recomendadas anteriormente, se describen en la lista de precios como sigue:

Keemun Congou – suave, con un delicado gusto maravillosamente florido y particularmente fácil de digerir. En cuanto a los tés verdes, todos ellos son variedades que dan un té suave, fino y ligeramente coloreado:

Té verde de China "Landscape"   Té verde de China "Chun Mee"
Té verde de China "Long Tseng"   Té verde Coreano

La Tienda del Té, de Bornheim (con franquicias en toda Alemania): "Para la preparación del Kombucha, recomendamos de nuestro catalogo, los tés
nº: 27 - Negro de China Keemun, té oscuro y suave, bajo en taninos, ideal para la noche.
El nº150 - Brasil FP CHA Ribeira, similar a un buen té de Ceylan, pero sin el típico gusto tan pronunciado de los tés de sabor muy fuerte.
El nº53 – Mozambique BOP St. Antonia, suave y Redondo, con poco ácido tánico."
El rincón del Té, en Hamburgo, recomienda:
Finest Formosa Oolong "Butterfly of Taiwan"- (semi-fermentado).
China Yunnan FOP (Sabor pleno, fuerte).

De mi experiencia personal, puedo informar de lo siguiente: Durante un tiempo estuve utilizando té de Ceylan. El té, y por consiguiente el Kombucha, era de un color muy oscuro y de sabor fuerte. Entre varias referencias, llamó mi atención el té Bancha así como el té verde, y estuve utilizando té verde durante un tiempo con buenos resultados. Daba una bebida agradable, suave. Desde entonces, he acabado utilizando una mezcla de té verde con té de Ceylan en una proporción de 3 a 1 al principio hasta llegar al 1 por 1, principalmente por cuestiones de gusto (a requerimiento de mi esposa). Con el agua que tenemos, dulce y de buena calidad, obtenemos una bebida de Kombucha equilibrada, suave, de sabor limpio, con un gusto exquisito y un aspecto atractivo. De vez en cuando utilizo solo una variedad de té negro suave, para cambiar un poco.

El té verde

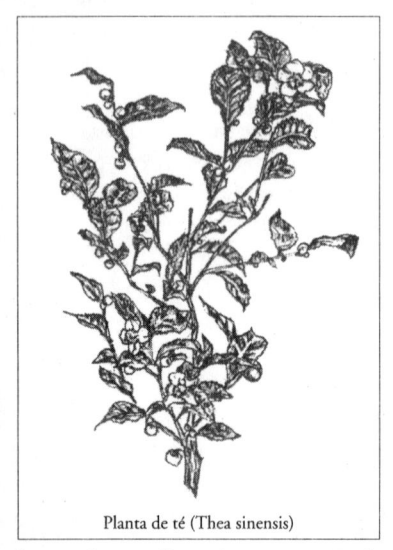

Planta de té (Thea sinensis)

Según varias fuentes, se recomienda tanto el té verde o té Bancha, como un té suave de China o Japón. Estos tés son muy adecuados, en efecto, desde el punto de vista de su neutralidad y sabor. El té verde se produce principalmente en China y Japón. Procede de la misma planta que el té negro y se distingue de él principalmente por el modo en que se procesa: no se fermenta.

Inmediatamente después de su recogida, las hojas son ligeramente sometidas al vapor para neutralizar los óxidos. De esta forma se evita la oxidación de los taninos y se conserva la clorofila. Después de este proceso, las hojas de enrollan y se secan. No ha habido fermentación. El contenido de taninos queda reducido prácticamente del todo.

El té verde da una infusión ligera, de un color claro, con un gusto amargo, estimulante. El té verde es el que más se acerca al sabor natural del té. En general, la cantidad de cafeína que contiene es bastante inferior a la del té negro.

Una de las variedades más conocidas de té verde, es la llamada pólvora de cañón. El nombre se refiere a la apariencia de las hojas, que están enrolladas en pequeñas bolas que parecen perdigones. Otras variedades de té verde son el Chun Mee, el Hyson y el Jazmín.

El té Bancha es una variedad Japonesa de té verde con un contenido especialmente bajo en cafeína. El bajo contenido en cafeína del té Bancha se debe a que las hojas y tallos del arbusto del té Japonés se siegan durante la estación fría del año. Las hojas de té de tres años, que son las que se utilizan normalmente para hacer el té verde, se recogen en invierno, cuando la planta del té esta en reposo y el contenido de cafeína está en su nivel más bajo.

El contenido en cafeína del té de Kukicha es incluso menor que el del té de Bancha. En la variedad Kukicha que se cultiva en Asia oriental, no son las hojas las que se utilizan para hacer la infusión, sino las ramas menudas y los tallos del arbusto del té, que se recogen solo después de tres o cuatro años o más. A este té se lo conoce también con el nombre de "Three Year Tea"(té de tres años). Tanto el Bancha como el Kukicha tienen un sabor fuerte y son muy suaves para el estómago.

A medio camino entre el té negro y el té verde, encontramos el té Oolong, procedente de Taiwán (Formosa). El té Oolong es un té semi-fermentado y tanto su sabor como su aspecto se encuentran a medio camino entre el té negro y el té verde. Debido a que la fermentación es detenida antes, el té adquiere un sabor particularmente fuerte.

El té verde se puede comprar en cualquier tienda especializada. En los supermercados y las tiendas de alimentación habituales cuesta más de encontrar.

El valor especial de té verde para la salud

En un principio el té era 'verde'. En toda la documentación referente a la historia del té, una cosa es cierta: durante miles de años el té se bebía exclusivamente en su estado 'verde', es decir, no fermentado. Los efectos medicinales del té descritos en la antigua literatura China y Japonesa siempre se refieren a té verde no fermentado.

Los Chinos comenzaron a beber té ante todo por motivos de salud. Se consideraba como una medicina y así se describía en los primeros libros de medicina China. También en Europa, el té apareció primero en las farmacias. Mas adelante, una vez que la gente le tomó el gusto, se consideró como un articulo de lujo.

Particularmente en el siglo 20, laboriosas investigaciones tanto químicas como fisiológicas han revelado que el té verde es una medicina maravillosa. Algunas victimas de la explosión de la bomba atómica en Japón bebieron mucho té verde, y por ello salvaron la vida.

Teidzi Ugai y Antsi Hayashi, de la Universidad de Kyoto, escribieron que el té verde era efectivo contra el Strontium90, uno de los isótopos radioactivos más nocivos, y por lo tanto, contra el cáncer y la leucemia.

Se dice que el contenido de vitamina C en las hojas de té es cuatro veces mayor que en el de los limones o naranjas. En cuanto a la vitamina B, ninguna otro planta se le acerca siquiera.(Las fuentes de estas informaciones no han podido ser confirmadas).

Se dice que el té verde aporta elasticidad a las paredes vasculares, previene las hemorragias cerebrales y los ataques al corazón, y rebaja la presión arterial alta.

El Dr. Berieva, un especialista de Turkmenistán, hizo algunas investigaciones sobre las enfermedades infecciosas, y se dio cuenta de que en Turkmenistán, donde la gente bebe mucho té, no se daban casos de disentería. Unos experimentos en el Hospital Clínico de Moscú, establecieron que el té es preferible a los antibióticos en el tratamiento de la disentería. Al contrario que los antibióticos, el té es completamente inocuo. El té verde parece actuar mejor contra los microbios.

El Dr. Berieva prescribía té verde a los pacientes que sufrían de disentería y de fiebre tifoidea. Incluso en los peores casos, la bacteria de la disentería desaparecía en solo dos o tres días de tratamiento. La recuperación completa se daba entre los 8 y los 10 días. Con el tratamiento habitual tardaba semanas. En los chequeos que se hicieron seis meses más tarde, ni un solo paciente había vuelto a recaer.

Se tienen noticias de que el té verde ha sido utilizado con éxito en casos de hemorragia en el canal gástrico y en el tracto intestinal, así como para las hemorragias cerebrales y la rotura de capilares en la edad avanzada. Tiene fama de ser un remedio excelente para las piedras de la vejiga, de la vesícula y de los riñones. Las vitaminas B2, P y K que encontramos en el té verde, devuelven a la piel elasticidad y frescura, refuerzan las paredes de los capilares y previenen las contusiones subcutáneas causantes de la aparición de varices y manchas.

Sin embargo, hay un articulo en la revista GEO (Noviembre 1987) que fue el que más me convenció del valor saludable del té verde, y la cito aquí tal cual, con el amable permiso del editor (Gruner+Jahr AG & Co. Hamburg)

INVESTIGACION SOBRE EL CÁNCER

El Té Verde inhibe el crecimiento de los tumores

El té verde no fermentado no solo es una bebida agradable y estimulante, sino que también previene el crecimiento de los tumores cancerosos. Hirota Fujiki y sus colegas del Instituto de Investigación sobre el Cáncer, de Tokio, acaban de llegar a esta conclusión. Unos estudios estadísticos del Departamento Público de Sanidad Japonés dieron a los médicos una pista importante. Según esos estudios, en la Prefectura de Shizuoka, donde se cultiva el té verde y se bebe en grandes cantidades fallecieron muy pocas personas de cáncer en comparación con otras zonas de Japón.

Fujiki y sus colegas sospecharon que los taninos contenidos en el té verde actuaban como 'barreras contra el cáncer'. Para probar su teoría, aislaron el principal elemento tanino de las hojas del té, el "epigallocatechingallate (EGCG).

Los médicos probaron los efectos de esta sustancia según uno de los métodos estándar más comúnmente empleados en la investigación sobre el cáncer- Trataron la piel del dorso de unos ratones con un compuesto químico que transformó las células normales en células cancerosas durmientes. Después dividieron los ratones en dos grupos. Al primer grupo les dieron una sustancia que favorece el crecimiento de los tumores, a intervalos de tres días cada uno. Les dieron la misma sustancia con los mismos intervalos a los ratones del segundo grupo también, pero además, les dieron a cada uno de ellos una dosis del supuesto elemento 'barrera contra el cáncer' EGCG.

25 semanas más tarde, el equipo de Fujiki comprobó que el 53% de los ratones que habían sido tratados con la sustancia favorecedora del cáncer, habían desarrollado un cáncer. Por otro lado, solo un 13% de los ratones que habían sido tratados con el EGCG habían desarrollado también tumores.

Los Científicos de la investigación contra el Cáncer de Japón, explican los efectos del EGCG de la siguiente forma: El producto promotor de tumores se establece normalmente en un 'receptor' específico, sobre la superficie externa de una célula de ratón y se re-programa para que se convierta en una célula cancerosa. Pero eso es exactamente lo que parece ser que el EGCG previene – Altera el 'receptor' de tal manera que el promotor de tumores no puede 'atracar' dentro de él. Por ese motivo, las células del ratón quedan protegidas del ataque de la sustancia nociva y no pueden desarrollarse en forma de tumor.

Basándose en los resultados de sus experimentos con ratones, los doctores Japoneses asumieron que el EGCG del té verde podría prevenir también el desarrollo del cáncer en humanos, particularmente los cánceres de esófago, estómago e intestinos. Así que los amantes del té Japoneses están en el buen camino; según mis cálculos, están tomando un gramo de EGCG diario al beber té verde. Los bebedores de té occidentales, sin embargo, beben en su mayoría té negro, el cual, como consecuencia de su fermentación, solo contiene unas cantidades mínimas de EGCG. Así que probablemente, lo mejor que podemos hacer en el futuro es cambiarnos al té verde.

Conversión de las medidas de EE.UU. al sistema métrico

1 gramo es igual a   0.035 onzas,
100 gramos igual a   3½ onzas
5 gr. de té Negro son 0.18 onzas (aprox.2 cucharaditas de té llenas).
1 onza es igual a   28.35 gramos,
1 libra (16 onzas)es igual a   0.4536 kilogramos
1 litro es igual a   1.057 cuartos o 35 onzas
1 cuarto de líquido es igual a   0.9463 litros
1 galón (4 cuartos)es igual a   3.7853 litros
1 taza equivale a 8 onzas o bien 250 ml o 226,8 gramos

ALGUNOS CONSEJOS SOBRE LA ELABORACIÓN DEL TÉ

Si filtra su infusión de té a través de un colador con un filtro normal, algunas pequeñas partículas de té pasan al líquido a través del filtro. Especialmente con el té desmenuzado, muchas partes pequeñas de las hojas pasan a través del colador. Se pueden hacer varias cosas para evitarlo:

1. Puede utilizar bolsitas de té. Las bolsitas de té tienen la desventaja, sin embargo, de no poder liberar tantas sustancias como puedan hacerlo las hojas sueltas de té. Además de eso, solo están disponibles en un número limitado de variedades. Si desea hacerse su propia mezcla de té, le sugiero los métodos siguientes:

2. Cuando el té haya reposado lo suficiente, puede pasarlo a través de un filtro de café de papel. O bien puede usar un colador ancho forrado con una hoja de papel de cocina.

3. Otra solución práctica que nos evitaría el problema de la falta de tiempo para preparar las cosas es el filtro de té Cilia. La East Friesian Tea Unión (Te Wilken) en Bremen, tiene un método similar para hacer el té, llamado "Corinna". El té se puede preparar rápidamente y fácilmente mediante estos métodos, los cuales utilizan unas bolsas filtro hechas con papel especial

El té se puede dejar en infusión durante el tiempo exacto que se necesite. Los restos no se quedan en la tetera sino que se pueden tirar con un simple movimiento a la basura o al montón de compost. Cuando haya que hacer unas cantidades más grandes de té, se necesitaran varios de estos sujeta-filtros. Entonces puedo colocarlos de la siguiente manera; llene una cacerola hasta el borde, ponga una varita atravesada por encima de la cacerola y cuelgue varios sujeta filtros de la varita, dentro del agua caliente.

El sistema de filtrado del té "Cilia"

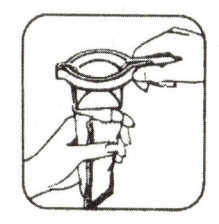

1. Colocar un filtro en el sujeta-filtros

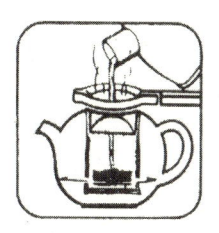

2. Colocarlo en la tetera, verter el té, dejar reposar

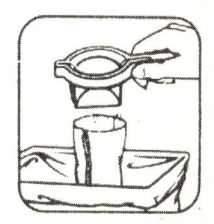

3. Para retirar el filtro presione el sujeta-filtros

4. Hay otros métodos para filtrar el té, de varias firmas diferentes. Si va a hacer una gran cantidad de té, hay un método muy bueno que consiste en una bolsa hecha de celulosa y un clip, como un pasador de pelo. La bolsa tiene una cadenita en el fondo con un pequeño gancho al final. Se ponen las hojas de té en la bolsa y se cierra con el pasador. Se pone la bolsa en el agua caliente y se cuelga con el gancho, del borde de la olla. Cuando el té está listo, se saca la bolsa del agua y se tira. Puede seguir utilizando el pasador y la cadenita una y otra vez.

Los métodos 1, 3 y 4 tienen la ventaja de que solo se necesita un recipiente para hacer té.

Como hacer té de Kombucha en grandes cantidades

Cuando comencé a elaborar grandes cantidades de té para mi familia, compré dos ollas grandes de acero inoxidable de 14 litros. Sin embargo, resulta una perdida de tiempo y un gran gasto el tener que hervir, por ejemplo, 28 litros de té. Esto me dio una idea. Para evitar tener que hervir tal cantidad de té, haga un concentrado y dilúyalo con agua del grifo normal. Por ejemplo, si desea obtener 16 litros de té, ponga a hervir solo 4 litros de agua pero utilice la cantidad de té que se necesita para los 16 litros. De esa forma obtendrá un té concentrado. Después añada los 12 litros restantes de agua del grifo. Tendrá 16 litros de liquido nutriente de té para su bebida de Kombucha. Si el agua que tiene es buena, limpia, no hay problemas con este método. Yo lo he probado.

INFUSIONES DE HIERBAS

Como principio básico, se recomienda el té negro o verde. La razón de ello se verá en el próximo capítulo. A pesar de las ventajas del té negro como solución nutriente, hay mucha gente que utiliza infusiones de hierbas para hacer el Kombucha con ellas, ya sea porque no les gusta el té negro o porque quieren añadirle a los beneficios del Kombucha los valores terapéuticos de las hierbas o por cualquier otro motivo.

Mollenda mencionó esta posibilidad en 1928, aunque consideró el té negro como la mejor solución nutriente. Escribió: "De los experimentos que se han hecho, se ha establecido que el Kombucha se desarrolla mejor con el azúcar en una infusión de té Ruso (...) El cultivo puede crecer también en cualquier otra decocción que contenga nitrógeno, como el té de flores de tilo o el té de hojas de fresa."

El professor Henneberg (1926) hacía unas bebidas muy buenas y fragantes con hojas de fresa, hojas de frambuesa, endrino y flores de tilo. Como norma general, hablaba de 5 g de té por litro de agua.

Si no quiere utilizar té negro, puede utilizar las infusiones ya preparadas y disponibles en los comercios, como las que se recomiendan para el hígado, los nervios, los trastornos digestivos y también puede utilizar varias mezclas de hierbas, por ejemplo Ortiga con hojas de zarzamora, uña de caballo, llantén, espino, hojas de abedul, hojas de fresa, flores de tilo. Para el té de hierbas, se necesitan dos o tres cucharaditas de hierba por litro.

Hay que tener en cuenta, sin embargo, que las hierbas medicinales que se utilizan para los problemas de estómago, vesícula e hígado, debido a la gran cantidad de aceites amargos que contienen, pueden dificultar los procesos metabólicos y la formación de nuevos cultivos. A este tipo de hierbas pertenecen el ajenjo, el cálamo aromático, la raíz de genciana amarilla, la centaurea, las semillas de cardo lechoso y la ulmária.

El té de rosa mosqueta y el té de frutas también son muy adecuados y dan un té gustoso y atractivo que los niños también disfrutan. He notado, sin embargo, que la membrana del cultivo no crece tanto cuando se utiliza el té de rosa mosqueta.

Sin embargo, no se utilizarán aquellas variedades de hierbas que contengan demasiados aceites volátiles (por Ej. La salvia, la menta, la manzanilla, la hierba de San Juan) ya que esas hierbas pueden alterar a la larga las sustancias activas del cultivo de Kombucha. A modo de guía he recopilado una lista que podrán encontrar al final de este capítulo.

Naturalmente, usted puede hacer sus propias mezclas de hierbas. Yo he probado las siguientes recetas que me fueron recomendadas por el farmacéutico de Heilbronn, el Sr. Norbert Harmuth, y puede recomendarles sinceramente esta mezcla, si no quieren usar el té negro.

Milenrama 30 g
Diente de león 20 g
Ortiga 10 g
Licopodio 10 g.

Esta mezcla da una bebida de gusto muy agradable. Puede obtener esta mezcla ya preparada en su farmacia o en la herboristería.

El pastor Hermann-Josef Weidinger escribe en la revista "Ringelblume" (Marigold) (No. 4/1988) que ha obtenido buenos resultados utilizando la siguiente mezcla de hierbas a partes iguales: Milenrama, pamplina, ortiga, orégano, hojas de diente de león y asperuela.

Recomienda otra mezcla, también a partes iguales: hojas de arándano, hojas de frambueso, hojas de zarzamora y hojas de grosellero negro.

Se pueden hacer otras mezclas según el gusto de cada uno, por ejemplo partes iguales de rosa mosqueta, hojas de ortiga y té verde (o té de mate).

De cualquier modo, siempre es mejor añadir a su propia mezcla por lo menos una parte de té negro o verde, ya que con ello se consigue una mejor solución nutriente para el cultivo de Kombucha.

El té se puede dejar reposar mucho más tiempo. Hace poco le oí decir a alguien que las hierbas medicinales solo se beberían filtrar después de una hora de estar en reposo.

PORCENTAJE DE ACEITES VOLÁTILES EN LAS HIERBAS MEDICINALES MÁS COMUNES

(Recopilado por Günther Frank, de Fischer, "Heilkräuter und Arzneipflanzen" – Hierbas y Plantas Medicinales)

Hierbas medicinales	Contenido de aceite volátil %
Agrimonia	c. 0.2
Angélica verdadera	0.015 - 0.1
Angélica silvestre	0.6
Anís	--
Piel de manzana	--
Árnica	--
Uva-ursina (uva de oso, gayuba)	0.01
Abedul	trazas
Zarzamora, hojas	trazas
Zarzamora, frutos	--
Grosellero negro, hojas	trazas
Borraja	trazas
Cálamo aromático	1.5 - 3.9
Manzanilla común	0.5 - 1.5
Manzanilla Romana	0.7 - 2.4
Alcaravea común, fruto	3 - 7
Pié de gato	--
Centaurea	trazas
Rabos de cereza	--
Perifollo, tallos	c. 0.9
chicoria salvaje, raíces	trazas
chicoria salvaje, tallos y flores	--
Licopodio	--
Tusilago	trazas
Consuelda	--
Primavera, flores	--
Primavera, raíces	0.1 - 0.25
Comino, fruto	2.3 - 5
Margarita	trazas
Diente de león	trazas

Ortiga blanca	0.5
Eneldo	2.5 - 4
Saúco, flores	0.025
Saúco, frutos	trazas
Eufrasia	0.15 - 0.17
Hinojo, semillas	2 - 6
Hinojo, tallos	trazas
Vara de oro (Vara de Aarón)	trazas
Hiedra	0.3 - 0.6
Espino blanco	--
Hibisco, flores	--
Hibisco, hojas	c. 0.02
Cola de caballo (Equisetum)	--
Centinodia	trazas
Pié de león	--
Lavanda, flores frescas	0.5 - 1.0
Lavanda, flores secas	1 - 3
Melisa	0.05 - 0.33
Lima, flores	0.04 - 0.1
Lentisco, tallos	0.9 - 1.7
Malva	--
Caléndula	0.02
Mejorana	0.3 - 0.9
Milenrama, tallos	0.4 - 1.4
Milenrama, flores	hasta 0.5
Menta rizada	hasta 1.25
Muérdago	--
Artemisa común	0.026 - 0.2
Gordolobo	trazas
Ortiga	--
Avena	--
Orégano	0.15 - 0.4
Menta piperita	hasta 1.25
Murajes	--
Llantén mayor	--
Llantén menor	--
Frambueso, hojas	--
Gatuña	trazas
Rosa común, pétalos	trazas

Romero	1 - 2
Serbal	traces
Ruda	0.1 - 0.7
Ruda cabruna (galega)	--
Salvia	1 - 2.5
Hipérico, hierba de San Juan	0.05 - 0.9
Tanaceto silvestre	--
Bolsa de Pastor	trazas
Verónica común	trazas
Fresa, tallos	trazas
Estragón, tallos frescos	0.1 - 0.45
Estragón, tallos secos	0.25 - 0.8
Tomillo común	hasta 1.7
Tomillo silvestre	0.15 - 1.0
Valeriana	--
Ajenjo	0.25 - 1.32

¿CUALES SON LAS DESVENTAJAS DE LAS INFUSIONES DE HIERBAS FRENTE AL TÉ NEGRO?

En las tierras de donde procede el Kombucha, la receta original casi siempre se hacía con una infusión de té negro. Actualmente, el cultivo de Kombucha no depende de esos sustratos para su actividad y desarrollo, pero no obstante, los experimentos han demostrado que el té negro produce las mayores concentraciones de ácido láctico y glucónico. A parte de su gusto particular y de sus cualidades medicinales, el té también es importante como fuente de nutrientes minerales para el cultivo. Y en ese sentido, el té negro parece ofrecer las mejores condiciones.

Bing (1928), considera que el contenido de purina del té negro es el elemento característico del medio nutriente. Atribuye la idoneidad específica del té negro al hecho que, de las bebidas que se pueden considerar casi de lujo, es ese té el que más purina contiene, 2.108-4.108 % del peso seco, incluyendo la cafeína. En las plantas y en el reino animal las purinas se encuentran en grandes cantidades en forma de combinaciones fisiológicamente importantes, tales como el ácido úrico, los bloques de construcción de los ácidos nucleicos (guanina, adenina) y alcaloides Chantina (cafeína, téofilina y teobromina). Bing describe el cultivo de Kombucha como una comunidad de elementos vivos que ha adaptado particularmente bien su propio metabolismo a un entorno específico.

Bing explica de ese modo el colapso de las purinas en el metabolismo humano – y por tanto del ácido úrico también – al beber el Kombucha.

Según Bing, el contenido de taninos del té juega también un papel en la formación de la membrana (piel en la superficie de la solución nutriente). Mediante la selección adecuada de taninos, dice, se puede obtener una formación de membrana arrugada que parece tripa, en lugar de la superficie lisa habitual.

En 1929, Bing escribe que el fabricante de Kombucha comete a menudo el "pecado" de utilizar té de flores de saúco, manzanilla y otras decocciones herbales en lugar del buen té Ruso o Chino para la solución nutriente, cuando solo estos últimos contienen las purinas necesarias. Él considera que "está de más decir que bajo tales circunstancias el proceso de fermentación no se puede llevar a cabo y los efectos deseados no se materializan."

Más recientemente, El Dr. Jürgen Reiss (1987) ha estudiado la formación de etanol (alcohol etílico), ácido láctico, ácido glucónico y ácido acético, así como la descomposición de la glucosa (dextrosa) mediante pruebas de enzima fotométrica. Quedó también demostrado en esos experimentos, que el cultivo de Kombucha forma su mayor concentración de ácidos láctico y glucónico, así como de etanol, cuando la solución nutriente es té negro. Cuando se comparan los resultados de Reiss, se llega a la conclusión de que el té negro es, sin duda, la mejor solución nutriente.

Cambios bioquímicos de otros substratos mediante la acción del cultivo de Kombucha después de un periodo de incubación de 14 días (las cantidades ofrecidas son % de gramos por litro)

Substrato	Ácido Láctico	Ácido Glucónico	Ácido Acético	Etanol
Té negr	2.94	2.52	0.08	1.07
Infusión de flores de tilo	0.07	0.06	0.30	0.04
Infusión de menta	0.14	0.04	0.01	0.005
Coca-Cola	0.07	0.46	0.01	0.15
Cerveza	1.43	0.04	0.56	no se midió

(Fuente: Reiss, J., Der Teepilz und seine Stoffwechselprodukte - El cultivo del Kombucha y sus productos metabólicos - Deutsche Lebensmittel-Rundschau 83, 286 - 290, 1987.)

A pesar de los anteriores resultados, aún no queda claro para mucha gente el porqué tendría que ser mejor el té negro. Por lo tanto, voy a intentar explicarles la razón.

1. Muchas hierbas medicinales contienen más aceites volátiles y mayores contenidos de fenoles que el té negro. Estos elementos tienen un efecto bactericida (es decir, destruyen las bacterias) o un efecto bactereoestático (inhibe las bacterias) por lo que pueden afectar a los componentes bacteriológicos del cultivo de Kombucha. Los aceites volátiles se acumulan s en la parte superior del fluido de fermentación. Allí es donde flota el cultivo de Kombucha, o, cuando este se sumerge un poco, donde se forma el nuevo cultivo. Así pues, los aceites volátiles pueden afectar directamente al cultivo de Kombucha. A la larga pueden cambiarlo, al impedir el desarrollo de los elementos menos resistentes de la membrana del cultivo.

2. Las hierbas medicinales contienen más esporas de germinación que el té negro. Mediante el proceso de calentamiento en la elaboración del té negro, y mediante la fermentación, las esporas de germinación presentes en el té negro son dañadas y diezmadas. La mayoría de plantas medicinales, por otra parte, contienen muchas esporas que luego germinan en la solución nutriente caliente. El hábitat natural de la gran mayoría de los micro-organismos es el suelo. Un gramo de la capa superficial del suelo alberga alrededor de un billón de micro-organismos. En otras palabras, solo unas partículas de suelo contienen, proporcionalmente por su tamaño, tantos microbios como habitantes hay en nuestro planeta (Dittrich, 1975).

Estos micro-organismos penetran en el aire arrastrados por el viento, pero se encontrarán en menor cantidad en las hojas del té negro que son recogidas de arbustos que crecen a una altura de más de 1 metro, que en las plantas que crecen cerca del suelo. Puede objetar: "Pero esas esporas de germinación morirán seguramente al verter el agua hirviendo sobre las plantas medicinales" Si, esto es verdad, en parte. La mayoría de los gérmenes y bacterias se destruyen en el punto de ebullición, pero mucho otros solo después de un hervor prolongado. E incluso entonces, hay formas permanentes, cuyas esporas no son destruidas mediante la ebullición. Si sospecha de la presencia de ese tipo de esporas en cualquier cosa que desee conservar, el calor para destruirlas debe ser superior a 100º C, dentro de una olla a presión, por ejemplo,que puede alcanzar una presión mayor que la atmosférica. Si ello no fuera posible, entonces tendría que hacerlo hervir durante horas o repetidamente. Si hubiera quedado alguna espora y esta germinara durante la refrigeración, las schizomycetes resultantes deberán ser destruidas en una segunda o tercera ebullición (ver see Schmeil-Seybold, 1940, p. 378). Algo similar ocurre durante la pasteurización – es decir, se alcanzan temperaturas de solo 60-70ºC, pero repetidas veces.

En resumen, se puede decir que el té negro es neutral. Su bajo contenido en esporas de germinación es beneficioso para el proceso de germinación. Entonces, ¿porqué no utilizarlo?. De hecho, investigaciones científicas han demostrado que el té negro bajaba el colesterol y otras grasas en la sangre y en el cuerpo. Una investigación de este tipo se llevó a cabo en Finlandia, en marzo de 1987.

> Cuanto más ejercite su juicio
> Menos saldrá perjudicado...
>
> *Frank Wedekind*

PARTE IV - EL PROCESO DE FERMENTACIÓN

INICIO DEL CULTIVO DE KOMBUCHA EN EL RECIPIENTE DE FERMENTACIÓN

El té caliente mata el cultivo de Kombucha. Por lo tanto, espere a que el té se haya enfriado hasta temperatura ambiente (20-25º Centígrados = 68-77º Fahrenheit). No es muy facil determinar la temperatura con la mano. Es mejor comprar un termómetro de baño para este propósito, que utilizará solo para la preparación del Kombucha.

Cuando el té haya alcanzado la temperatura deseada, se vierte en un envase de 2 o 3 litros, ya sea de vidrio, de porcelana, o de cerámica (como los que se utilizan para los encurtidos). Si desea elaborar cantidades mayores de bebida, utilice una gran jarra de cerámica o frascos de más de 5 litros. Por lo general, los proveedores de equipos de laboratorio tienen un amplio surtido de recipientes de vidrio de gran tamaño. También se puede utilizar una olla grande de Pyrex. Estas tienen la ventaja adicional de tener una superficie ancha, tal y como lo requiere el proceso de fermentación. Incluso un aquario nuevo, de vidrio es muy adecuado y fácil de conseguir. No utilizar los que están fabricados de varias piezas unidas con silicona. Usar solo recipientes que sean moldeados o fabricados de una sola pieza.

No almacenar el té en recipientes de cerámica pintada o vasijas hechas de cristal de plomo ya que el té es acidificante y puede arrastrar niveles nocivos de plomo dentro de la bebida.

No utilice metal o recipientes de plástico delgado. Si es necesario, utilice el plástico del grupo poliolefine como por ejemplo el polietileno (PE) o el polipropileno. El vino o la sidra, que tienen

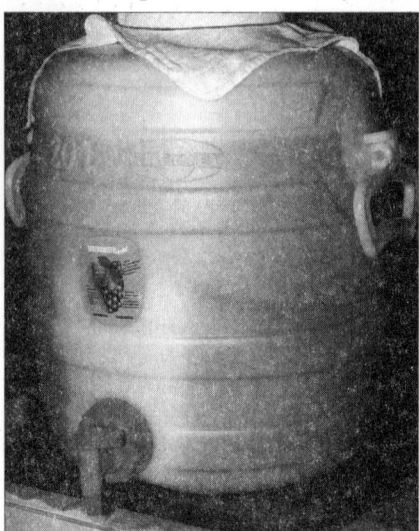

Un recipiente como este es el que utilizan los productores de vino. Está hecho de polietileno (PE) apto para alimentos.

un pH similar al del Kombucha (la sidra alrededor del 2,6) también se guardan en recipientes hechos de este tipo de material apto para alimentos. Sin embargo, deberá evitar los recipientes hechos de polivinilchlorido (PVC) o poliestireno. El estirol es nocivo para la salud y puede pasar dentro del líquido durante el proceso de fermentación. El metal no es adecuado porque los ácidos orgánicos producidos por el cultivo de Kombucha, pueden causar una reacción química con él.

Cuando elabore el Kombucha por primera vez, asegúrese de disponer también del liquido de inicio junto con el cultivo, es decir aprox.0.2 litros (7 onzas) de bebida de Kombucha ya preparada, para 2 litros (2 cuartos) de té. Para ello también puede utilizar bebida de Kombucha que haya fermentado bastante más tiempo, es decir que está algo avinagrada. Si ha recibido el cultivo de Kobucha sin el liquido de inicio, simplemente añádale al té un par de cucharaditas de postre de vinagre, el cual habremos hervido previamente. Utilice vinagre puro blanco destilado. No utilice vinagre biológico "vivo" ya que las bacterias del vinagre biológico pueden interferir con los componentes biológicos del cultivo de Kombucha. Se añade el vinagre destilado para rebajar el pH y hacer que la solución se torne ácida para ayudar a prevenir el desarrollo de hongos en el proceso de fermentación de su té de K. Henneberg (1926) juzga aconsejable de 2 a 4 cucharaditas de postre de vinagre hervido para 1 litro (cuarto) de té.

La adición de ácido al principio del proceso de fermentación, cuando los ácidos aún no han tenido tiempo de formarse, sirve para prevenir la formación de hongos y actúa como protección contra los micro-organismos indeseables. Para mantener limpio el proceso de fermentación, la acidificación es absolutamente necesaria.

Si ya ha hecho una primera vez bebida de Kombucha, cuando haga el segundo lote y los siguientes, vierta de ¼ a 1/8 de litro (9-14 oz., el equivalente a 1 taza y media) pero en cualquier caso, por lo menos un 10% de bebida de Kombucha ya preparada, en el té (después de que se haya enfriado). Esto ayuda de nuevo a la acidificación y le proporciona un mejor inicio al proceso de fermentación.

La científica Rusa L.T. Danielova (1959) recomienda acidificar la solución nutriente mediante ácido hidro-chlorico o acético con un ph de 5.0-5.5 (la forma de medir el valor del pH se expone en el capítulo "¿Cuando está lista la bebida?". Esta es aparentemente una buena base para la fermentación de las sustancias antibióticas.

También puede poner una rodaja de limón. Es lo que hacen en Rusia.

Lakowitz (1928) también recomienda poner una rodaja de limón dentro del té endulzado. La rodaja de limón debe, sin embargo, lavarse bien, de no ser así, podrían aparecer micro-organismos destructivos (esporas de hongos), que podrían interferir en el crecimiento e incluso detenerlo. Si esto ocurriera, la piel del cultivo creceria muy lentamente toda ella y el liquido adquiriría un olor desagradable, rancio, en lugar del olor típico (Schmidt, 1979).

Lindner (1917/18) recomienda añadir un poquito de alcohol a la solución nutriente, de cualquier tipo (ron, Jerez, coñac, o algo por el estilo) inmediatamente desde el inicio. Waldeck (1927), también dice que el químico Polaco que le elaboró la "pequeña bebida milagro" en 1915, le habló de algo de coñac o ron. El toque extra de alcohol (que sin embargo en nuestro días se ha dejado de poner) se dice que hace posible que las bacterias comiencen a producir ácido acético en seguida, en el caso de que las levaduras que producen alcohol no se hayan desarrollado aún le suficientemente en el correspondiente cultivo (Steiger and Steinegger, 1957). Según Lindner (1917/1918), cuando se añade alcohol, este "hace que la capa de mucílago misma sea un poco más transparente". Esto podría explicarse por el hecho de que la bacteria que produce la masa gelatinosa comienza su trabajo de inmediato y toma ventaja sobre las levaduras que se recogen en la capa superficial.

La investigadora Rusa Danielova (1959) llevó a cabo alguno experimentos para descubrir cuales eran los efectos que se producían al añadir alcohol a la solución nutriente. En una prueba determinada, se comprobó que la bacteria acética actúa de forma activa en la formación de una sustancia anti-bacteria en la bebida fermentada. Con el fin de activar esta bacteria, se la añadió poco a poco a la solución nutriente un 5% de alcohol etílico como fuente de carbono. Danielova comenta al mismo tiempo, que el nitrógeno que penetra en la solución a través del té, favorece el crecimiento de las levaduras. Con el fin de aclarar la influencia del alcohol en la producción de sustancias anti-bacteria, se añadió alcohol en el 1º, 3º y 7º día de crecimiento, para hacer comparaciones. Se demostró que la actividad de la solución nutriente había aumentado con la adición de alcohol al principio del proceso de fermentación (1º y 3er día) mientras que la adición de alcohol más tardía (7º día) no producía un aumento de la efectividad en la solución nutriente.

EL CULTIVO DE KOMBUCHA DENTRO DE LA SOLUCIÓN NUTRIENTE.

Ahora ponga el cultivo de kombucha dentro de la solución de té que se encuentra dentro del recipiente de fermentación. Al hacerlo, tenga cuidado (como también decía Mollenda – 1928) de que la capa externa del cultivo no esté rota, ya que de ser así el cultivo se debilitaría en extremo.

El porqué el cultivo se hunde algunas veces y otras veces flota en la superficie no siempre puede explicarse. La composición del agua (blanda o dura) y la del cultivo (por ej. el aire que tenga dentro) parece que tienen algo que ver en el asunto.

Cuando el cultivo flota en la superficie, primero crece por los lados hasta cubrir completamente la superficie y después se hace más grueso. La capa superior es siempre la más nueva. De vez en cuando puede arrancar la capa inferior de la membrana de manera que el cultivo se rejuvenezca constantemente. Como el cultivo necesita aire, la capa nueva crece siempre en la superficie.

Si el cultivo se hunde en el fondo, no crece ahí mismo; comenzará a formarse un nuevo cultivo en la superficie del té. El como sucede esto, se explicará en un capitulo aparte. Una piel gruesa, gelatinosa, como cuero, comienza a formarse en la superficie, primero clara como el agua, después blanquinosa. Esta piel comienza a formarse por gotas de jalea clara que aparecen ya sea simultáneamente sobre toda la superficie del líquido ya sea formándose primero unas manchas aisladas con un centro más grueso y unos bordes claros. La piel entera se hunde fácilmente de una sola pieza, de hacerlo así, se forma una nueva en la superficie (Henneberg, 1926).

Cuanto más tiempo lo deje tranquilo, más grueso se hará el nuevo cultivo. Cuanto más pronto queda recubierta la superficie del líquido, más pronto obtendrá un té con burbujas, ya que la capa de la superficie previene con eficacia el escape de ácido carbónico (Lindner, 1917/18).

También puede pasar que el cultivo se hunda primero , y más tarde, como resultado de la producción de ácido carbónico, aflore a la superficie.

El cultivo nuevo que se forma se puede utilizar exactamente de la misma manera que el original. Puede poner el antiguo cultivo junto con el nuevo en la misma jarra. De hecho puede poner tantos cultivos como quiera en una misma jarra o bien puede iniciar cultivos en varios recipientes más grandes. Cuando el viejo cultivo se vea más bien desagradable después de varios meses (con un recubrimiento marrón que no se puede lavar adecuadamente) simplemente puede tirarlo ya que habrán crecido suficientes cultivos nuevos para ocupar su puesto.

Muchos quieren escoger por sí mismos si el cultivo se hunde o flota en la superficie.

La razón de ello puede ser que cuando hay muchos cultivos flotando en la superficie, no se pueden formar cultivos nuevos; o quizá deseen que crezca un cultivo específico en la superficie del té.

Si desea que el cultivo se quede en la superficie, aunque este quiera hundirse, coloque un par de corchos debajo de él. Con un cuchillo, puede por ejemplo cortar rodajas de corcho muy finas de un tapón de corcho ordinario y hervirlas bien para esterilizarlas antes de utilizarlas por primera vez.

Al contrario, si quiere que el cultivo se hunda, solo tiene que colocar un par de guijarros sobre el mismo, una vez esterilizados en agua hirviendo. Otra forma de hacerlo es poner un objeto de vidrio o un vaso sobre cultivo para que se quede en el fondo. Así no tendrá problemas y el nuevo cultivo crecerá perfectamente.

EL CULTIVO DE KOMBUCHA NECESITA OXÍGENO

Los procesos metabólicos del cultivo de Kombucha dependen del aire fresco. Por lo tanto se tendrá cuidado de que haya siempre un aporte suficiente de oxígeno.

Por este motivo el recipiente deberá tener una apertura ancha y el líquido no deberá quedar demasiado alejado del borde. Una superficie amplia es lo que más conviene.

Hermann ya estableció en 1928 que las grandes áreas de superficie en un líquido de poca profundidad aumentaban la velocidad de propagación y la acidificación. Escribe (pg.180): "La velocidad de propagación y de acidificación depende naturalmente de varios factores. Las superficies anchas y una escasa profundidad del líquido facilitan el proceso. Por ejemplo, si se utiliza una retorta redonda tapada con algodón hidrófilo, se obtendrá el mismo grado de acidificación que en platos poco profundos cubiertos ligeramente, pero unos cuantos meses más tarde."

La formación de las sustancias que tienen un efecto anti-bacteria también depende directamente de la piel del cultivo de Kombucha que cubra la superficie de la solución nutriente. Esto lo destaca el científico e investigador Ruso Sukiasyan (1954). Estableció que una reducción en la cantidad de aire que llega a la superficie causa un descenso claro de la actividad en el fluido del cultivo, aunque se aumente la cantidad de solución nutriente.

El científico e investigador Ruso E. K. Naumova (1949), que escribió que la temperatura optima debería ser de 25-30º C, ya que con esa temperatura se produce una alta concentración de sustancias antibióticas efectivas, también menciona al mismo tiempo que las grandes áreas de superficie tienen un efecto favorable.

Y Sakaryan y Danielova establecieron en 1948 que la actividad de la bebida de Kombucha con respecto a las diferentes bacterias, era entre 2 y 5 veces mayor en un recipiente con una gran área de superficie que en una retorta de vidrio con una apertura pequeña.

Por lo tanto, es mejor utilizar un recipientede este tipo:

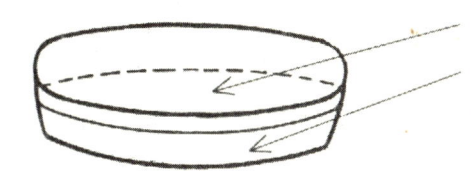

Gran área de superficie

Poca profundidad de líquido
resultado: propagación rápida
acidificación rápida

Un recipiente como este no es tan bueno:

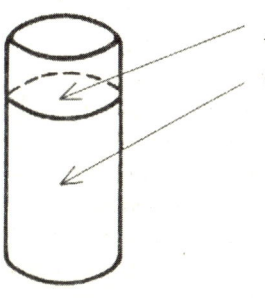

Área de superficie pequeña

Columna de líquido profunda

EL RECIPIENTE DE FERMENTACIÓN DEBE DE ESTAR TAPADO

El recipiente de fermentación debe de estar cubierto, como protección contra el polvo y otras partículas presentes en el aire. Al cubrirlo también se evita que las pequeñas moscas del vinagre, atraídas por cualquier líquido ácido, depositen sus huevos en el cultivo de Kombucha; gusanos blancos de unos 5 mm de largo salen de esos huevos al cabo de pocos días. En el capítulo "Problemas" encontrarán más detalles sobre esta plaga.

Para cubrir el recipiente puede utilizar un paño fino de muselin o de gasa, un pedazo de tejido de cortina con un entramado muy fino, una servilleta de té de lino o algo similar. También se puede usar un pañuelo de papel. Generalmente están hechos de tres o cuatro capas de papel. Se pueden separar esas capas y utilizar solo una de ellas como tapa. El tejido no debe ser demasiado flojo para que las diminutas moscas del vinagre no puedan atravesarlo. También por ese motivo, el tejido debe sujetarse con fuerza ya sea con una banda elástica o con un cordel de forma que las pequeñas moscas no puedan colarse entre el tejido y el borde del recipiente. No se deberán utilizar cierres herméticos o tejidos demasiado prietos ya que impedirían el acceso del aire. En la revista de ocio "Rund um den Tee" (Todo sobre el té – 1987) también se menciona como posibilidad el tapar el recipiente con una servilleta de papel.

Harms (1927) escribe que según las instrucciones para elaborar el té que consiguió de un químico de Hagen, "El recipiente se deberá cubrir con cristal, pero no completamente".

Dinslage y Ludorff (1927) cubrían el recipiente con un cristal transparente. Mollenda (1928) escribe que el recipiente se debe cubrir con un plato de porcelana, aunque menciona en el mismo artículo que el cultivo necesita aire. Precisamente por esa necesidad de aire, yo pienso que el cubrirlo con un paño fino es el método con más ventajas.

INFLUENCIA DE LA LUZ Y DEL SOL

La luz no es necesaria para el proceso de fermentación y es incluso un estorbo. El cultivo de Kombucha prospera incluso en la oscuridad. Por lo tanto el recipiente no deberá estar expuesto a la luz solar sino más bien guardado en un lugar apartado y fuera del alcance de la luz directa.

Encontramos este extremo confirmado por Mollenda (1928) que nos dice que aparte del ambiente cálido, el azúcar, el té, el aire y el lugar tranquilo, el cultivo de Kombucha necesita oscuridad para desarrollarse de forma sana. Y Hermann (1928) establece que en un recipiente colocado en la oscuridad se forman mayores contenidos de ácidos.

Estos son los resultados de sus experimentos:

Se colocaron dos platos de vidrio uno al lado del otro a temperatura ambiente. Uno se cubrió con papel transparente, el otro se recubrió totalmente con papel negro.

Contenidos	Plato expuesto a la luz	Plato sin luz
10 % caña de azúcar 12.2 to 7.4 in 50 cc		
ácidos volátiles ácido no volátiles alcohol	38.7 n/2 16.0 trazas	42.3 n/2 19.0 trazas

El Professor Dittrich (1975, p. 70 - 71) también escribió acerca de la diferencia de crecimiento entre los cultivos de bacterias expuestos a la luz y los que no fueron expuestos. Después de su exposición a la luz y la posterior incubación en una incubadora, se pudieron apreciar diferencias en el crecimiento. El Profesor Dittrich dice: "La tasa de crecimiento de la superficie expuesta a la luz es inferior a la de la que se mantuvo en la oscuridad." De ello se puede deducir que "lo que se dice sobre la luz, el aire, el sol directo, tiene definitivamente su base para ser dicho. Por lo que se refiere a nuestros cultivos, sin embargo, hemos llegado a la conclusión de que no se deben dejar a la luz del sol sino más bien en un sitio a la sombra." Dittrich habla de unos cultivos de bacterias, peso sus observaciones podrían referirse también al cultivo de Kombucha, ya que se sabe que está formado en parte por bacterias.

Y finalmente, el Profesor Henneberg (1926, Handbuch der Gärungsbakteriologie – Manual de fermentación bacteriológica - Vol. I, p. 6) menciona en su introducción a la bacteriología que los hongos (entre los cuales se encuentran las levaduras del cultivo de Kombucha) son "más o menos sensibles" a la luz del sol así como a la luz ultravioleta.

Los científicos Soviéticos Sakaryan y Danielova (1948) informan que "la luz del día, los rayos solares y las bajas temperaturas" inhiben el proceso vital del cultivo de Kombucha, pero no lo paran. El metabolismo solo baja un poquito.

Otro articulo Ruso (Roots, 1959) menciona que además de las bajas temperaturas, demasiada luz solar y demasiados rayos solares inhiben la actividad del cultivo de Kombucha.

La razón por la que al cultivo de Kombucha no le gusta la luz podría ser que la luz del sol es nociva para ciertos micro-organismos. Es lo que dijo Schmeil-Seybold (1940, p 379) en el siguiente estudio sobre los efectos germinicidas de la luz solar, que ciertamente es aconsejable en el caso de gérmenes infecciosos, pero que tienen un efecto inhibidor sobre los micro-organismos del cultivo de Kombucha:

"Los naturalista pusieron trapos, ropa de cama, muebles y otros objetos que habían infectado con gérmenes infecciosos, en el exterior, donde les pudieran tocar los rayos del sol y a menudo se dio el caso de que los gérmenes quedaran eliminados al cabo de pocas horas. En la luz del sol, en particular en las ondas cortas de su espectro (ultra-violeta), tenemos un desinfectante de primer orden. "Pero debemos proteger nuestro cultivo de Kombucha de ese 'desinfectante'."

AL CULTIVO DE KOMBUCHA LE GUSTA EL CALOR

Uno de los factores más importantes en el metabolismo y el crecimiento de micro-organismos es la temperatura. Los elementos individuales en la simbiosis del cultivo de kombucha pertenecen a los micro-organismos del tipo llamado mesofílico, que tienen una temperatura 'normal'. Su desarrollo optimo se produce a 20-30º C (= 68-86º F), ya que las bacterias en general necesitan más calor que las levaduras.

No todos los autores que escriben sobre el Kombucha dicen que se tenga que elaborar a cierta temperatura para ayudar al cultivo a que propere. Steiger and Steinegger (1957) dicen: "Una temperatura ambiente normal es suficiente para que el cultivo pueda activarse, aunque lo mejor sería que estuviera a una temperatura algo superior". Por propia experiencia, estoy de acuerdo con esto, sin embargo, quisiera también mencionar otros artículos.

Henneberg (1926, p. 379) prescribe "una temperatura ambiental cálida" Hermann (1928, p. 180) describe la zona entre 18 a 26º C (= 64-79º F) como la temperatura optima. Reiss (1987, p. 288) da 23 - 27º C (= 73-81º F) como temperatura optima para el crecimiento del cultivo de Kombucha, y encuentra que la incubadora es un buen sitio para él ya que ofrece la temperatura correcta. Hesseltine (1965, p. 178) utiliza calor a 25º C (= 77° F). E. K. Naumova (1949) subraya que la temperatura optima es 25 - 30º C (= 77-86° F), porque a este nivel, se pueden formar grandes concentraciones de sustancias antibióticas. Bazarewski (1915) trabajaba a una temperatura de 28º C (= 82° F) y observó un rápido crecimiento a esa temperatura. En un articulo Japonés de Kozaki (1972) y sus colegas, leí la siguiente afirmación referente a las bacterias en el cultivo de Kombucha: "Temp. Opt. 28º C (= 82° F)". Valentin (1928) comprueba que el cultivo se desarrolla mejor cuando se deja a una temperatura de 30º C (= 86° F). Lakowitz (1928) propone 30 - 35º C (= 86-95° F) como temperatura optima. Bing (1928) escribe que la temperatura más favorable para la fermentación de la levadura Pombe contenida en el cultivo de kombucha, asi como para la bacteria xylinum se encuentra "cercana a la temperatura de la sangre."

No son solo los artículos Alemanes mencionados más arriba los que dan un amplio abanico de temperaturas, sino que la literatura Rusa también lo hace.

Barbancik hace bebida de Kombucha para usarla en su hospital a la "temperatura habitual" de 20º C (= 68° F). Danielova (1959) por otra parte escribe: "La temperatura también es bastante importante par su desarrollo. Se ha comprobado que la mayoría de bacterias del ácido acético se desarrollan mejor a 28 - 30º C (= 82-86° F); Solo unas cuantas tienen su temperatura optima por encima de los 30º C (la Bacteria. aceti Pasterianum, Kützingianum). Según los resultados de nuestras experiencias, el mejor crecimiento del Kombucha ocurre entre 25 y 30º C. (= 77-86° F)"

Hoy en día, la temperatura ideal que se acostumbra a aconsejar para el cultivo del Kombucha en casa, sin ningún tipo de aparato especial, suele estar por norma general alrededor de los 23º C (= 73° F). Pero, de los artículos mencionados, se deduce que unos grados más o menos no tienen importancia.. Sin embargo, la temperatura no debería bajar por debajo de los 18º C (= 64° F), ya que entonces, la actividad de las bacterias queda reducida y solo las levaduras continúan formándose, ya que estas necesitan mejos calor. Las consecuencias de la falta de calor, (menos de 23º C = 73° F)), según me dijo el naturópata P. J. Kloucek de Lappersdorf cerca de Regensburg, es que la bebida le puede producir flatulencias con facilidad. Por otra parte, a más de 23º C (= 73° F) las bacterias trabajan particularmente bien; ellas son las responsables, entre oras cosas, de la formación de la piel sobre el cultivo. Si se produce un calentamiento excesivo, la piel del cultivo se vuelve gelatinosa y babosa. Para obtener un crecimiento equilibrado, con las bacterias y las levaduras trabajando en la misma forma, deberá apuntar a una temperatura de aproximadamente 23º C (= 73º F). Por norma general se puede decir que la fermentación se produce más rápidamente a temperaturas más elevadas, y que se alcanza antes el grado de madurez correspondiente. Con temperaturas más bajas, ocurre lo contrario.

El metabolismo y el crecimiento del cultivo de Kombucha se basan en una combinación de varios procesos químicos. De las leyes de la termodinámica, se puede derivar que la velocidad de las reacciones químicas aumentan en proporción a la subida de la temperatura; de hecho, un aumento de la temperatura de 10º C (= 50º F) casi dobla dicha velocidad (Ley de van't Hoff, de Weide y Aurich, 1979).

Sakaryan and Danielova (1948) notaron que el cultivo de Kombucha se desarrollaba particularmente bien durante la primavera y el verano, desplegando una mayor actividad metabólica que en otoño e invierno. En primavera y verano el cultivo forma "una masa mucilaginosa fuerte, y la sustancia fluida es poderosamente efectiva, mientras que el crecimiento disminuye en otoño e invierno." Ni siquiera los científicos pueden decir porque ocurre este fenómeno. Las diferencias de temperatura no parecen ser la única causa. Aunque el cultivo de Kombucha se mantuvo a la misma temperatura ("25 a 30") en invierno, no se obtuvieron los mismos resultados en invierno que en primavera y en verano. Cuando se prepara en los hogares Europeos, el cultivo de Kombucha prospera mejor en verano. Las condiciones para el crecimiento en circunstancias domésticas normales son en general menos favorables en primavera porque las temperaturas acostumbran a bajar bastante por las noches.

El cultivo de Kombucha, sin duda está mejor cuando la temperatura optima permanece constante. Con un poquito de habilidad se puede establecer una temperatura constante en el lote con la ayuda de un calentador de acuario controlado por un termostato. Se coloca el recipiente de fermentación dentro de un recipiente mayor que contenga el agua caliente.

OTRAS NECESIDADES DEL CULTIVO DE KOMBUCHA

El recipiente de fermentación no deberá moverse una vez se haya iniciado el proceso de fermentación.

No los mueva de sitio. De este modo se evitará que la piel vieja y la nueva que se está formando se hundan en el fondo.

No deberá fumar en la misma habitación. Aparentemente el cultivo se podría disolver o volverse mohoso.

Según mi experiencia, la cocina, aunque muchas veces es la habitación más caliente de la vivienda, no es el mejor sitio para colocar el recipiente de fermentación. Las variaciones frecuentes de una atmósfera de vapor grasiento tienen un efecto negativo.

EL PROCESO DE FERMENTACIÓN ESTÁ EN MARCHA

Una sucesión de complicados procesos metabólicos biológicos y químicos tiene lugar en el sustrato del té durante la fermentación, tanto secuencialmente como simultáneamente. El cultivo de Kombucha se puede describir como una pequeña industria química que, mientras se desarrolla la fermentación, produce una pequeña cantidad de alcohol, dióxido de carbono, vitaminas del grupo B y vitamina C, así como varios ácidos orgánicos que son importantes para el metabolismo humano: ácido acético, ácido glucónico, ácido glucorónico, ácido láctico, ácido oxálico y unos cuantos más.

La llamada inversión de los disacáridos (= azúcares compuestos tales como los de remolacha o de caña de azúcar) en monosacáridos (=azúcares simples, tales como glucosa, fructosa, galactosa) precede a los procesos de formación de ácidos

Esta división la causan las enzimas y los ácidos. El proceso de fermentación comienza con la conversión de las levaduras en alcohol. Este proceso queda representado en la fórmula química siguiente:

$$C_2H_{12}O_6 \longrightarrow 2\ C_2H_5OH + CO_2$$
dextrosa → alcohol + dióxido de carbono

El dióxido de carbono (CO_2) reacciona con la humedad en el té para formar el ácido carbónico:

$$CO_2 + H_2O \longrightarrow H_2CO_3$$
dióxido de carbono + agua → ácido carbónico

Al mismo tiempo, las bacterias acéticas construyen su formación mucilaginosa alrededor del cultivo de Kombucha. Convierten el azúcar en celulosa y hacen que la membrana que cubre el cultivo de Kombucha crezca gradualmente. Mientras tanto fermentan el alcohol producido por las levaduras transformándolo en ácido acético y otros ácidos orgánicos. Se trata de un proceso de oxidación que se puede representar de la siguiente forma:

$$C_2H_5OH + O_2 \longrightarrow CH_3COOH + H_2O$$
alcohol + oxígeno → ácido acético + agua

La acidificación del té endulzado está causada por lo tanto por la actividad metabólica de los micro-organismos del cultivo de Kombucha. La velocidad de la acidificación depende de lo favorables que sean las condiciones vitales que se le puedan proporcionar a este organismo. Los factores decisivos implicados son: la composición del cultivo simbiótico (según Dinslage y Ludorff, 1927, esta no siempre es constante, algunas veces las condiciones son más favorables para este tipo de levaduras, otras veces para estas otras, algunas veces para las bacteria acéticas), el tamaño y la forma del recipiente y, en particular, la cantidad de superficie de expansión que el recipiente permita; la extensión a la que pueda acceder el oxígeno, la composición del aire (¿contaminación?); la calidad del agua, el tipo de té; la cantidad y el tipo de azúcar que se utilice; y sobre todo, la temperatura. Debido a la variación de todos estos factores, el proceso de acidificación no siempre se desarrolla de la misma manera.

Durante el curso del proceso de fermentación la bebida desarrolla un agradable aroma. El color se hace más claro debido al aumento de la acidez. Al desarrollarse las levaduras, la bebida puede volverse un poco turbia. Pequeñas burbujas espumosas de gas se desarrollan aquí y allá. Esto se debe a la transformación del carbono en ácido carbónico como resultado de la humedad dentro del té. También sucede con frecuencia que una burbuja de gas quede atrapada bajo la piel de la superficie del líquido y la presione hacia arriba en ese punto preciso de forma que el resto de la piel cuelgue por todo alrededor como una cortina, haciendo que el cultivo de Kombucha parezca una medusa.

La forma en que se desarrollan las diferentes sustancias durante el proceso de fermentación se ve muy claramente en los resultados de las investigaciones del Dr. Jürgen Reiss (de la Deutsche Lebensmittelrundschau – Una revista Alemana sobre alimentación - año 83, No. 9, 1987, con el amable permiso del editor y del autor)

Sustancias contenidas en el Kombucha hecho con té negro:

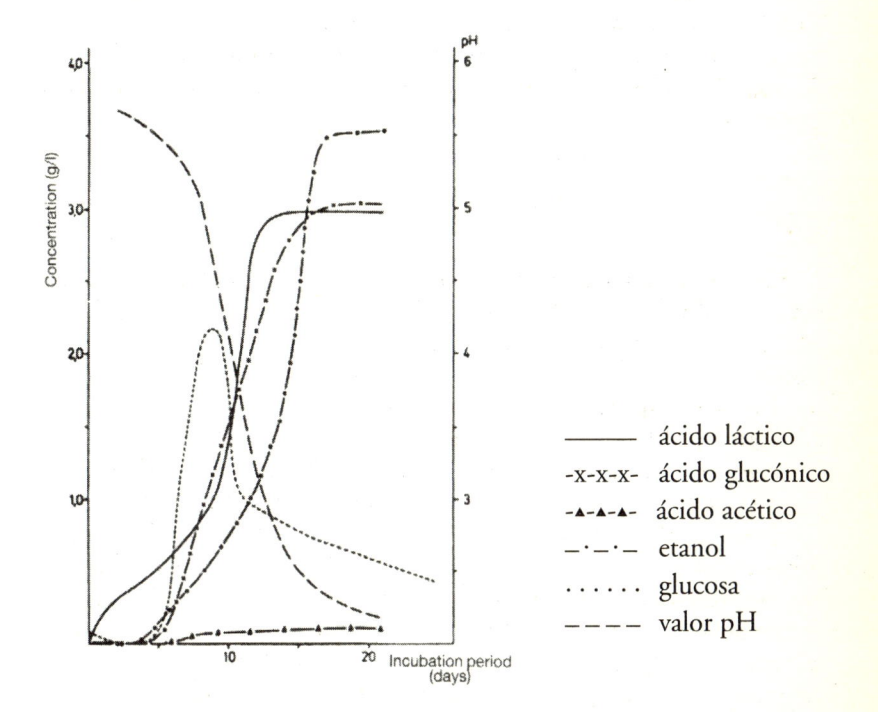

———— ácido láctico
-x-x-x- ácido glucónico
-▲-▲-▲- ácido acético
—·—·— etanol
······ glucosa
- - - - valor pH

PARTE V - ENVASADO Y TOMA DE KOMBUCHA

¿CUÁNDO ESTÁ LISTA LA BEBIDA DE KOMBUCHA?

El proceso de acidificación del que ya hemos hablado depende de varios factores y no siempre se desarrolla de la misma manera. Además, parece ser que se tienen ideas muy diferentes sobre cuándo la bebida está lista. Hans Irion en su "Lehrgang für Drogistenfachschulen" (Curso practico para colegios técnicos farmacéuticos - 1944) recomienda un periodo de fermentación de 5 o 6 días. Otros autores decretan que debe ser de 8 a 10 días, y aún hay otros que aconsejan de 10 a 12 días como periodo de fermentación.

Ingeborg Oetinger (1988), que considera como crucial el problema ácido / alcalino, opina que solo se debería dejar que la bebida se volviera ligeramente ácida. El Dr. Reiss (1987) menciona que el té kwass hecho de té negro posee un gusto particularmente agradable después de un periodo de fermentación de 6 días. Después de 10 días predomina el gusto a vinagre.

Dinslage y Ludorff (1927) escriben: "Considerando que al cabo de tres días el té kvass tiene un gusto agradable, como de zumo de fruta, después de 14 días se evidencia un gusto desagradable, fuerte, ácido y solo ligeramente aromático. Es más, después de 3 días se puede detectar lo siguiente: 0.33 % de alcohol, 0.06 % de ácido volátil (ácido acético), 0.11 % de ácido no-volátil (ácido láctico), y 2.02 % de ácido en total, en contra de lo siguiente, al cabo de 14 días: 0.73% de alcohol, 0.25 % ácido volátil, 0.35 % de ácido no-volátil, y 8.10 % de ácido en total. Según estos resultados, la bebida del té kvass parece estar en su punto después de tres o como mucho seis días de actividad del cultivo de Kombucha. Cuando se hace de esta forma, la bebida resulta ligeramente picante, tiene un olor agradable y en los primeros días del proceso de fermentación, permite que tanto el gusto como el olor se distingan bien, mientras que después de un largo periodo de fermentación las características ácidas de la bebida afloran demasiado y desaconsejan la consumición de grandes cantidades."

Mollenda (1928) escribe en un artículo: "En invierno, el té debe recogerse después de 5-6 días, en verano después de 3-4 días. Antes de hacerlo, se debe sacar el cultivo de Kombucha y ponerlo en un plato de porcelana limpio; Entonces se puede envasar la bebida en botellas, cerrarlas, y colocarlas en un lugar fresco entre 3 y 6 días antes de beberla."

Lindner (1917/18) incluso escribe sobre el preparar la bebida de Kombucha con dos días de fermentación: "El líquido y el cultivo se deberán sacar cada dos días, y lavar el cultivo con agua tibia antes de ponerlo de nuevo en una infusión recién hecha de té endulzado con azúcar (una cucharada sopera de azúcar por cada medio litro de té), habiendo lavado entretanto el recipiente. El té de kvass de dos días sale de un bonito color claro, ligeramente ácido con un lejano aroma de vino de Mosella y ligeramente burbujeante. A los invitados les gusta mucho beberlo por su calidad."

Una señora Alemana que vive en Rusia, me dijo incluso, que su madre acostumbraba a dejar el té en infusión durante un día y que colocaba el cultivo de Kombucha en el té solo durante ese día. Al día siguiente, toda la familia se tomaba el té como bebida casera.

Personalmente, acostumbraba a dejar que el té fermentara de 12 a 14 días, de forma que el azúcar quedara del todo convertido. La bebida adquiría entonces un gusto similar al de un vino seco bien fermentado, sin mucho dulzor residual, y no es que fuera un gusto demasiado fantástico, pero era más fácil de digerir. Mi esposa protestaba por la acidez que en su opinión era demasiado fuerte. Desde entonces, recojo la bebida a los 8 o 10 días aproximadamente. Si usted mismo le da mucha importancia al gusto, o tiene que tomar en consideración los gustos de su familia (después de todo, ellos también tienen que beberlo), entonces le recomiendo que comience con una periodo de fermentación de unos 8 días.

Hay un punto a favor del periodo de fermentación de 8 días, que he encontrado a faltar en los artículos Alemanes sobre el Kombucha pero en el que se pone la mayor atención en las investigaciones Rusas – La infusión de Kombucha posee cualidades antibióticas. Los trabajos de investigación llevados a cabo por Sakaryan and Danielova (Profesor y Lector respectivamente en el Instituto para la Ciencia Zoológica y Veterinaria de Yerevan), han demostrado que la actividad necesaria para la destrucción de las bacterias se lleva a cabo los días 7º y 8º . El tiempo exacto depende naturalmente de la cantidad de azúcar y de la temperatura, que no vienen mencionadas en el artículo del que dispongo (Roots, 1959).

El Director Científico del hospital de Omsk, el Profesor G. Barbancík (1958) y sus colegas, ha estado investigando desde 1949 sobre el tratamiento de varias enfermedades mediante la bebida de Kombucha. Utilizaban 50 g de azúcar por litro y establecieron que la infusión alcanzaba su mayor grado de actividad después de 7 a 8 días, a una temperatura normal de 20º C. Por lo tanto les daban a sus pacientes Kombucha que había estado fermentando durante 8 días (con éxito, tal y como se recoge más adelante). Para que cada día pudieran disponer de una bebida recién hecha, cultivaban el té en 7 u 8 recipientes, rellenando de nuevo un recipiente cada día.

El periodo individual de fermentación lo adaptará cada persona según su criterio, dependiendo de los porcentajes de azúcar residual, el grado de acidez, el gusto personal de cada uno y los elementos antibióticos que se mencionan en los artículos Rusos.

He mencionado los diferentes puntos de vista sobre el periodo de fermentación para que puedan apreciar que realmente hay mucho donde escoger. Sería deshonesto establecer una especie de regla aplicable a todo. Depende del gusto personal, depende de como reacciona el cuerpo de cada uno. En realidad, cualquiera puede regular el grado de acidez según le convenga, dependiendo de sus propias circunstancias y necesidades. Estas no son las mimas para todo el mundo.

Cuando la bebida está lista, tiene, (tal y como lo escribe Mollenda, 1928) "un color amarillo ámbar, y un olor suave a vino agrio, en el cual predomina el gusto ácido." Sin embargo, eso depende principalmente del tipo de té que se haya utilizado. Con el té de rosa mosqueta, naturalmente la bebida no tiene un color amarillo ámbar sino más bien un color rojizo. Incluso el cultivo, en este caso, adquiere un tono rojizo.

El grado de acidez de la bebida de Kombucha se expresa en termino de valor del pH. Un pH de 7 es neutral. Con un valor por debajo de 7 es una reacción ácida, con un valor por encima del 7 es una reacción básica o alcalina. El valor del pH de la bebida fermentada de Kombucha se sitúa entre 2,5 y 4, dependiendo del grado de fermentación. En el caso de que el cultivo esté agonizando, el líquido tiene una reacción neutral o alcalina y huele muy mal.

Para medir el valor del pH, utilice simplemente indicadores de pH que son como unas tiras de papel, varillas de medir o indicadores de fluido. Los indicadores adquieren ciertos colores dependiendo del valor del pH, que luego se comparan con una carta de colores. Los indicadores de fluido reaccionan muy rápidamente. Los indicadores de varilla son sencillos de manipular pero a veces tardan bastante tiempo en cambiar de color. Hay también medidores de pH electrónicos pero son muy caros y que cuestan de encontrar por debajo de los 150 Euros.

El salto entre una unidad de pH y otra - por ejemplo entre un pH de valor 4 y uno de valor 3- indica que la solución es 10 veces más ácida.

Cuanto más grande es la graduación medida por los indiciadores, mayores son las escalas. Los indicadores cuyas escalas van del 1 al 14 pueden como mucho determinar diferencias de pH de 1 o 2 unidades. Naturalmente, este tipo de indicadores da un resultado muy inexacto.

Si queremos medir el grado de acidez de la bebida de Kombucja (el probar su gusto es muy inseguro), una graduación de medida de 2.5 a 5 es suficiente como regla. Para estos niveles, hay muchos indicadores que están graduados de 0.2 a 0.5. Los indicadores de pH de Merck se encuentran disponibles en las farmacias y las tiendas que venden artículos de laboratorio. Un paquete cuesta 7 Euros. Los siguientes son muy adecuados para medir el valor del pH del Kombucha:

- Art. No. 9526 Indicador universal del pH en rollo.(4.8m),
  graduación pH 1.0 - 10.0 por unidades de 1 pH
- Art. No. 9535 pH indicador universal (100 tiras),
  graduación pH 1.0 - 14.0 por unidades de 1 pH
- Art. No. 9531 indicador Acilite (100 tiras),
  graduación pH 0 - 6.0 por unidades de 0.5 pH
- Art. No. 9541 pH indicador especial (100 tiras),
  graduación pH 2.5 - 4.5 de 0.2 - 0.3 grados

La bebida no será siempre la misma. Hay fluctuaciones en el aroma y también en la apariencia. Cuando la bebida está lista, algunas veces hormiguea ligeramente sobre la lengua, y se notan las pequeñas burbujas del ácido carbónico en el paladar. Otras veces las pequeñas burbujas del ácido carbónico pueden estar del todo ausentes o quizá solo se desarrollen una vez embotellada. Estas fluctuaciones, a menudo inexplicables, las encontré confirmadas en un artículo de List y Hufschmidt (1959), que escribían: " En las pruebas que hemos llevado a cabo con el cultivo de Kombucha, hemos observado que se forma una fuerte concentración de CO_2 en varios de los recipientes que contienen el cultivo, mientras que en otros que se prepararon con el mismo cultivo de Kombucha, se produjo relativamente poco CO_2, aunque hayamos mantenido los cultivos bajo las mismas condiciones."

Así que no se preocupe si la bebida no le sale siempre igual. Tratándose de un organismo vivo, tales variaciones son normales.

"Se le permite a cada uno tener su propio gusto, y es loable intentar conseguir un producto al gusto de uno; pero las razones con las que cada uno quiere justificar este hecho, forman una afirmación general que, de

tener éxito en lo que uno se propone, se da como el único y verdadero gusto, pudiendo significar ir más allá de los limites del conocimiento adquirido y estableciéndose uno mismo como una autoridad inflexible en la materia."
Lessing, Dramaturgo de Hamburgo 19

TRASIEGO Y EMBOTELLADO DE LA BEBIDA

Durante un tiempo he estado utilizando filtros de papel para filtrar la bebida cuando estaba lista. La bebida saldrá siempre clara si utiliza este método. Cualquier pequeño residuo quedará atrapado en el filtro. Este queda saturado muy pronto y se tiene que renovar a menudo cuando se cuelan grandes cantidades. Así que algunas veces he probado con filtros doblados. Para ello se dobla un gran pedazo de papel de filtro (que puede conseguir de un químico) de una forma especial y cuando se despliega se obtiene una superficie de filtrado más grande. Los químicos filtran grandes cantidades de líquidos de esta forma.

Algunos podrían objetar que el filtro de papel pasa por un proceso químico intenso durante su fabricación. Lo tratan con todo tipo de productos químicos para conseguir que sea estable al mismo tiempo que permeable.

Debido a eso, he decidido que la bebida no necesita ser filtrada tan cuidadosamente. Cuando está lista se puede poner, incluso sin filtrar, en botellas limpias. De esta forma retiene su nublado natural. Primero se saca el cultivo de Kombucha del recipiente de fermentación con las manos limpias, y se pone en un plato limpio. Sujetando el recipiente de fermentación por un ángulo o con la ayuda de un cucharón, se vierte el líquido a través de un colador (que recogerá las impurezas mayores) y a través de un embudo, se pone dentro de las botellas. También se puede dejar el cultivo de Kombucha en el recipiente de fermentación y sacar el líquido inclinando con cuidado el recipiente, dejando solo un poco para la nueva infusión. O bien se puede introducir un tubo delgado en el recipiente para que el líquido suba por el tubo y aspirar la bebida.

No se preocupe si algo de sedimento de las levaduras entra dentro de las botellas de bebida. Se considera que ciertas células de levadura tienen un efecto beneficioso sobre el tracto intestinal, normalizan las bacterias intestinales y mediante una estimulación de los intestinos, contribuyen a un aumento de la resistencia a las enfermedades. Las levaduras Saccharomyces cerevisiae Hansen CBS 5926 por ejemplo, se están utilizando recientemente como fármacos (Perenterol) debido a su efecto inmunológico. Según un artículo en la revista "Ärzte-Zeitung" (Tiempos médicos) del 10.04.89 las células de levadura son adecuadas tanto usadas como profilácticos como para uso terapéutico en las enfermedades intestinales. Según el Profesor K. D. Tympner de Munich, "La fuerza inmunitaria de las células de levadura" se ha comprobado recientemente. Según una afirmación del Profesor Jürgen Hotz de Celle, las células de levadura liberan una serie de sustancias a través del tracto intestinal que favorecen el crecimiento de bacterias no-patógenas y pueden tener un efecto antagónico (hostil) contra las bacterias patogénicas facultativas (causantes de las enfermedades). Aunque aún no se sepa exactamente como funciona el mecanismo de la terapia de las levaduras, se puede asumir que las células de levadura de la bebida de Kombucha tienen un mecanismo similar que las hace tan efectivas como lo es la

Saccharomyces cerevisiae Hansen CBS 5926 mencionada en el artículo de "Ärzte-Zeitung". Esta levadura se está utilizando en experimentos para ver si las enfermedades con inflamaciones crónicas del intestino (enfermedad de Crohn) pueden ser influenciadas a través de la alteración de las bacterias en el tracto intestinal. (Referencia: Ärzte-Zeitung 8, 64, p. 16, 10.04.89)

Dentro de las botellas llenas se pueden producir nuevas pequeñas formas gelatinosas rayadas. Mollenda (1928) habla de "algas marrones oscuras y claras". En mi opinión son vástagos que se han formado a partir de pequeñas porciones del cultivo de Kombucha que se han colado cuando la bebida ha sido embotellada. Con el fin de evitar que estos elementos pasen a la bebida al tomarla, se debe pasar de nuevo a través de un colador al ponerla en el vaso. Mollenda recomienda "colar la bebida a través de un lienzo limpio antes de tomarla". Considero que es mejor un colador porque de esta forma las grandes partículas quedan atrapadas pero las levaduras pasan a través de la malla.

De vez en cuando (cada 4 semanas), los sedimentos del fondo del recipiente, que son los que hacen que la bebida se vea nublada y que son en su mayoría cultivos de levadura pura, deben de ser retirados, enjuagando el recipiente con agua. Henneberg (1926) así lo recomienda y añade: "Si desea obtener una mayor cantidad de ácido carbónico y no una bebida tan ácida, deberá estimular el crecimiento de las levaduras e inhibir la formación de los ácidos por el cultivo. Esto ocurre si se trasiega frecuentemente el té y no se retiran los sedimentos a menudo, debido, en su mayoría, a las levaduras que se acumulan en ellos." Las levaduras en los sedimentos son las responsables de un inicio rápido del nuevo proceso de fermentación.

Después de embotellar la bebida, puede comenzar a preparar una nueva producción. Antes de hacerlo, deberá lavar el Kumbucha con agua tibia o fría bajo el agua corriente.

Mollenda recomienda darle al cultivo un buen baño antes de volverlo a utilizar de nuevo. Lo describe de esta forma: " En invierno, el cultivo no debería lavarse en absoluto; en verano, debería lavarse una vez cada 4-6 semanas en agua tibia (...) durante 5 minutos, y después de dejarlo escurrir un poco, colocarlo en una infusión de té recién hecha que se haya dejado enfriar hasta estar tibia."

Según Henneberg, "cuando el té kvass está listo y tiene un sabor parecido a la sidra o al de un vino blanco seco, si no se ha de utilizar enseguida, se deberá guardar en botellas llenas hasta el borde, en un lugar fresco, para evitar una acidificación mayor y evitar que el cultivo crezca." Basándome en mi experiencia personal, prefiero no llenar las botellas hasta el borde. La bebida puede seguir trabajando incluso si las botellas están hasta el borde y con la producción del ácido carbónico, se produce un exceso de presión que puede provocar que la botella reviente. Por ese motivo prefiero utilizar botellas que puedan ser tapadas con corcho, así si se produce un exceso de presión, se puede sacar el corcho en caso de emergencia.

Como también menciona Henneberg puede fácilmente ocurrir que se forme un pequeño cultivo nuevo dentro de la botella sobre la superficie de la bebida, si se ha dejado reposar la botella algún tiempo. Esto, sin embargo, no representa ningún inconveniente y solo deja claro la adaptabilidad del cultivo y lo poco exigente que es, ya que aunque necesite oxigeno, puede formar un nuevo cultivo simplemente a partir de los ramales contenidos en la bebida ya fermentada.

Una vez que se han rellenado las botellas, se deberán guardar en un lugar frío, preferiblemente en el frigorífico o en una bodega fría, con el fin de mantener a raya la fermentación segundaria. Si se almacena de este modo la bebida se puede guardar durante mucho tiempo. El ácido impide que se estropee. Sakaryan y Danielova (1948) establecieron que la efectividad del Kombucha disminuía gradualmente durante su almacenaje después de un largo periodo de tiempo, pero aún así incluso después de 5 meses, no desaparece del todo y es incluso bastante considerable. Cuanto más permanece la bebida en la botella, mejor es su sabor, ya que sigue trabajando. Se deberá dejar reposar la bebida entre tres y seis días después de embotellarla y antes de comenzar a tomarla. El ácido carbónico se produce mediante una segunda fermentación y solo se puede escapar cuando se abre la botella. El ácido carbónico le da un carácter efervescente y refrescante a la bebida. Simplemente deje que se deslice un vaso de Kombucha sobre su lengua y permita que las burbujas del ácido carbónico cosquilleen en su paladar, y además de eso, es saludable.

Naturalmente, las botellas que se vayan a utilizar al momento, no es necesario ponerlas en el frigorífico; La bebida se puede guardar a temperatura ambiente, lo que es mejor para el estómago. La bebida se puede también mezclar con agua caliente. Sin embargo, si se calienta a más de 40º C (por ejemplo, si quiere hacer vino caliente con especies con el Kombucha), las células de levadura que se han colado en la bebida quedarán destruidas. Otras substancias, tales como el ácido glucurónico o las substancias antibióticas, no quedarán afectadas aunque lo caliente a 100 º C.

Un farmacéutico me dio un buen consejo y me dijo que añadiera aproximadamente un gramo (la punta de una cucharadita de té) de ácido ascórbico (Acidum ascorbicum) en el momento de embotellar la bebida. El ácido ascórbico es la vitamina C en su forma cristalina pura. Es un anti-oxidante y se puede obtener en cualquier farmacia. La calidad de la bebida queda entonces mejorada y se conserva más tiempo.

Hay una sugerencia interesante hecha en el "Hobbythek: Rund um den Tee" (Hobbyteca: Todo sobre el Té-), 1987, aunque tiene la desventaja de un alto contenido en azúcar. En la "Hobbythek Tips" (consejos de la Hobbyteca), que entre otras cosas trata de la elaboración del Kombucha, se lee: "También es posible utilizar botellas con tapa de metal (como las de la cerveza o las del agua mineral) y dejarlas fermentar de nuevo durante unos cuantos días. Incluso pueden añadir media o una cucharadita de té de azúcar por cada botella de 0,7 litro antes de ponerles las tapas, de manera que las levaduras del té Kvass que son las que causan que el líquido se enturbie ligeramente, puedan trabajar un poco más durante 3 o 4 días. El alcohol contenido en la bebida aumentará por lo tanto en parte y se liberarán más cantidades de dióxido de carbono que es lo que le da a la bebida su efecto refrescante."

Para que le pueda añadir un poquito de variedad al gusto, le voy a dar un par de consejos para que los pruebe. Valentín (1928) escribe en el Apotheker-Zeitung (Times Farmacéutico) que obtuvo un liquido de olor especialmente agradable "al añadirle pequeñas cantidades de frutas en conserva (arándanos agrios, manzana, frambuesa, etc.) En primer lugar, el cultivo encontró una vasta fuente de nutrientes en las substancias nitrogenadas contenidas en la fruta, y después, las sustancias aromáticas de la fruta, impartieron su aroma a la solución".

Tomen nota de que Valentín utilizó frutas en conserva. No es aconsejable hacerlo con fruta fresca ya que la fruta cruda fermenta con el líquido. Se corre entonces el riesgo de introducir bacterias indeseables y levaduras descontroladas dentro del cultivo.

La fruta fresca, cruda, puede de hecho utilizarse, pero deberá ser añadida solo una vez que la bebida esté lista para embotellar, es decir, cuando el proceso de fermentación haya acabado. Yo le añado unas cuantas frambuesas aquí y allá en la bebida cuando está lista para embotellar, o unas cuantas cerezas, moras, etc.- lo que tengo disponible en mi jardín en ese momento. La bebida toma como un deje del aroma de la fruta y adquiere un colorido diferente, para cambiar. O pruebe de introducir un par de flores de saúco por el cuello de la botella dentro de la bebida. De esa forma, el té adquiere un sabor seco especial, característico y delicado que siempre me recuerda el "champagne de saúco" que mi abuela acostumbraba a hacer cuando los saúcos estaban en flor.

Una maestra me dijo que después de embotellar la bebida, echaba unas cucharadas de postre de uvas dentro de la botella. La bebida fermentaba entonces de nuevo y adquiría un sabor particularmente delicioso al lixiviarse las uvas. Esta idea también se encuentra en varias antiguas recetas Rusas para hacer Kvass, en las cuales se aconseja poner de uno a tres granos de uva dentro de las botellas antes de llenarlas con el té fermentado kvass.

A través de tales variaciones y sugerencias, se puede añadir variedad al sabor y así evitar el aburrimiento que se instala gradualmente y entorpece el placer que se siente al tomar la bebida. Pero tengan en cuenta que solo pueden añadirle tales cosas al final, cuando la bebida ya ha fermentado, para que no se introduzcan en ella bacterias indeseables.

"Hay muchos caminos
Para alcanzar la cima de una montaña,
Pero la vista es siempre la misma."

Proverbio chino

¿CUANTO KOMBUCHA DEBE UNO TOMAR, Y CUANDO?

En un primer momento, la bebida se tomaba principalmente como bebida refrescante, por su sabor aromático similar al de la cidra o al del vino de frutas. En muchas zonas se le llamaba "té kvass". Tomó ese nombre de un producto ampliamente conocido y muy apreciado en Rusia, llamado "kvass". la palabra "kvass" viene del Ruso y virtualmente significa "ácido".

El Profesor Lindner (1917/18) describe la bebida fermentada de kvass como una cerveza suave, ligeramente agria, que en Rusia se elabora a partir de harina de centeno y de malta, o a partir de salvado y de harina, o de pan negro y manzanas, que se dejan fermentar en agua y a los que les añade otros ingredientes varios. El ácido contenido en el kvass es principalmente ácido láctico el cual, como es sabido, tiene un efecto beneficioso sobre el sistema digestivo. En los hospitales militares Rusos, escribe el Prof. Lindner, casi todos los pacientes reciben un litro (= 1.057cuartos) de kvass al día.

Aunque los ácidos en el Kombucha son de diferente tipo, y aunque la bebida no contenga los mismos elementos constituyentes que el kwass Russo, es natural y comprensible que en ausencia de otro término se le diera también el nombre de "kvass" a la bebida de Kombucha.

Aparte de ser una bebida refrescante, el té kwass, es decir, el Kombucha, ha sido apreciado durante cientos de años como remedio casero para todo tipo de enfermedades. La gran cantidad de publicaciones sobre este tema lo mencionan una y otra vez.

En el vasto mundo de la literatura, se encuentran pocas indicciones sobre cuanto Kombucha se puede tomar, y cuando. Uno de los pocos autores que da consejos precisos sobre la toma del Kombucha es el Dr. Mollenda. Éste escribe en 1928: "de ½ a ¾ de litro (de 18 a 26 onzas) al día, es la dosis recomendada, a tomar de la siguiente manera: la bebida deberá colarse y se tomará fría, dos o tres veces al día, después de la comida y después de la cena, también se puede tomar después del desayuno, ¼ de litro (9 onzas)cada vez."

Hans Irion, que era en esos tiempos el Director de la Academia de Farmacia de Brunswick, de reconocimiento estatal, daba las indicaciones siguientes en 1944: "Se deberían tomar 1 o 2 vasos de vino llenos al día, en ayunas por la mañana y después de la comida y de la cena. Tiene un sabor maravilloso, ligeramente picante, algo así como un vino blanco seco, ligero." Esta recomendación de Iron fue retomada después casi palabra por palabra por el Dr. Sklenar. Como parte de una terapia adicional, el Dr. Sklenar prescribe, según el Fasching (1988), 3 x ¼ de litro (= 3 x 9 onzas) de Kombucha (+cápsulas de Mutaflor) al día y según otras fuentes, ½ litro (18 onzas) al día, para el tratamiento del cáncer previo (el estado preliminar del cáncer). El programa de tratamiento para el cáncer ya establecido incluía un litro de Kombucha al día (+ gotas de Kombucha, capsulas de Mutaflor, gotas de Gelum oral rd (+)gotas y ampollas de Colibiogen).

Kraft (1959) recomienda beber un vaso de la bebida cada mañana en ayunas. La cantidad que se tome deberá ser inmediatamente reemplazada con té fresco azucarado. También he encontrado esa recomendación (sacar la cantidad deseada cada día y reponerla inmediatamente con la misma cantidad de té fresco) en alguna otra publicación, por ejemplo, en las instrucciones de uso emitidas por el Laboratorio Químico y Bacteriológico del instituto Yeast, Kitzingen, mencionado por Arauner (1929). Bing (1928) también recomienda beber algo de liquido fermentado varias veces al día y reponer cada día el té que se ha tomado. Debido a las grandes cantidades de azúcar sin fermentar presentes en la solución como resultado de este método, no me gusta la idea del mismo.

Los consumidores locales en Rusia, Japón, la India, etc, aparentemente solo beben 1/3 de litro (12 onzas) al día. Yo me inclino por recomendar esta cantidad debido a que los efectos positivos notados por la gente de esos países se basan en esas dosis. Si desea adherirse a estas recomendaciones, beba 0,1 litros (unas 4 onzas) tres veces al día, es decir, un vaso por la mañana en ayunas, unos 15 minutos antes del desayuno, un vaso antes o después de la comida y el ultimo vaso por la noche, un poco antes de acostarse.

Puede seguir esta recomendación como rutina, temporalmente. Se trata de una guía, pero no es preciso aferrarse a ella. Deberá encontrar por sí mismo cual es su mejor dosificación para sus propias necesidades. Cada individuo es único, con su propia constitución y sensibilidad y su predisposición biológica personal. Conozco a personas que solo se toman tres vasitos de los de licor al día. Por el contrario, hay otros que toman cantidades mayores, incluso también entre comidas y que se sienten bien con ello.

¿Porqué se debería tomar el primer vaso de la mañana en ayunas, en cambio los otros vasos después de la comidas? Supongo que al recomendar esta dosificación, Irion y el Dr. Sklenar querían cubrir un nivel de efectividad tan amplio como posible, utilizando la gran variedad de sustancias contenidas en el Kombucha. En farmacología se sabe que la absorción de ciertas sustancias activas en la corriente sanguínea o linfática queda reducida si se toma antes de las comidas, es el caso de ciertos funguicidas. Por otra parte, otras sustancias activas deben ser tomadas en ayunas, por ejemplo los antibióticos. Ahora bien, el Kombucha contiene un gran número de sustancias. Las pequeñas cantidades de antibióticos contenidas en el Kombucha se vuelven especialmente efectivas cuando la bebida se toma por la mañana en ayunas, mientras que por ejemplo, los ácidos orgánicos estimulan un mejor funcionamiento de los procesos digestivos cuando la bebida se toma después de las comidas más completas del medio día o de la noche. Pero como ya he dicho, no veo ninguna necesidad de ser particularmente dogmático sobre las recomendaciones anteriormente mencionadas. Nuestro cuerpo es un buen barómetro si sabemos como reconocer sus reacciones y las interpretamos correctamente. Por ejemplo, mi mujer dice que se le pondría la "carne de gallina" si tuviera que tomar un vaso de Kombucha antes del desayuno. Así que se toma su primer vaso durante el curso de la mañana con el estómago parcialmente vacío. Sin embargo, la primera cosa que yo hago al levantarme por la mañana es beberme un vaso de Kombucha. Y a pesar de la manera diferente en que lo tomamos, a los dos nos sienta bien.

Mollenda (1928) escribe: "Los efectos beneficiosos del Kombucha, incluso en casos serios a largo plazo, por lo general se hacen aparentes entre 4 y 6 semanas después de una consumición continuada." He oído a varias personas que han notado ya efectos positivos en su bienestar general después de un periodo de tiempo muy corto, es decir, después de dos días. Por otra parte, otros consumidores de Kombucha comentan que los efectos, algunas veces asombrosos, solo comienzan a mostrarse después de un periodo de un año o dos tomándolo continuamente. Por norma general, es necesario tomarlo durante un largo periodo de tiempo.

Un medico me sugirió otra teoría, a saber, que lo correcto sería tomar el Kombucha, por ejemplo durante dos meses, y dejarlo de tomar durante un mes, para prevenir la adicción a la estimulación que provoca. Todo necesita de un estímulo, pero una estimulación continua acaba por cansar. Esta teoría del descanso, sin embargo, solo es, hasta ahora, una hipótesis y la menciono simplemente para completar la información.

La siguiente observación es la base de la teoría mencionada más arriba: Se comprobó, ya en tiempos remotos, que al tomar repetidamente dosis frecuentes de varias sustancias, éstas perdían su efectividad. La fuerza del efecto disminuye y al mismo tiempo el periodo de efectividad se hace más corto. Para volver a obtener la efectividad original, se deben aumentar las dosis o tomar la sustancia más a menudo. Se le puede llamar a este fenómeno como una especie de de-sensibilización, volver insensible. Este efecto adictivo, sin embargo, no se da en la misma forma para todas las sustancias. Hay sustancias cuya efectividad disminuye cuando se toman durante un largo periodo de tiempo, pero hay otras cuya efectividad permanece constante, independientemente de la dosificación. Por lo que yo sé, no se han hecho suficientes investigaciones sobre este tema para el Kombucha. Yo, personalmente, no puedo llevar a cabo la teoría del descanso porque no quiero perderme mi bebida de Kombucha diaria. Conozco a mucha gente que lleva bebiendo Kombucha desde hace años y que disfruta de una salud espléndida.

1 litro equivale a	1,057 cuartos o 3,7 onzas
1 cuarto de líquido equivale a	0,9463 litros
1 galón (4 cuartos) equivale a	3,7853 litros

¿PUEDEN LOS DIABÉTICOS BEBER KOMBUCHA?

El Dr. Mollenda (1928) escribe lo siguiente en respuesta a esa pregunta: "Aquellas personas que padezcan diabetes pueden, según la opinión del medico o del especialista, beber Kombucha bien fermentado así como leche agria y nata agria, porque el azúcar, que en su mayor parte está contenido en el té, se descompone y se convierte mediante el proceso de fermentación."

Por suerte, he oído aconsejar que los diabéticos pueden beber Kombucha, pero que deberían diluirlo con una infusión o con agua mineral. De ese modo, la cantidad de azúcar (azúcar residual) absorbida por el sistema, será mínima, permitiendo que la cantidad total de azúcar tolerada dentro de los límites de la dieta prescrita no se exceda. Debido a que el té de Kombucha completamente fermentado resulta demasiado agrio para la mayoría de la gente, deberá tratar de obtener una proporción de azúcar residual de unos 25 a 30 gramos por litro, siempre que se hayan utilizado 100 gramos de azúcar para la solución inicial. El azúcar residual que contiene el té, consiste, sin embargo, en su mayor parte, en fructosa, la cual es permitida en cierta medida por los diabéticos. La razón de ello es que el azúcar blanco (sacarosa, un disacárido) se divide al principio del proceso de fermentación por la acción de las enzimas en la levadura y las acetobacterias, en dos azúcares simples, glucosa y fructosa. La glucosa fermenta antes y muy rápidamente.

La fructosa permanece como azúcar residual, el cual es convertido más despacio y con mayor dificultad. Esto también se puede concluir de los experimentos llevados a cabo por Reiss (1987), quien estableció que las concentraciones de glucosa aumentaban rápidamente entre el 5º y el 9º día (debido a la división) pero después, debido a los procesos metabólicos que rompen la glucosa, disminuyen rápidamente. A los 17 días, las reserves de glucosa quedan prácticamente exhaustas..

Como una forma posible de conseguir una cantidad de azúcar residual tan escasa como posible, también se discute si se puede utilizar o no la menor cantidad de azúcar posible para hacer la bebida, y que la bebida se pueda dejar fermentar a fondo (de tres a cuatro semanas). Para suavizar el sabor del producto final, verdaderamente agrio, se puede diluir antes de beberlo, o si fuera necesario, endulzarlo con edulcorantes sintéticos. En el articulo que sigue a continuación, el, Dr. Abele considera que solo unos 40 gramos de azúcar por litro son suficientes. Personalmente, opino que se debería utilizar un mínimo de 70 gr/l. Se debe tener en cuenta, que cuanto menos azúcar disponga el cultivo de Kombucha como nutriente y material de partida, menos podrán formarse las sustancias deseadas que tienen un efecto positivo sobre la salud. En mi opinión, los micro-organismos contenidos en el cultivo de Kombucha quedarían desnutridos si recibieran demasiado poco azúcar, y el cultivo degeneraría. No considero que sea tan importante usar una pequeña cantidad inicial de azúcar cuando se persigue obtener un contenido de azúcar residual bajo, sino más bien que es vital dejar que el azúcar se convierta en los diferentes productos metabólicos a través de un periodo de fermentación lo suficientemente largo.

Las sugerencias que nos da el Dr. Johann Abele, Director Medico del Sanatorio de Métodos Naturales de Curación, Schloss Lindach, Schwäbisch Gmünd, pueden ser de ayuda para los diabéticos que estan intentando reconciliarse con sus mentes. Desde la aproximación holística de un medico que pregona los métodos naturales de curación , nos da la respuesta siguiente a la pregunta de una lectora de si, en tanto que diabética latente, puede tomar la "bebida del cultivo de Kombucha" (Respuestas a las preguntas de los lectores en "Der Naturarzt" (El Naturópata), año 128, No. 12/88, p. 31): "La diabetes latente es una diabetes geróntica con un problema dietético. Si se atiene estrictamente a las líneas establecidas por los antiguos maestros Kollath o Bircher-Benner, el té de Kombucha no debería presentar ninguna diferencia. Además de eso, obtendría pleno movimiento, en realidad, más que la "demás gente". Pues si ha cumplido los requisitos que se mencionan anteriormente, puede incluso tomar té de Kombucha.. Igual que los diabéticos declarados, el diabético latente es in paciente ácido. El equilibrio ácido del cuerpo debe ser compensado. Así pues, estará en disposición de tolerar el Kombucha perfectamente. Sin embargo, la gente acostumbra a beber demasiado Kombucha. Un vaso al día es perfectamente adecuado. El Kombucha se puede preparar con mucho menos azúcar de lo que Ud. dice en su carta. Unos 80 g de azúcar para unos dos libros de té son suficientes. El cultivo de Kombucha actúa sobre el azúcar de manera que básicamente no quedan residuos de azúcar en la bebida. Sin embargo, contiene varios ácidos, incluida la lactosa entre otros, la cual, en caso de un intestino enfermo, no aumenta los niveles de acidez en el tracto intestinal por un lado, pero lo empeora. El tipo de azúcar que utilice puede aportar unas pequeñas diferencias. Puede usar miel, azúcar de caña sin refinar, fructosa, dextrosa, o azúcar normal granulado."

En el folleto sobre la miel de Allos (Firma Allos, Walter Lang, Imkerhof, D-49457 Mariendrebber) encontré la siguiente información, la cual recojo – asumiendo que esta información es sostenible- que los diabéticos debería utilizar miel al elaborar el Kombucha. "La miel se diferencia del azúcar puro en un punto esencial, y es en lo referente a la enfermedad metabólica de la diabetes melitus. En esta enfermedad, el nivel de azúcar en la sangre se eleva a causa de una falta relativa o absoluta de insulina. Los diagramas del azúcar en la sangre han mostrado que el nivel de azúcar en la sangre se puede bajar a un estado normal mediante la administración intravenosa de miel. Según pruebas clínicas, resulta que los efectos reguladores de la miel sobre los niveles de azúcar en la sangre son más fuertes cuanto más grave es la diabetes.

Este efecto se le atribuye ante todo a la sustancia llamada cholina, contenida en la miel (Baumgarten y Koch, Theoretische Medizin (Medicina Teorica), Ärztliche Forschung (Investigaciones Médicas), I, 528). Por lo tanto, en la terapia de la diabetes, surgen aspectos que deben ser tenidos en consideración para su tratamiento."

He mencionado esta información a modo de complemento, para mostrar cuales son las teorías que se están discutiendo actualmente. No deseo aventurar una opinión sobre este tema, sobre si la recomendación de utilizar miel es científicamente sostenible. Normalmente, la miel está prohibida para los diabéticos (Mehnert y Förster, 1970). Si yo fuera diabético, preferiría tener ser cauteloso. Manteniendo un control de su azúcar en la sangre, los diabéticos deberían comprobar si se produce algún cambio al beber Kombucha. Es un hecho conocido que cada diabético tiene su propio limite individual de tolerancia; esto significa que con la ayuda de las restantes funciones de sus glándulas de insulina, pueden cubrir una cantidad limitada de carbohidratos sin que su azúcar suba peligrosamente (Schneidrzik, 1985):

Ya que los diabéticos pueden utilizar une cierta cantidad de azúcares o alcohol de azúcar para preparar sus alimentos, la utilización de fructosa, por ejemplo, en lugar de azúcar blanco de sacarosa, también requiere ser considerada ya que esta produce un metabolismo que es ampliamente independiente de la insulina (Mehnert y Förster, 1970, p. 204), y por lo tanto, se recomienda como un azúcar para diabéticos. Según Mehnert y Förster, la fructosa es en general bien tolerada incluso por los diabéticos, si se reparte a lo largo del día en pequeñas porciones, y en algunos casos se puede administrar en dosis de hasta 60 g al día.

La fructosa se supone, por lo tanto, que es bien tolerada por los diabéticos debido a que la mayor parte de la misma es transportada directamente al hígado sin causar una subida de azúcar en la sangre. La fructosa, por lo tanto, no estimula por ella misma la liberación de insulina, aunque se necesite insulina para su resorción.

Oponentes resolutos al azúcar, como el Dr. Bruker por ejemplo, consideran cualquier tipo de azúcar procesado indeseable para los diabéticos. Por azúcar procesado se entiende cualquier tipo de azúcar que se produzca en una fabrica. La fructosa aislada también cuenta como uno de ellos.

El Dr. Bruker (1989, p. 92) escribe: "Cualquier tipo de azúcar procesado es inadecuado para los diabéticos. Incluida la fructosa" y (p. 94) "la fructosa aislada deberá ser estrictamente evitada por los diabéticos."

Varios científicos han llevado a cabo experimentos en los cuales han sustituido la caña de azúcar (sacarosa), por otros tipos de azúcares y han comprobado como reaccionaban estos durante el proceso de fermentación del kombucha. He comparado los resultados obtenidos por Henneberg (1926), Hermann (1928) y Wiechowski (1928), en la medida en que estos autores ofrecen detalles sobre los varios tipos de azúcar:

- **Azúcar de caña**
  Henneberg: "queda en gran parte acidificado."
  Hermann: "queda convertido en ácido glucónico y ácido acético."
  Wiechowski: "se produce ácido glucónico y ácido acético casi en cantidades iguales."

- **Glucosa quimicamente pura**
  Hermann: "en su mayor parte queda convertida en ácido glucónico."
  Wiechowski: "produce casi exclusivamente ácido glucónico."

- **Mannitol** (además de glucosa y fructosa, contenido en maná del 70 al 90%, en el de baja calidad solo un 30%, según Hager, 1970)
  Henneberg: "contiene muy poco ácido."
  Hermann: "no se altera."

- **Fructosa** (levulosa)
  Henneberg: "produce muy poco ácido."
  Hermann: "la levulosa produce casi exclusivamente ácido acético. La proporción de ácidos volátiles es infinitesimalmente pequeña. El ácido Gluconico no se puede detectar en ningún momento. Las pieles que se forman son muy espesas y de color blanco amarillento y le salen como brotes."
  Wiechowski: "se produce casi exclusivamente ácido acético."

- **Lactosa y maltosa**
  Los tres autores son unánimes en afirmar que estos tipos de azúcar no quedan o casi no quedan acidificados. A pesar del gran crecimiento del cultivo o del crecimiento favorable de las bacterias, no se producen los ácidos correspondientes.

Danielova (1954), que después de una larga serie de experimentos llegó a la conclusión de que los productos metabólicos del cultivo de Kombucha tenían un efecto antibacteria, también probó varios tipos de azúcares. El científico Ruso estableció que "la acumulación de substancias antibacterias es mayor en los substratos con glucosa y sacarosa" y menos pronunciado en los sustratos con levulosa, aunque este último quede bien fermentado por las levaduras.

Como podrán ver de todos estos resultados, la fructosa, que es adecuada para diabéticos, es utilizada por las levaduras así como por los componentes bacterianos del cultivo de Kombucha, pero produce casi exclusivamente ácido acético y no el deseado ácido glucónico ni las sustancias antibacterias.

Cualquiera que desee experimentar con fructosa a pesar de estos informes poco alentadores, deberá tener en cuenta que la fructosa tarda más en fermentar que la glucosa (Belitz y Grosch, 1985, p. 696). El periodo de fermentación debe por lo tanto alargarse en comparación con el del azúcar de caña.

GOTAS DE KOMBUCHA

A los diabéticos de hoy, se les recomienda tomar principalmente las llamadas "gotas de Kombucha" en lugar de la bebida de Kombucha. También se utilizan otros términos en lugar de "gotas de kombucha", pero a mi me gusta esta expresión por su simplicidad. Las gotas de Kombucha también se recomiendan para los que no son diabéticos, ya que se dice que tienen efectos más pronunciados.

La primera referencia de Kombucha en form de concentrado nos llega de Wiechowski (1928) y Hermann (1929). Hermann veía como esencial el tener una preparación hecha según los principios del cultivo de hongos puros y de composición invariable, para poder establecer comparaciones. Los productos farmacéuticos Norgine, de Praga-Aussig, declararon ellos mismos que deseaban producir una preparación experimental según la prescripción de Hermann. Esta preparación fue distribuida despues en las farmacias con el nombre de "Kombuchal". El "Kombuchal" (German Reichspatent 538 028) estaba hecho a partir de un cultivo líquido fermentado a unos grados específicos de acidez y reducido a una concentración especifica mediante la destilación al vacío. Contenía todas las sustancias producidas por el cultivo de Kombucha salvo el ácido acético y el alcohol, que sin duda se evaporan, como elementos fácilmente licuables que son, junto con las partes acuosas.

Hermann y una serie de doctores del "Clinic for Internal Medicine" (Clínica de medicina interna), de Praga trabajaron todos en este preparado. Hermann escribe que los doctores del clínico comentaban los efectos favorables extraordinarios, pero añadían: "Aunque todos los que lo han probado, ya sean médicos clínicos o practicantes de medicina general, pueden dar testimonio de la manifestación de efectos favorables sobre los síntomas de senilidad y arteriosclerosis y los síntomas relacionados con estas enfermedades, a pesar de ello dudaron en publicarlo solo porque un remedio popular se encumbra con ciertos prejuicios."

Aparentemente, aún hay firmas hoy en día que producen un Kombucha concentrado mediante la destilación al vacío y que incluso los envían a Rusia. Hasta el momento he sido incapaz de conseguir más detalles sobre ello.

Las gotas de Kombucha disponibles hoy se anuncian como fabricadas en forma de elixir o de extracto prensado. Este ultimo termino nos da una pista sobre el proceso de fabricación. Aparte de eso, los fabricantes adoptan una política de información de gran reticencia sobre la forma en que hacen sus preparados.

La idea de prensar el cultivo de Kombucha parece surgir del Dr. Sklenar. El utilizó las expresiones "tintura madre de Kombucha" y "gotas de Kombucha D1". D1 en el sentido homeopático de que una parte de la preparación medicinal había sido disuelta en o partes de solvente. El Dr. Sklenar preparaba las gotas él mismo y se las daba a sus pacientes. Obtuvo unos resultados terapéuticos sorprendentes con ellas.

Las gotas obtenidas por prensado del cultivo no son, por consiguiente, un producto fermentado, sino que están hechas del cultivo de Kombucha mismo. Obviamente, hay otras sustancias contenidas en las gotas y en cantidades diferentes.

Tengo aquí recetas que dicen que se deberían prensar cultivos jóvenes de Kombucha. Si están metidos en la producción a pequeña escala, pueden utilizar un prensa-ajos recubierto de una tela de muselina. Es muy laborioso. Es mejor utilizar una prensa de farmacia que se puede adquirir por unos 300 Euros en una empresa que venda equipamiento de laboratorio. Para conservarlo, el jugo se mezcla en un porcentaje de 1:1 en alcohol de 70 a 90 %. En general, la dosis recomendada es de 15 gotas 3 veces al día en un vaso de agua.

Según Lück (1988), el alcohol tiene un efecto conservante en concentraciones por encima del 18% y según Zettkin-Schaldach (1985, Vol. 1, p. 644), tiene propriedades bactericidas (=mata las bacterias). Dittrich (1975, p. 74) menciona que las levaduras pueden continuar creciendo y fermentando en alcohol al 15% , pero que un solucion del 25% de alcohol las matará. El Profesor Henneberg (1926, Handbuch der Gärungsbakteriologie, Vol. 1, p. 350) escribe acerca de experimentos en los cuales las levaduras del cultivo lavadas en alcohol al 25% murieron en 39 minutos. La bacteria acética murió a los 15 minutos en alcohol a 25% de volumen.

Debido a que las gotas preparadas según la receta anteriormente mencionada con un 70% de alcohol, tiene por lo tanto un contenido en alcohol del 35%, las bacterias, así como las levaduras del cultivo de Kombucha estarán muertas. Es difícil pues, que los micro-organismos del cultivo de kombucha sean las sustancias activas de las gotas. Sospecho que el ácido glucurónico contenido en la materia mucilaginosa, es decir la parte gelatinosa del cultivo de Kombucha, es la sustancia más significativa.

Quizá haya también alguna posibilidad de que los polisacáridos entren en escena aquí. El Dr. Schuitemaker (1988) escribió sobre ello y sobre como se habían obtenido de hongos mediante investigaciones científicas en Japón y Corea. Schuitemaker escribe que los polisacáridos en los hongos Ganoderma lucidum y japonicum (Kombucha) tenían una estructura especial que, en comparación con otras plantas medicinales, poseían una actividad biológica considerable. Se dice que inducen el sistema inmunológico a buscar estructuras idénticas sobre la superficie de bacterias patogénicas, de cepas de levadura y de virus. El autor considera muy probable, desde luego "que los polisacáridos, por ejemplo en el Kombucha, son capaces de moderar esta respuesta inmunológica y de edificar una resistencia a estas enfermedades."

Independientemente de su efecto activo, a las gotas de Kombucha se les atribuye una amplia gama de efectividad en todo tipo de enfermedades. Conozco un naturópata que informa de buenos resultados con estas gotas y que las describe como una forma concentrada de terapia de Kombucha que trabaja más profundamente y puede acelerar los procesos de curación.

CANDIDA Y KOMBUCHA

¿Le preocupa la Candida u otras infecciones de levaduras? ¡Ya no! el Kombucha es un tipo diferente de levadura-hongo. Hay levaduras patógenas (nocivas) y apatógenas (inocuas). El Kombucha es una de las inocuas.

Como mucha gente llama al Kombucha "champignon" y otros lo llaman "hongo" y puesto que también es una levadura y un fermento bacteriológico, los hay quien automáticamente advertirán a todas las victimas de la cándida albicas – aquellos con candiasis crónica o con cualquier tipo de infección por levaduras – de mantenerse alejados del Kombucha.

Sin embargo, eso no es correcto. El Schizosacharomycodes, que se encuentra en el cultivo de Kombucha, es une levadura que no pertenece a la familia de la cándida, por lo tanto puede ser actualmente un antagonista de la molesta levadura que infecta a tanta gente.

El Kombucha puede ser muy beneficioso por la siguiente razón: La candida albicn es una levadura que con la propia microflora de sus intestinos y no produce ningún beneficio al orgnismo huésped. Mantiene ocupadas las defenses del cuerpo que tienen que mobilizarse para oponerse a ella. Mientras esto ocurre, su sistema inmunológico no puede luchar con eficacia contra otras infecciones. El Kombucha, por otra parte, es una comunidad de micro-organismos que tienen un efecto beneficioso sobre el huésped, principalmente al producir ácido glucucónico. Las levaduras del Kombucha compiten con las de la cándida y las van reemplazando gradualmente. Se reproducen vegetativamente o por fisión más bien que por esporas. Esto significa que en lugar de tener un enemigo dentro de Ud., tiene un amigo.

Además alguno de los organismos también colonizará un poco su tripaly continuará con su buen hacer. Siempre que su producción no esté contaminada con moho, no hay nda en el Kombucha que pueda perjudicarle. Es verdad que algunas personas pueden tener cierta sensibilidad al Kombucha, pero esto se puede subsanar reduciendo la dosis. Eso es lo que hay. ¡Nada Místico!¡ Nada Mágico! Y nada nocivo.

El Prof. Rieth, Hamburgo, líder de los expertos Alemanes en Micología, me confirmó : No hay absolutamente ningún riesto en tomar Kombucha con respeto a las infecciones por levaduras ya que las levduras del Kombucha son apatógenas. Pueden confiar en su juicio, basado en un cuidadoso trabajo de investigación. Hay un montón de papeles científicos que prueban que no hay peligro y que no hay nada en contra de que se prepare Ud. mismo su propia bebida de Kombucha. El Prof. Rieth me dijo , se sabe muy poco de la micología (enfermedades producidas por hongos) incluso por parte de los médicos y se hacen muchas alegaciones equivocadas

El "Bundesgesundheitsamt" Alemán (el Centro de Salud Pública más importante de Alemania, como la FDA en los EEUU), dice: "El Kombucha no perjudica la salud". Espero que esto tenga valor para algunas personas que están preocupadas por la fiereza y la ansiedad con que se ha atacado al KT, particularmente en los tabloides.

¿LAS MUJERES EMBARAZADAS O QUE ESTÁN DANDO EL PECHO, PUEDEN BEBER KOMBUCHA?

Hasta hace un tiempo mi opinion era: No hay absolutamente ningún inconveniente en que una mujer embarazada o que esté dando el pecho tome la bebida de Kombucha. El Kombucha no es un remedio con efectos secundarios nocivos como los productos farmacéuticos. No se le conocen contraindicaciones. Así pues, si una mujer embarazada o que esté amamantando se siente bien bebiendo Kombucha debería seguir tomando esta bebida en su provecho.

Después leí un articulo en un Grupo de Charla por Internet (el 7 de febrero de 1995). En él, Jack Barclay hizo una sugerencia diferente. Se refería a una carta que decía lo siguiente:

"He tenido un cultivo de K durante unos pocos meses, pero hace un par de meses deje de tomarlo debido por la preocupación sobre el descenso de la inmunidad debido a una ingesta constante de los antibióticos que hay en el té de K. Ahora estoy seguro de que una cantidad diaria prudente no producirá efectos negativos no deseados, pero un nuevo problema se ha presentado por sí mismo. He intentado encontrar una respuesta por todas partes pero no he tenido suerte.

Mi mujer está en su primer trimestre de embarazo y también le gustaría tomar el té deK. Las instrucciones que recibí con mi cultivo original indican que no se debe tomar el té durante el embarazo. Supongo que es porque se piensa que puede haber algún peligro para el feto debido a la introducción de antibióticos. ¿Puede Ud. Decirme si es seguro para ella y para el niño?"

Respuesta de Jack: "El tema de los antibióticos en el té de Kombucha y la reducción de la inmunidad es el resultado de una mala prensa, en mi opinión. Personas que no han comprobado las fuentes, parecen estar haciendo comentarios basados en pensamientos sin fundamento y están disparando a ciegas. El té de Kombucha contiene el mismo tipo de antibióticos que se encuentran en el cuerpo y en otros alimentos, no el de los medicamentos fabricados. ¿Van a dejar todos los Italianos del mundo de tomar ajo por el miedo a que se les reduzca la inmunidad por culpa de los antibióticos del ajo o los antibióticos que hay en el vinagre? No lo creo. Hay otros alimentos y hierbas y tés que contienen antibióticos y son beneficiosos. Algunos de estos productos se toman por rezones sociales, no como medicina, pero el que sean saludables es un bien añadido. Un posible ejemplo es el té verde que tiene propiedades que previenen el cáncer. Mi opinión, modesta y sin pruebas que lo demuestren, es que la gente daña mucho más su sistema inmunológico con la cólera y otras emociones negativas de lo que nunca hará tomando el té de Kombucha.

Recomiendo mucho que su mujer espere hasta que haya destetado al niño antes de comenzar a tomar el té de K. Primero, no se han hecho investigaciones sobre los efectos del té de Kombucha en el desarrollo del feto. A pesar de que la sangre de la madre está separada de la sangre del bebé, los nutrientes aún pasan de la madre al feto. El té de K. no solo contiene antibióticos, también contiene enzimas beneficiosas. Sin embargo, esto puede ser contraproducente en el desarrollo del feto. Recordarán que no se recomienda dar miel a los bebés de menos de un año debido a las enzimas que contiene y que el bebé no puede asimilar. Uno de los primeros lugares en donde actúa el té de K. en el organismo es el intestino delgado. Creo que el té de K. sería más bien fuerte para un feto que está desarrollando y formando estos órganos tan delicados. Por el mismo motivo, el té de K. Pasaría al bebé a través de la leche de la madre y esto no sería adecuado para un recién nacido. Los órganos internos de un bebé aún se están desarrollando después de nacer y no están preparados para asimilar el té de K. El té de K. Limpia y ayuda al hígado, a los riñones, a la vejiga y a todas las partes del sistema digestivo y de deshechos del cuerpo, pero un feto o un bebé, no están aún preparados para ello. Es mejor esperar hasta que el niño haya nacido y que la madre haya acabado de amamantarlo para que ésta comience a tomar el té de K. De la misma manera, si una mujer está tomando el té de K. y queda embarazada, deberá dejar de tomarlo inmediatamente.

Mi comentario: No se ha investigado a fondo sobre si las mujeres embarazadas o que estén dando el pecho deberían o no tomar Kombucha. Tanto mi explicación como la de Jack Barclay se basan sobre la teoría y son especulaciones. Así que no puedo darle una respuesta definitiva. Para curarse en salud, sería aconsejable que las mujeres embarazadas o que estén dando el pecho fueran prudentes.

KOMBUCHA PARA NIÑOS

En el mes de Abril de1996 surgió esta pregunta en Internet. Les transcribo a continuación tres correos que ayudarán a aclarar el tema de si a los niños se les debería de dar Kombucha.

Collen Allen escribe: "En mi opinion , no parece que haya ningún motivo para que no le dé té de Kombucha a su hijo. Hasta la fecha no se ha publicado ningún dato referente a los efectos de la toma de té de Kombucha por los niños, esta decisión deberá ser tomada por los padres del niño, que son a quienes les corresponde la responsabilidad.

Personalmente, tengo que decir que si el té de Kombucha hubiera estado a mi disposición cuando mis hijos eran pequeños, no hubiera dudado en dárselo, a cualquier edad, incluso siendo bebés. Conozco a gente que le da té de Kombucha a sus niños diariamente. Estos niños, (y adultos) parecen menos propensos a padecer resfriados y cuando cogen alguno, estos no son tan fuertes y duran mucho menos tiempo de lo que lo hacían antes de tomar el té de Kombucha. No dispongo de datos científicos que confirmen este hecho, personalmente, siento que el té de Kombucha es saludable para cualquiera que lo tome siempre que no tenga alguna alergia a alguno de sus componentes. Si, por otra parte, el niño es propenso a las alergias alimentarías, la mejor manera de usarlo es hacerlo con mucha cautela.

Como cualquier alimento nuevo que se quiera introducir en la dieta de una persona con tendencias alérgicas, ya sea un niño o un adulto, siempre es mejor comenzar con muy poquita cantidad, una cucharada al día durante unos días, y vigilar cualquier reacción inusual. En la mayoría de los casos, si se diera una reacción alérgica, esta se manifestaría muy poco tiempo después de la introducción del nuevo alimento, en este caso, el té de Kombucha."

Mi propia respuesta fue: "Colleen, yo tampoco tengo ningún reparo en dar a los niños té de Kombucha. Ha quedado establecido de que no hay nada que pueda perjudicar a los niños en el té de Kombucha. Una madre incluso me dijo que le daba a su bebé el té de Kombucha a cucharadas y de esta forma le marcharon las crostas de leche que le habían aparecido en el cuero cabelludo. El alcohol que contiene es tan bajo como el de los zumos de fruta que también damos a nuestros hijos sin dudar. Ciertamente, debemos tratar a nuestros hijos con mucho cautela y con pies de plomo y reducir la dosis según corresponda a su edad, tal y como lo haríamos también con otros medicamentos.

Se les pide a los padres que usen su sentido común al tomar las decisiones sobre lo que pueden permitirles a sus hijos comer o beber. De paso: El Kombucha es bueno para los adolescentes con acné.

Se puede utilizar la tabla siguiente como regla practica:

Edad	dosis
Mayores de 18	dosis completa de adulto
15 a 17años	3/4 dosis
10 a 14años	1/2 dosis
5 a 9 años	1/3 dosis
3 a 4 años	1/4 dosis
1 a 2 años	1/10 a 1/5 dosis."

Jack Barclay complementa: "Recomiendo a los padres que sean prudentes a la hora de darles té de Kombucha a los niños menores de un año. Los médicos le dicen a todo el mundo que no den miel a los bebés menores de un año. Las bacterias y las enzimas de la miel son demasiado fuertes para su sistema intestinal y su sistema inmunitario no está completamente desarrollado. Una vez el bebé fuera del útero materno, los órganos internos continúan creciendo y desarrollándose. El té de kombucha tiene bacterias y enzimas que serían demasiado fuertes para el tracto intestinal de un bebé que se está formando aún. El té de Kombucha tiene propiedades laxantes que pueden ser fuertes para un tracto intestinal tan pequeñito. No aconsejaría el uso del té de Kombucha en los recién nacidos hasta un año de edad. Creo que una regla practica podría ser que cuando un bebé sea lo bastante mayor para tomar miel, también lo será para el té de K."

VINAGRE DE KOMBUCHA

Lakowitz (1928) escribió en "Apotheker-Zeitung" (Tiempos Farmaceuticos) que si al cultivo de Kombucha culture se le permitía fermentar durante un periodo de tiempo más largo, se obtenía "un liquido arómatico, como el vinagre" "al cual se le puede dar un uso excelente como vinagre y que es preferible al vinagre de alcohol que se encuentra disponible en el comercio ya que tiene un sabor más suave – y es más barato que el vinagre habitual." Y Henneberg (1928) tambien menciona que "cualquier té de Kwass que por accidente se haya agriado, puede ser utilizado como vinagre de mesa."

Así que no es un desastre si alguna vez tiene que dejar fermentar la bebida más tiempo de lo habitual, por ejemplo si se va de vacaciones durante largo tiempo.

El vinagre resultante tiene un gusto vagamente similar al del vinagre de sidra, y se puede utilizar para cocinar, para aderezar ensaladas y otros platos. Sin embargo, no se deberá utilizar para conservar alimentos, como pepinillos encurtidos por ejemplo, porque aún es biológicamente "activo" y no está esterilizado.

¿SE PUEDE COMER EL CULTIVO DE KOMBUCHA?

Si aceptamos el hecho de que el zumo exprimido contiene sustancias que tienen un efecto positivo sobre la salud, es lógico asumir que dichas sustancias las debemos encontrar en el cultivo mismo ya que el zumo no lo produce otra cosa. Por lo tanto, es completamente consecuente que mucha gente se coma el cultivo directamente. Después de todo no puede haber más capacidad de sustancias tanto si el cultivo se exprime como si se tritura entre los dientes

Por otra parte, hay científicos que no creen que el cultivo como tal tenga propiedades útiles, sino que solo ven los efectos positivos sobre la salud en los productos metabólicos que han pasado a la bebida.

La idea de comer el cultivo de Kombucha así como la de beber la bebida fermentada fue abordada por primera vez por el Profesor Lindner (1917/18). Este sugirió que para propagar el cultivo, se podría pelar una fina capa del cultivo viejo y utilizarla para la propagación. Después añade: "Estos pequeños trozos de Bacterium xylinum se pueden también comer, pero en cualquier caso eso sería además de beber la infusión. Supongo que masa gelatinosa, resbaladiza, debe de pasar fácilmente a través de los intestinos y ayudar a hacerlos flexibles, particularmente en los casos de estreñimiento."

Descubrí que Wiechowski (1928) también hizo una tentativa de acercamiento a la idea de comer los cultivos recién formados en lugar de beber la bebida fermentada, aunque en este caso estaba trabajando sobre varios tipos de cultivos de yogurt y kéfir. Sin llegar a dar una opinión definitiva, escribió el siguiente artículo sobre el Kombucha:

"Como es bien sabido, Metchnikov creía que sus experimentos bacteriológicos aportaban pruebas de que los efectos favorables, aunque más dietéticos que terapéuticos, observados en el consumo regular de los tipos de yogurt y de kefir de leche agria ,no se deben a la lactosa producida por la acción de los micro-organismos, sino que eran esos bacilos mismos los que, cuando eran absorbidos en grandes cantidades a través del consumo de esa leche agria, tenían una influencia sobre la flora intestinal humana, en el sentido de que suprimían la Bacteria Coli común, cuyos productos metabólicos que Metchnikov consideraba responsables de la aparición de ciertos signos de senilidad entre otras cosas y también de la aparición de los ataques prematuros de la arteriosclerosis. Esta opinión llevó a Metchnikov a recomendar el consumo de cultivos puros ya preparados de la mezcla de schizomycetes también presentes en el yogurt y el kéfir, como un sustituto adecuado de la consumición regular de las leches agrias de ese tipo."

PART VI - OTROS MÉTODOS

OTROS MÉTODOS DE PREPARACIÓN DEL KOMBUCHA

Existen varios métodos de preparación del Kombucha circulando por ahí, pero en su mayoría difieren muy poco los unos de los otros. Los diversos puntos de vista sobre la cantidad de azúcar a utilizar, el tiempo de fermentación, etc., son temas que ya han sido tratados en este libro. Quisiera añadir dos artículos más que son interesantes y que presentan algunos puntos de vista nuevos.

El primer artículo es de L. T. Danielova (1959). Sus consejos de cómo preparar la bebida se dan en un publicación de Ministerio de Agricultura de la Antigua URSS, el Instituto de Ciencias Zoológicas y Veterinarias de Yerevan. En el trabajo de Danielova se le otorga una consideración particular al desarrollo de las sustancias antibacterianas contenidas en el Kombucha. Se hicieron experimentos para ver que tipo de solución nutriente produciría más sustancias antibacterianas. Con el fin de aumentar las cualidades de fermentación de las levaduras, se hicieron experimentos añadiendo más nitrógeno a la solución. Al mismo tiempo se estableció que el tiempo de fermentación era más corto y la actividad se aceleraba cuando se le añadían 0,3% de peptona. Los experimentos demostraron que, como fuente de vitaminas, la infusión de manzana tenía efectos beneficiosos sobre la vida activa del cultivo.

El artículo siguiente nos viene de Brasil. Se utiliza en él el término "alga marina". Según la descripción detallada, se trata del cultivo de Kombucha, que erróneamente a menudo se supone que se compone en parte de algas (en cual caso su clasificación como liquen sería correcta, ya que estos estan compuestos de algas y de bacterias) El Prof. Xavier Filho (1985) de la Universidad de Paráiba, en Joao Pessoa, Brasil, escribe sobre un cultivo comúnmente utilizado en Brasil, llamado "auricularia delicata". Según me dijo el Prof. Filho, este cultivo se pone en el té de mate para hacer una bebida medicinal, que también "alga". Le envié al Prof. Filho un cultivo de Kombucha y me confirmó que el "alga" Brasileña es idéntica al cultivo de Kombucha.

He querido publicar el artículo Brasileño porque contiene algunos puntos de vista completamente nuevos y algunas sugerencias para posibles futuras aplicaciones, hasta ahora desconocidas para todos los de aquí. Donde aparece la palabra "alga", hay que leer "Kombucha". El artículo Brasileño contiene algunos passages con los que no estoy de acuerdo en cuanto al Kombucha se refiere (por ej. Que el azúcar se puede dejar de poner, que al "alga" le gusta el sol, que se puede utilizar manzanilla o menta). Cuanto se valora el consejo, se debe tambien tener en cuanta ciertamente que las condiciones climaticas de Brasil son completamente diferentes de las de Europa. Solo una pequeña parte del pais está situada en una zona templada. Bajo temperaturas tropicales, todos los procesos de fermentación se producen a mayor velocidad. Por consiguiente el tiempo de fermentación que se da en el artículo se debe de alargar en la medida en que corresponde a las condiciones climáticas Europeas.

El articulo original de Brasil que tengo aquí no lleva indicaciones sobre el autor ni ninguna referencia a su origen. Seguramente fue pasando de esa forma de mano en mano, de una persona a otra. Así que para no desvirtuar el artículo original, he dejado el artículo tal y como llegó a mis manos.

El artículo menciona las siguientes ideas nuevas:

- Para perder peso: Dejar fermentar la bebida durante 15 días.
  Tomar tres veces al día antes de las comidas.
- Cuando se haya alcanzado el peso deseado:
  Dejar fermentar sólo de 6 a 10 días.
  Tomar tres veces al día después de las comidas.
- En caso de enfermedad: Periodo de fermentación 8-10 días;
  Tomar tres veces al día antes de las comidas.
- Cuanto más Viejo es el cultivo, más efectivo es.
- Se puede utilizar el té para masajes anticelulíticos.
- Se puede hacer una crema antiarrugas triturando el cultivo en una batidora.
- El té se puede utilizar para enjuagarse el cabello y también para prevenir su perdida.

Receta de L. T. Danielova, Yerean (1959) para une bebida de Kombucha con altos efectos anti-bacterias.

El autor recomienda la solución nutriente siguiente, que ha demostrado ser particularmente efectiva (las cantidades que se dan son por litro de agua):

- **2.5 g de té**
- **70 g de sacarosa (=azúcar blanco)**
- **30 g de glucosa (= dextrosa)**
-   **3 g de peptona**
- **15 g de té de manzana**
- **Ácido hidroclórico o acético para acidificar la solución a un pH de 5.0-5.5.**

    La Peptona es en parte una proteína en descomposición. La proteína (por ej. La caséina en la leche) queda pre-digerida con una proteinaza animal (la pepsina) y la mezcla de péptido-aminoácidos resultante (= peptona) se añade al 0,5-2% a varios cultivos bacteriológicos.
    Primero se añaden la peptona y el azúcar al agua del grifo. Después se hierve esta solución, removiendo continuamente con una espátula. Cuando estén disueltos, se vierte el té en la solución y se deja hervir de 3 a 5 minutos. A continuación se deja enfriar la solución en la olla.
El té de manzana se prepara por separado, de esta forma: Dejar en remojo durante 24 horas rodajas de manzana seca y hervirlos después de 5 a 10 minutos.
    Cuando el té se haya enfriado hasta una temperatura de 20-15º , se acidifica añadiéndole el ácido hidroclórico o acético en un valor de pH del 5,0-5,5, y se vierte en el recipiente de vidrio. A continuación se la añade la cantidad de té de manzana que se necesite.
    El cultivo de Kombucha que se utilizará para "inocular" esta nueva solución se prepara de antemano de la misma manera y se guarda en un recipiente aparte, de 1 a 3 litros de capacidad. Al tercer día, el cultivo con su líquido de fermentación (un 10 % de la cantidad del nuevo líquido de fermentación) se traspasa a la solución de té de mayor cantidad.
    Danielova escribe: "Según los resultados de nuestras investigaciones, el mayor crecimiento del cultivo se produce entre 25º y 30º C." añade que la "siembra" se debe de llevar a cabo bajo condiciones tan estériles como sea posible, con el fin de evitar que el cultivo sea contaminado con mohos.

Un apunte desde Brasil, autor desconocido
Alga marina

El alga marina está compuesta de células vivas, y esta destruyen las células cansadas y enfermas del interior de nuestro cuerpo y también las externas. Cualquiera que cultive dicha alga marina tiene un verdadero botiquín en casa.

Cura la bronquitis, la artrosis, el reumatismo, la diabetes, la leucemia, las inflamaciones del hígado, de la vejiga, del útero, de los ovarios, los problemas nerviosos, limpia y reconstituye la sangre, cura las haemo (N. B. Probablemente se refiere a las hemorroides), el cansancio físico y mental, el insomnio, los problemas respiratorios, las anginas, las heridas, incluso las que no se curan fácilmente (en ese caso se recomienda aplicar compresas), las quemaduras de primer grado, la anemia, regula la presión de la sangre- ya sea alta o baja-, la impotencia, y muchas otras enfermedades.

Se pierde peso, y a pesar de ello, la piel permanece tersa, pues solo se quema el exceso de grasa. Le evitará la celulitis.

Se puede hacer un ungüento para las arrugas, La piel le quedará suave y aterciopelada.

Para el cabello: Si se lo enjuaga con el té de algas, le quedará suave y brillante, también para la perdida del cabello, este volverá a salir de nuevo.

Para perder peso: 1 alga marina
                    1 litro de agua caliente
                    1 cucharadita de té negro
                    2 cucharadas de postre de azúcar (déjelo calentar)

Esta cantidad x 3 es suficiente para 15 días. Se prepara el té, se deja enfriar, una vez se haya enfriado, es mejor ponerlo en un contenedor de vidrio y poner el alga marina encima. Se deja en infusión de este modo durante 15 días. Se cubre el recipiente con una tela ligera de lino, para que el polvo y la suciedad no caigan dentro. Pero no cerrarlo nunca con una tapadera porque el alga marina es un organismo vivo y necesita aire para respirar.

Pasados 15 días, se vierte el té en otro recipiente y se guarda en el frigorífico. Después de eso, se prepara té fresco de nuevo. Tomar un vaso pequeño tres veces al día antes de las comidas. Este té que se ha dejado en infusión durante 15 días adquiere un gusto como el de un vino blando seco. Las algas jóvenes tienen un sabor más bien ácido.

Lo que es importante es que mientras que está perdiendo peso, al mismo tiempo también se curará de enfermedades que quizá no tenia ni idea de que las padecía, y se sentirá bien. Se tarda un tiempo hasta que se pierde peso, pero después, ya no se para. En cuanto alcance el peso deseado, no tire el alga marina, solo déjela en infusión durante unos pocos días. Puede incluso dejar de ponerle azúcar, ya que el alga marina no absorbe todo el azúcar en esos pocos días. El azúcar solo es importante para perder peso.

Cuando haya alcanzado su peso, deje el té en infusión solo durante 10- 8 o incluso 6 días, y bébalo también 3 veces al día después de las comidas. Pero debe de aprender a manipular el alga marina Ud. mismo. Después se puede incluso tomar un vaso día tras día, como refresco.

Para perder peso más rápidamente, utilice siempre un alga marina vieja, ya que si utiliza una nueva tarda un poco más; cuanto más vieja mejor, tanto si la utiliza para adelgazar como para curar. Lo importante de esto, es que pierde peso y sin embargo no tiene problemas con su salud, ya que el alga marina solo le hace bien.

Si tiene problemas serios con la celulitis, dése un masaje en la zona afectada con el té y deje que se seque.

Un alga marina como esta no muere tan fácilmente; incluso si la cortan en pedazos, sigue reproduciéndose. Cuanto un pedazo de alga marina de separa, se forma un nuevo vástago. Prepare más té al momento y ponga la nueva alga dentro para que pueda comenzar a crecer de nuevo.

Deje las algas jóvenes en infusión durante solo 6 días, así se le puede dar a los niños cada día. Cuando cambie el alga marina a una infusión nueva, deberá lavarla cuidadosamente. Al alga marina también le gusta el sol; entonces puede permanecer destapada. Solo hay que tener cuidado con las moscas y el polvo.

Para las enfermedades:

Si está enfermo y no se quiere perder peso, deje el té en infusión durante 10, 9 u 8 días solamente. Recuerde, debe aprender a manipular el alga marina Ud. Mismo.

De ese modo se toma 3 veces al día antes de la comida, durante 3 meses, incluso si lo deja en infusión durante 15 días. El té no solo es adecuado para perder peso, también desintoxica el organismo y purifica la sangre. Si se ha tomado el té y ha sufrido algún tipo de reacción durante los primeros días, no se preocupe, todo volverá de nuevo a su curso, no deje de tomar el té porque le aportará una sensación de bienestar y de juventud. Incluso las mujeres embarazadas podrían tomar el té; de ese modo podrían evitar que se formara cualquier tipo de toxina en las células.

También las arrugas se pueden atenuar. Para las arrugas faciales, se fabrica una crema con un alga marina grande. Se tritura muy fino con una batidora eléctrica mezclándola con un poco del té ya preparado, después se guarda en el frigorífico en un recipiente abierto. La crema se utiliza como una mascarilla facial; se la deja actuar durante 1 hora. Para ello deberá estirarse y cerrar los ojos, pero no se duerma; esta es la mejor manera de que el aprendizaje surja efecto. Las patas de gallos de los ojos desaparecen en un mes. Cualquiera que tenga problemas de piel serios debería utilizar esta crema cada día; después del tiempo de exposición, lávese con agua fría, a continuación locione la cara con un algodón mojado en el té y déjela secar. Incluso si aún no tiene la crema, se puede lavar la cara con el té por la mañana y por la noche antes de dormir. Después puede seguir utilizando une crema de día o el maquillaje. Incluso las manchas oscuras de la piel desaparecen.

Cabello: Lave y enjuague el cabello como de costumbre y añada el té de alga marina al enjuague final. También ayuda en la caída del cabello.

No tenga ninguna duda ni ningún temor al tomar el té de alga marina. Es un producto natural y no puede perjudicarle.

Si no desea perder peso, también puede hacer el té con menta, manzanilla u otro tipo de hierbas para cambiar. Siempre según sus gustos.

Buena suerte con su alga marina. Y no lo olvide: Es un organismo vivo, cuídelo.

Nota: Lo que precede no son recomendaciones mías, sino que vienen de Brasil. Solo se publica para aportar más documentación, para que vean como se considera el cultivo de Kombucha en otras partes del mundo. Quizá contenga alguna sugerencia, sin embargo, que se podría tener en cuenta más tarde.

PART VII - CALORÍAS Y ALCOHOL

¿CUANTAS CALORÍAS CONTIENE LA BEBIDA?

No he conseguido encontrar a nadie que se comprometiera a establecer de manera inequívoca cuantas calorías o kilo joules contiene el Kombucha. Esto, naturalmente no es posible por la sencilla razón de que estos valores dependen del nivel de acidez, lo cuales varian en cada caso. Incluso aquellos que producen el Kombucha ya preparado, que seguramente se esfuerzan en obtener un grado de acidez lo más constante posible, no han podido darme estos datos.

Así pues, he intentado establecer una cuantas teorías por mi cuenta. Estas, sin embargo, no son definitivas, ya que no han sido testadas en laboratorios oficiales.

El azúcar blanco tiene un valor calórico de 1650 kJ = 394 Kcal.
Si se utilizan 70g/l para elaborar el Kombucha, se obtienen 1155 kJ = 276 Kcal.

Mediante el proceso de fermentación, se gasta parte del azúcar. El azúcar residual contenido en la bebida final se determina por el grado de fermentación, el cual, a su vez depende de varios factores. Como la bebida, por rezones de gusto, no se deja fermentar del todo, queda una proporción de azúcar residual – como en el vino.

Si le suponemos un contenido de azúcar residual de 30 g/l, eso significa 495 kJ = 118 kcal. Un contenido de azúcar residual de 20 g/l nos daría 330 kJ = 79 Kcal.

Con una fermentación más duradera, lo que naturalmente se debería pagar con concesiones sobre las papilas gustativas de cada uno, se podrían incluso alcanzar valores calóricos menores.
Cuando se consideran los cálculos calóricos, se debe de tener también en cuenta el hecho de que estos pueden verse alterados por los procesos metabólicos puestos en marcha por la bebida.
De la pagina Web del Kombucha (http://w3.trib.com/~kombu/FAQ/homeFAQ.html)y con su amable permiso, he recogido la tabla siguiente :

El contenido de azúcar el té de Kombucha fermentado, comparado con zumos de fruta.

Té de Kombucha.................. = 1.65g por 1onza. (fermentado15 días)
Zumo de uva........................ = 4.83g por 1onza.
Zumo de pomelo.................. = 1.83g por 1onza.
Zumo de manzana (claro)...... = 3.50g por 1onza.

Nota:
Zumo de uva................ = Zumo de uva Welsh's (concentrado) sin azúcar añadido.
Zumo de pomelo........... = 100% puro sin endulzar (concentrado)
Zumo de manzana .... = 100% puro, claro, sin endulzar.

CONTENIDE DE ALCOHOL DEL KOMBUCHA

La bebida fermentada de Kombucha contiene una pequeña cantidad de alcohol. La formación del alcohol depende en gran parte de las levaduras que constituyen el cultivo, de la temperatura de fermentación, de la cantidad de azúcar, y de otros factores. A small amount of alcohol is contained in the fermented Kombucha beverage. Reiss (1987), que utilizaba 50 g de ázúcar por litro de té, encontró un contenido de alcohol de 0,1% a los 14 días y 0,35% a los 21 días. Löwenheim (1927), que utilizaba la cantidad extremadamente elevada de 125 g de azúcar por litro de té, encontró 0.91% alcohol a los 7 días, 1.43% a los 10 días, y 2.18% a los15 días. Entretanto, sin embargo, el grado de acidez ha aumentado tanto en la bebida de Löwenheim's que se ha vuelto imbebible. ("demasiado ácido, de verdad; se me juntan las mejillas"). Harms (1927) dio un promedio de alcohol del 1% en una bebida de sabor agradable.

Una preparación casera normal alcanzará probablemente un promedio de contenido de alcohol de un p,5% o ligeramente superior. Es la misma cantidad que tienen las llamadas cervezas sin alcohol. La cerveza normal contiene cerca de diez veces más porcentaje de alcohol (3-8%). El 0.5 % de alcohol es lo que encontramos también en muchos zumos de fruta, de paso, e incluso en algún tipo de pan blanco. Esta pequeña cantidad de alcohol es normalmente inocua. Para los alcohólicos, sin embargo, significa "¡fuera Kombucha!" La Cruz Azul de Wuppertal confirmó mis dudas.

El Professor Rainer Tölle de la Clínica Siquiátrica de la Universidad de Münster recientemente también ha advertido a los alcohólicos rehabilitados sobre el beber en particular las llamadas cervezas sin alcohol y zumos de fruta. Debido a su gran sensibilidad a los efectos tanto psicológicos como fisiológicos del alcohol, incluso cantitades tan ínfimas pueden ser peligrosas para ellos. Esta advertencia se puede por lo tanto aplicar a la cantidad similar de alcohol que contiene el Kombucha..

La revista "test" (No. 1/89) da unos consejos similares a propósito del vino al cual se le ha quitado el contenido de alcohol; Aún contiene hasta un 0.5 % por ciento del volumen de alcohol, lo que viene a ser tanto como el Kombucha. "Desde el punto de vista puramente medico de alguien sobrio, esta bebida, con su mini porcentaje, sería adecuada incluso para los alcohólicos de riesgo, los niños y los enfermos. Sin embargo, no se puede desestimar el factor psicológico, que es exactamente lo que puede llevar al riesgo de peligro, particularmente para los alcohólicos rehabilitados."

PARTE VIII - AZÚCAR Y MIEL

EL AZÚCAR EN EL KOMBUCHA
El "problema"

Los que beben Kombucha son por lo general personas que han tomado conciencia de su salud y que tienen en cuenta lo que comen y lo que beben. Por lo que al azúcar se refiere, saben que el campo de la alimentación integral – independientemente de una variedad de puntos de vista sobre la nutrición a menudo contradictorios - todo el mundo esta de acuerdo en que la utilización del azúcar blanco refinado está, en principio, desaconsejada.

El Dr. Schnitzer (1982) y el Dr. Bruker (1981), los famosos especialistas Alemanes de la nutrición, insisten enfáticamente sobre el hecho de que el organismo humano no tiene en absoluto ninguna necesidad de azúcar refinado, y que "la suerte de la condición física de una persona, depende en gran medida de la actitud que tome con respecto al azúcar" (Bruker, Prefacio para Binder y Wahler, 1987). El decir "No" al azúcar es el paso más importante hacia una nutrición saludable.

Por lo tanto, la utilización del azúcar en la preparación del Kombucha, preocupa a mucha gente y les da mala conciencia. Por este motivo, pienso que sería útil estudiar el problema del azúcar con bastante más detalle.

Unos pequeños apuntes sobre la "química del azúcar"

En química, los azúcares, aparte de contener almidón, glicógeno y celulosa, y sus derivados, son considerados como carbohidratos. Los carbohidratos, incluido el azúcar, se componen de elementos de carbono (C), hidrógeno (H), y oxigeno (O), lo cual podemos ver, por ejemplo, en la formula de la glucosa: $C_6H_{12}O_6$. Los carbohidratos son un producto de asimilación producido por las plantas. La asimilación es el resultado del proceso de metabolismo y de la producción de energía a través del cual las plantas, mediante el aporte de energía, convierten gradualmente las sustancias externas que han absorbido en fluidos y tejidos idénticos a los suyos propios.

El azúcar se puede dividir en dos grandes grupos:

1. Los azúcares simples o monosacáridos.
2. Los azúcares compuestos, que son el resultado de la deshidratación procedente de las unidades de monosacáridos. Los azúcares compuestos se pueden dividir de nuevo en:
   a) Oligosacáridos, los cuales se componen de entre dos y diez unidades.
   b) Polisacáridos, cuyas formas encadenan varios monosacáridos.

En el grupo de los **oligosacáridos**, son los disacáridos (2 residuos de monosacárido enlazados juntos) los que tienen una mayor importancia biológica. Son combinaciones de dos moléculas de azúcar simples. Así, por ejemplo en el azúcar blanco común (la sacarosa) una molécula de glucosa se combina con una molécula de fructosa. En el disacárido lactosa se combina una molécula de glucosa y una de galactosa. En la maltosa, se combinan dos moléculas de glucosa.

Los químicos representan nuestro azúcar blanco común de esta forma.

A la derecha se puede ver el anillo de cinco puntas de la fructosa y a la izquierda, el anillo de seis puntas de la glucosa. En medio se puede ver el átomo de oxigeno que enlaza los dos anillos. Este enlace se puede dividir fácilmente.

A través de la influencia de las enzimas o de los ácidos, el disacárido, es decir nuestro azúcar común – se puede descomponer en dos partes: en los monosacáridos, (azúcares simples) glucosa y fructosa.

La división química de los enlaces químicos por medios del agua, ácidos diluidos o enzimas, se llama hidrólisis. Mediante este proceso de hidrólisis, la rotación original de la sacarosa hacia la derecha (dextrógira) quedará descompuesta en una mezcla a partes iguales de D-glucosa y D- fructosa con rotación hacia la izquierda (levógira). Debido a esta alteración en el sentido de la rotación, a la hidrólisis de la sacarosa también se la conoce como inversión.

Este proceso de inversión, por cierto, también ocurre en el sistema digestivo humano. Bajo los efectos de las enzimas digestivas del intestino Delgado y del páncreas, las grandes moléculas del azúcar granulado (sacarosa) son divididas en los órganos digestivos en dos moléculas más pequeñas: una molécula de glucosa, y una molécula de fructosa. El sistema puede diferir mejor la glucosa y la fructosa que la sacarosa. La glucosa es absorbida directamente en la sangre y convertida en materia viva mediante el proceso llamado metabolismo.

Los procesos de construcción, de descomposición y de conversión se producen todo el tiempo en el cuerpo. Durante el curso de los mismos, la glucosa es almacenada en el sistema en forma de glicógeno, como reserva para periodos de baja energía. El glicógeno se encuentra sobre todo en el hígado y en las células musculares. El que no puede encontrar sitio en el espacio limitado de almacenamiento, se convierte en grasa.

Es un hecho establecido el que el alimento básico de todas las células es el azúcar. El ser humano necesita azúcar natural tal y como se encuentra en los alimentos no alterados, como la fruta, las verduras, los cereales, etc. (Bruker y Gutjahr, 1982).

El azúcar, es sin duda, el principal proveedor de energía para el ser humano. Sin embargo, no necesitamos azúcar refinado para este propósito. El organismo humano es mucho más capaz de producir azúcar (glucosa) a partir de otros carbohidratos. El almidón contenido sobre todo en los cereales y las patatas se convierte en azúcar y este en energía, mediante un complicado proceso bioquímico.

Los que ayudan a la descomposición y a la utilización de las sustancias son las enzimas, las vitaminas y los minerales que deben ser aportadas al cuerpo en una cantidad adecuada cada día. La Vitamina B1 es una de ellas. La necesita el metabolismo para la utilización del azúcar. Hay suficiente vitamina B1 en los cereales, en el pan integral, naturalmente y en las patatas, para convertir los carbohidratos que contienen estos alimentos. El azúcar refinado, sin embargo, no contiene vitamina B1, y la necesita para el proceso de conversión. Por lo tanto, el azúcar refinado puede, de forma indirecta, robarle al sistema la vitamina B1, ya que la necesita para el proceso de conversión.

¿Porqué se recomienda en azúcar blanco para la elaboración del Kombucha?

¿Que significan las apuntes mencionados con respecto al Kombucha? Hemos visto que toda célula necesita azúcar. El organismo humano es capaz de producir la glucosa necesaria a partir de otros carbohidratos Por lo tanto no depende del azúcar refinado para ese proceso.

El cultivo de Kombucha , sin embargo, depende del aporte de azúcar, porque no lo puede producir en cantidades suficientes por sí mismo. Se le tiene que aportar azúcar a través de la solución nutriente.

El azúcar juega un papel importante en el metabolismo del cultivo de Kombucha, durante la nutrición, la respiración y la fermentación de los micro-organismos. El cultivo de Kombucha solo puede prosperar en la medida en que se le suministre energía. Los procesos metabólicos, incluido el proceso de conversión de energía que conllevan, son esenciales para cualquier organismo. Por lo tanto, no se puede prescindir del azúcar cuando se elabora el Kombucha.

Por lo tanto, el azúcar no se le añade al Kombucha para endulzar su sabor, sino para obtener una buena solución nutriente para el cultivo. El cultivo se alimenta del azúcar y saca energías de él, así como de los minerales y del nitrógeno que han pasado en el líquido procedentes de las hojas de té, energía que necesita para su actividad metabólica mientras produce las diversas partes que componen la bebida de Kombucha, crece, y forma nuevos brotes.

Escuchemos lo que el Prof. Henneberg (1926b, p.7) tiene que decir: "Las células de levadura deben absorber nutriente para poder construir sus propias células, reponer las sustancias eliminadas a través de los continuos procesos del metabolismo y obtener la energía necesaria para vivir. Esta última se obtiene mediante la respiración (oxidación) y la fermentación. El azúcar se utiliza para la nutrición (asimilación) así como para la respiración y la mayor parte para la fermentación. La glucosa es la mejor para casi todo tipo de levaduras; otros tipos de azúcar solo pueden ser fermentados o utilizados como nutriente por algunos tipos aislados de levadura. Los tipos de azúcar que se pueden fermentar, no necesitan ser capaces al mismo tiempo de ser asimilados, y por el contrario, los que son capaces de ser asimilados, no tienen porqué ser capaces de ser fermentados."

Durante el periodo de fermentación del Kombucha (Le llamaremos proceso de "fermentación" para simplificar, aunque lo que ocurres no es realmente una fermentación en el sentido estricto de la palabra) ocurren varios procesos metabólicos dentro de la solución de té. Así, por ejemplo, los procesos de asimilación ocurren durante el crecimiento de las células de levadura y de las bacterias, como ya hemos mencionado. Al mismo tiempo, también tienen lugar los procesos de disimilación. El equilibrio entre asimilación y disimilación asegura que las cosas estén en continua circulación en la Naturaleza ("La ley de la conservación de la energía")

La Disimilación es el proceso del metabolismo y de la formación de la energía mediante los cuales la materia orgánica queda más o menos descompuesta para liberar la energía en la forma de otros productos finales. La disimilación puede llevarse a cabo por la respiración (oxidación biológica) o por fermentación.

La Oxidación Biológica no se lleva a cabo directamente sino mediante una cadena de varios procesos de reducción y oxidación que son iniciados (catalizados) por enzimas (cadena de respiración).

Si los procesos de disimilación se llevan a cabo en presencia de oxigeno (= descomposición aeróbica), se les llama **respiración**; Si se llevan a cabo sin oxigeno, se les llama **fermentación** (= descomposición anaeróbica). Sin embargo, a la descomposición aeróbica del etanol en ácido acético ("fermentación del ácido acético") o de la glucosa en ácido cítrico, también se la designa como fermentación. En ambos casos de disimilación, la energía que se obtiene por este medio se utiliza para varias funciones vitales o procesos de síntesis.

La fermentación alcohólica significa que cuando hay un oxigeno atmosférico insuficiente, las plantas de levaduras descomponen el azúcar en alcohol etílico y dióxido de carbono. (Descomposición sin oxigeno atmosférico, descomposición intra-molecular o fermentación). Sin embargo, si las células de levadura disponen de oxigeno, estas pueden, al igual que otras plantas, quemar el azúcar completamente (respiración de oxigeno, descomposición aeróbica). De este modo, son capaces de llevar a cabo ambos tipos de disimilación. (Lindner, 1967, p. 96, 97, 62).

Las plantas de levadura en el cultivo de Kombucha dan lugar al desarrollo de alcohol y carbono o ácido carbónico en estados intermedios, a partir de las partes que componen el azúcar contenido en el sustrato nutriente. Aparte de alcohol y carbono, se forman numerosos ácidos orgánicos por el efecto de las levaduras. El alcohol se transforma a su vez en ácido acético por oxidación bioquímica, y en otros ácidos por la acción de la bacteria xylinum y otras bacterias.

Según Heimann (1976, p. 491), opiniones recientes establecen que se debería hablar "más bien de **deshidratación** que de oxidación, ya que no es el oxigeno el que es activado por las enzimas de las bacterias, el alcohol deshidrata, sino el hidrógeno."

Durante la preparación del kombucha, ocurren varios procesos de fermentación u de respiración. Son procesos extremadamente complicados que se suceden gradualmente en una cadena de reacciones consecutivas y simultaneas. Los procesos de el Processes involving the binding and releasing of energy occur which stand in reciprocal relation to one another. Assimilation and dissimilation are bound up with one another in this, and overlap. Durante el curso de estas formas biológicas de movimiento de la material, el azúcar queda descompuesto y transformado en ácidos, vitaminas, dióxido de carbono, sustancias antibióticas, agua, etc. Al mismo tiempo, el azúcar sirve de fuente de energía para el crecimiento y la propagación del cultivo de Kombucha.

Por estos motives, el azúcar en la bebida de Kombucha no es nocivo- precisamente porque al final del proceso de fermentación se habrá transformado (en su mayor parte por lo menos) en otras formas de energía. El azúcar inicial, mediante la acción del cultivo de Kombucha, puede ser casi del todo utilizado si el proceso de fermentación no se interrumpe de forma prematura.

Este extremo queda confirmado por el Dr. Bruker (1986), quien por otra parte se pone negro cuando le mencionan el azúcar. En respuesta a la pregunta de un lector destacó que la transformación de las sustancias del azúcar en el Kombucha corresponde al proceso de fermentación por microbios durante la producción de cuajada, de kéfir, de yogurt, etc. Después de 10 días, el azúcar inicial ha quedado fermentado desde hace tiempo. Sin embargo, el Dr. Bruker limita esta opinión al efecto de que solo es válida si se elabora la bebida en casa (con miel) y se deja fermentar lo suficiente. Entonces el azúcar quedará totalmente transformado, y la bebida tendrá el correspondiente gusto agrio. Las bebidas que se encuentran en el mercado, sin embargo, tienen un sabor tan dulce que tan solo por el sabor puede deducir que contienen cantidades relativamente altas de azúcar refinado, que puede ser prejudicial para los diabéticos, las personas con problemas de estómago y de intestinos, los enfermos de cáncer, etc.

La descomposición del azúcar queda confirmada por los resultados de los análisis del Dr. Jürgen Reiss (1987). Éste publicó los resultados de sus análisis bajo el título "El cultivo de Kombucha y sus productos metabólicos" en la "Deutsche Lebensmittelrundschau" (Revista Alemana de Alimentación) No. 9/1987, y relató lo siguiente: "A través de la acción de las levaduras que dividen el azúcar de caña, se libera suficiente glucosa para ser oxidada en ácido glucónico por la acción de la Bacteria Gluconicum (p. 287).

El azúcar de caña queda hidrolizado por las enzimas de las levaduras, que dividen la sacarosa, y por las bacterias del ácido acético. Esto se manifiesta en una elevación rápida de la concentración de glucosa medida en el té, desde el 5º al 9º día. A partir de ese momento comienza un aumento notable de los procesos metabólicos que descomponen la glucosa, y esto conduce a un rápido descenso del contenido de glucosa. Paralelamente a esto, se produce un aumento de la concentración de etanol y de ácidos orgánicos como productos del metabolismo. Las representaciones diagramáticas (ver p. 41 de este libro) muestran claramente un aumento en la formación de ácido láctico, ácido glucónico y etanol entre el 6º y el 12º día después del inicio de la fermentación. Una expresión del aumento de la formación de ácidos se traduce en una bajada del valor del pH. Hacia el día 17, las reservas de glucosa están casi agotadas, y por lo tanto los productos metabólicos medidos han alcanzado ya su valor máximo" (p. 289).

En otro experimento llevado a cabo por Dinslage y Ludorff (1927), se examinaron de la misma manera las partes componentes del azúcar en el Kombucha. El Resultado: "La infusión de té original a la que se le añadieron 10 g de sacarosa por 100 ml, contenía solo 3,25 g de esta después de unos 14 días. La inversión y la fermentación habían utilizado hasta 6,57 g."

Hermann (1928) alcanzó los resultados siguientes referentes a la clasificación del azúcar antes y después de la acidificación por el cultivo de Kombucha: "El 3 de Junio se inoculó una solución de té con azúcar de caña con un contenido de sacarosa del 11,7%. El 11 de julio, la sacarosa contenidad era del 3,6%. De los 11,7 g de azúcar de caña, 8,1 g se transformaron en las siguientes combinaciones: 2,69 g de ácido gluconico 1,90 g de acido acético 3,42 g de azúcar invertido."

Hermann escribe que bajo condiciones favorables, hasta el 80 % del peso de la glucosa disponible en un 10% de solución, se puede transformar en ácido glucónico (p. 180). En otro experimento, Hermann descubre que después de 5 semanas de fermentación, el 11% del contenido original de glucosa, se encuentra aún disponible (p. 185).

Estos informes y resultados prueban inequívocamente que:
1. El azúcar es necesario para la preparación del Kombucha.
2. Sin embargo, queda transformado en su mayor parte.

Como mucho se pueden discutir dos temas, que es lo que haremos en las proximas secciones::
1. ¿Cuanto azúcar se debe utilizar?
2. ¿Que tipo de azúcar se debe utilizar?

¿Cuanto azúcar se debe utilizar?

Muchos autores parecen tener en cuenta reglas precisas en cuanto a la cantidad de azúcar como un hecho bastante importante. Así por ejemplo, las directivas establecidas por el Laboratorio Químico y Bacteriológico de Cultivos de Levaduras Puras, de Kitzingen sobre Main, que fueron establecidas por Arauner (1929), dice se debería azucarar el té "al gusto".

En la mayoría de las directivas y los artículos de investigación, encontramos más o menos recomendaciones sobre la cantidad de azúcar a utilizar.

Sin embargo, los detalles sobre el peso difieren los unos de los otros, algunas veces considerablemente.

Encontré la cantidad menor en una respuesta a una carta del lector en la revista "Naturarzt" (Naturópata - 12/88), en la cual, el Dr. Abele (1988) aconseja a los diabéticos utilizar solo 40 g de azúcar por litro de té.

El Prof. W. Henneberg (1926 b) recomienda 50 g de azúcar por litro de solución nutriente.

La recomendación de utilizar la cantidad de 50 g la encontramos también en otros autores. En mi opinión, sin embargo, una cantidad tan pequeña de azúcar solo se debería utilizar si se va a dejar fermentar durante un tiempo especialmente corto. Pues en ese caso, las altas concentraciones no tienen sentido, ya que cantidades mayores no darían tiempo a ser utilizadas en un periodo de tiempo tan corto.

Encontré la mayor cantidad de azúcar, como ya mencioné al citar sus escritos, en Harms (1927), pienso, en mi opinión, que es una cantidad definitivamente demasiado elevada. El Dr. Harms de Berlin comenta que ha obtenido de una fuente privada la receta de como hacer Kombucha, según la cual se debería utilizar 1,5 libras de azúcar por 4 litros de agua. Esta cantidad equivale a 187,5g por litro.

La mayoría de los autores, sin embargo, mencionan cantidades entorno a los 100 g.

Yo, personalmente, creo que la recomendación de peso correcta es de" 70 a 100 g"de azúcar. Para el Kombucha que elaboro para mi propia familia, acostumbro a utilizar unos 70 gramos. Sin embargo no se debería poner menos de 70 g, ya que el cultivo se encontraría sin suficiente alimento y no podría trabajar adecuadamente.

Cuando se desea obtener una cantidad de azúcar residual mínima, no creo que sea muy importante poner una pequeña cantidad de azúcar inicial, sino más bien que es vital dejar que la bebida fermente el tiempo suficiente. Si no va a tomarse la bebida por su sabor agradable, es decir, por placer, sino que también valora el conjunto de productos metabólicos, entonces surge la pregunta de si realmente tiene alguna ventaja el utilizar poco azúcar. Pues cuanto menos azúcar contenga la solución nutriente para el cultivo, este será capaz de desarrollar menos productos metabólicos durante el proceso de fermentación, que es lo que nos interesa.

Los científicos soviéticos G. A. Sakaryan y L. T. Danielova (1948) llegaron tambien a esta conclusión . Establecieron con su serie de experimentos que la efectividad de la bebida de Kombucha está relacionada con el contenido de glucosa de la solución nutriente. Con un contenido del 10% de glucose (100 gramos pr 1 litro de té) la actividad de la infusión es el doble que con un contenido del 5%.

Actualmente, solo puede tener sentido el utilizar menos azúcar cuando el proceso de fermentación va a ser interrumpido de forma prematura. Con menos azúcar inicial, también se obtiene un contenido menor de azúcar residual, que mucha gente considera indeseable. Sin embargo, si dejamos que la bebida fermente del todo, sería lógico pensar lo siguiente:

1. Pequeña cantidad de azúcar + corto periodo de fermentación
    = poca energía = pocos productos metabólicos + poco azúcar residual
2. Pequeña cantidad de azúcar + largo periodo de fermentación
    = poca energía = pocos productos metabólicos + casi nada de azúcar residual
3. Cantidad de azúcar adecuada + corto periodo de fermentación
    = mucha energía = relativamente pocos productos metabólicos + casi nada de azúcar residual
4. Cantidad de azúcar adecuada + largo periodo de fermentación
    = mucha energía = muchos productos metabólicos + poco azúcar residual (+ gusto ágrio)

Aunque sea de forma puramente teórica, se llega al mismo contenido de azúcar residual tanto si se usa menos azúcar y se deja fermentar poco tiempo, como si se usa más azúcar y se deja fermentar durante más tiempo. A mí, personalmente, me parece que la segunda variante es más interesante, debido al gran contenido de productos metabólicos. Otro aspecto a considerar es naturalmente la cuestión de cual es el que mejor sabe. En el té de larga fermentación con más azúcar inicial, se formarán muchos ácidos a través de la conversión. En este sentido y con respeto al contenido de ácido, podrían entar en juego otras opiniones ("el problema ácido/alcalino"). Dependiendo del grado que cada persona le quiera dar a cada factor, deberá decidirse por una de las 4 fórmulas que se mencionan más arriba.

¿Existen alternativas al azúcar blanco?

Edulcorantes sintéticos

Los edulcorantes sintéticos tales como la sacarina o los ciclamatos, no tienen nada que ver con el azúcar. No aportan energía, solo un sabor dulce. Bajo ninguna circunstancia pueden ser utilizados para la elaboración del Kombucha.

Azúcar moreno

Hay a menudo un gran desconocimiento en lo que se refiere al azúcar moreno que se encuentra a la venta en las tiendas de alimentación y en los supermercados. No todo el azúcar moreno es más nutritivo que el azúcar blanco.
En terminos generales, hay dos tipos de azúcar moreno:

1. El azúcar moreno procedente del azúcar blanco refinado, que obtiene su color marronoso y su relativamente pobre aroma mediante la adición de melaza o caramelo. Este azúcar moreno no difiere mucho del azúcar blanco, excepto por el color. Contiene hasta un 96% de azúcar refinado al cual se le ha añadido solo un 3-4% de melaza. A este tipo de azúcar moreno se le considera, de forma erronea, como particularmente nutritivo, sin embargo, igual que el azúcar blanco, virtualmente no tiene ningún elemento vital excepto una porcion diminuta de trazas de los elementos procedentes de los residuos de la melaza.

2. El azúcar moreno sin refinar, que se extrae directamente de la caña de azúcar. Este azúcar, al que se le puede llamar "azúcar puro de caña" posee un color marrón y un aroma fuerte, debido a la forma en que se produce.

Bajo la denominación de azúcar puro, podemos de nuevo diferenciar dos tipos:

a) El azúcar puro de caña, que se destina actualmente a la fabricación de azúcar blanco refinado. Se fabrica a partir de la caña de azúcar en los paises de origen mediante un proceso que poco tiene que ver con la limpieza, y llevado a Europa en grandes barcos para su procesamiento final. Una pequeña cantidad de ese azúcar no se transforma en azúcar blanco sino que se limpia de sus impurezas aplicándole vapor a altas temperatures y se vende como azúcar de caña puro.

b) El azúcar de caña de mejor calidad se procesa como producto final en el pais de origen. Durante el proceso de fabricación, se le dá una gran importancia a la hygiene desde un primer momento. Por lo tanto, no necesita un baño de vapor. Con el azúcar hay muchs más posibilidades de diferenciación a través de los diferenes métodos de fabricación que resultant en diferentes valores de los elementos que lo constituyen y por lo tanto en produtos de diferentes características.

Azúcar integral de caña

Como una alternativa saludable al azúcar blanco, solo se puede considerar el azúcar de caña, como ya he mencionado en el párrafo anterior 2b). Se utilizan varias designaciónes para este tipo de azúcar de caña: azúcar integral de caña, zumo de caña de azúcar seco, azúcar natural, etc. Por lo que se refiere al nombre básico, "azúcar puro" debería realmente ser equivalente a "azúcar integral". El hecho es, sin embargo, que al "azúcar puro" se le equipara muchas veces con el concepto de "azúcar moreno" y que esto se ha institucionado. Por lo tanto, para evitar malentendidos, yo preferiría utilizar el termino "azúcar integral de caña".

En la revista "Wissenschaft in der UdSSR" (Ciencia en la USSR - No. 6/8), los Dr. Brechmann y Dr. Grinewitsch desarrollaron un método en el que se evaluaban varios grupos de alimentos refinados según la información estructural contenida en los mismos. Llamaron a la información que reflejaba la medida de la diversidad y complejidad de la estructura interna, información absoluta o estructural. Con la ayuda de computadoras, los grupos de información estructural se comptabilizaron en "bits" (la medida de una unidad de información) para una serie de alimentos básicos y medicinales con varios grados de refinamiento, y posteriormente se dividieron en 4 grupos:

grupo0	1er grupo	2º grupo	3er grupo
0 - 1 bit	1.1 - 10 bits	10.1 - 99 bits	100 y más bits
Ejemplos (extracto):			
cafeina	---	té, café	---
Azucar blanco	Azúcar dorado	Fruta dulce, miel	---
Vitaminas	Polivitaminas	Bayas, frutas, verduras, hierbas aromáticas y especies.	Enslada verde, fruta cocida.

Por consiguiente, según este system, el té por ejemplo se debe clasificar más alto que la cafeina pura porque también contiene otras informaciones. Lo mismo sucede con el grupo del azúcar. Este fue el comentario de los autores al respecto: "En contraste con ello (el azúcar refinado), el azúcar dorado integral se considera mucho más recomendable, ya que posee además todo un repertorio de cualidades útiles."

Aunque expresado de manera menos científica, podríamos decir: si tiene que usa´r azúcar, entonces utilice el azúcar de caña porque contiene una "información estructural" más positiva (vitaminss, sales minerales, trazas de otros elementos, amino ácidos, etc.), que equilibrant, en parte, la información estructural negativa.

Sin embargo, no todos los defensores de un estilo de vida saludable apoyan de forma unánime este punto de vista. El Dr. Bruker por ejemplo rechaza todo tipo de azúcares manufacturados, incluyendo también "todas las preparaciones del azúcar de caña".

Evaluación del azúcar integral de caña para la preparación de Kombucha

De acuerdo con los informes sobre el azúcar de caña integral, algunas veces realmente positivos, me pareció obvio que la utilización del azúcar de caña integral era lo mejor para la praparación del Kombucha, por los minerales y los demas elementos que lo constituyen. Hasta logré dar con recetas donde se recomendaba "Sucanat" (100% azúcar de caña integral)

Comencé por lo tanto varios procesos de fermentación utilizando Sucanat. El resultado fue una bebida realmente diferente de la del Kombucha hecha con azúcar blanco refinado. En lugar del color relativamente claro, limpio y del gusto agradable del té, obtuve un fluido marron oscuro, opaco, que parecía más bien poco apetecible y desagradable al gusto. La bebida tenía un gusto ligeramente menos ácida que el de la solución nutriente fermentada con azúcar blanco refinado. El menor contenido de ácido quedó confirmado al medir el valor del pH. Aparte de eso, la bebida desarrolló a penas ácido carbónico, incluso después de los pocos días de la fermentación secundaria, aunque se formó un sedimento (¿levaduras?) más grueso en el fondo. El fuerte aroma malteado del Sucanat áun se notaba muy claramente. Supongo que las sustanciasI (posiblemente también las "impurezas" – trocitos pequeños de caña de azúcar) contenidas en el zumo de caña concentrado consiguiero inhibir el desarrollo de los micro-organismos en el cultivo de Kombucha y no le aportaron suficiente energia. Mucha gente que de la misma forma ha intentado experimentos con Sucanat me ha escrito diciendome que habian llegado a fermentaciones similares de las cuales no estaban enteramente satisfechos.

El Sr. Erich Rasche de Friesenheim fue tan amable de profundizar en el examen de las diferencias entre el Kombucha hecho con azúcar blanco refinado y el Kombucha hecho con Sucanat, y de medirlas, con métodos bio-electrónicos , utilizando el método Vincent (BE). Erich Rasche es un experto en el campo los BE y junto con el Dr. Morell ha escrito unas cuantas publicaciones sobre el tema. El terreno biológico de los líquidos se puede medir físicamente mediante el BE. Utilizando las unidades físicas de medida del pH (valor ácido/alcalino), rH2 (electrón potencial) y r (resistencia específica, contenido de minerales)se pueden sacar conclusiones sobre las sustancias que son beneficiosas para el organismo.

El Sr. Rasche me envió los siguientes resultados de las medidas:

"Kombucha I ("Sucanat"azúcar integral de caña): pH = 3.76, rH 2 = 21.5, r = 429.
La medida r = 429 indica una gran cantidad de
minerales en un buen terreno.
Kombucha II (azúcar blanco): pH = 2.92, rH2 = 24.1, r = 1740.
La medida r = 1740 ohms muestra que no se
encuentran minerales en el azúcar.

Hablando de manera general: si un producto comestible proporciona energía, esto debería ser del todo posible desde el terreno en la zona I (Nota: en la bio-electrónica, el medio líquido se divide en 4 zonas), con poco ácido, p. ej. produciendo muchos protones y muchos electrones. Además, tantos minerales assimilable como posible (pequeña unidad r de medida).

Si quisiera a un **proveedor de energia**, usaría la muestra I (**Kombucha hecho con Sucanat**).

Si quisiera a un **agente estimulante de la inmunidad**, usaría la muestra II (**Kombucha hecho con el azúcar blanco**).

Por lo que al Kombucha se refiere, entiendo que lo que se busca en la bebida es reforzar al hombre y a los animales.

El que se puedan comparar las dos muestras la una con la otra, depende esencialmente de que las condiciones sean las mismas para ambas muestras. Quiero decir el mismo tiempo de fermentación, la misma cantidad de azúcar or de Sucanat, y sobre todo, agua de la misma calidad."

Los resultados de las medidas del Sr. Rasche solo se refieren, naturalmente, a las dos muestras que le envié. Debo resaltar que ambas bebidas fueron producidas bajo las mismas condiciones (8 días de fermentación, 80 g/l de azúcar blanco refinado o de Sucanat, azúcar integral de caña respectivamente), con la misma agua de Birkenfeld. A pesar de eso, los resultados pueden variar de una a otra. Las dos muestras pueden servir sin embargo de base. La baja acidificación (reconocible por el alto valor del pH) cuando se utiliza Sucanat era por otra parte facil de detectar por el sabor así como con los indicadores de pH, y así fue en varios experimentos.

En conclusion, quisiera resumir mi opinion de la siguiente manera:

- Para su uso en casa, donde imperan otros criterios, puedo recomendar el azúcar integral de caña Sucanat así como la miel como una alternativa al azúcar blanco, en el caso en que no se pueda prescindir del dulce.
- Sin embargo, ya no utilizaré mas el Sucanat, azúcar integral de caña para el Kombucha, ya que en este caso, el azúcar blanco neutro puro ofrece mejores resultados de fermentación, y debido a su casi completa transformación en otras sustancias, de ningun modo resulta perjudicial para la salud.

Nota:
De los otros tipos adecuados de azúcar (fructosa etc.) se habló en el capitulo sobre "¿Pueden los diabéticos beber Kombucha?" (Ver en particular pagina 75).

¿Se puede utilizar la miel para la elaboración del Kombucha?

La miel disfruta de una reputación considerable entre las personas conscientes de su salud, y a menudo sustituye el azúcar refinado como agente endulzante.

Cuando se utiliza miel:
1. Tendrá que ser muy cauteloso con la miel que va a utilizar como agente endulzante, porque de otro modo, el fuerte sabor particular de la miel enmascarará el aroma de cualquier cosa que se quiera enduzar con ella.
2. La miel es un producto natural puro y al contrario que el azúcar, contiene además elementos vitales.

De todos modos, la miel no se recomienda sin reservas para una cocina sana. De forma esporádica, según el Dr. Bruker (Der Gesundheitsberater) (El Consejero de la Salud) No. II/88, tanto la miel como el azúcar refinado pueden hacer que una dieta de verduras, fruta fresca y alimentos integrales, se convierta en indigesta.

El primer punto, el hecho de que deba, en general, ser más cauteloso con la miel, no se puede proponer para la preparación del Kombucha, porque tanto la miel como el azúcar no se utilizan aquí como agentes endulzantes, sino para de producción del sustrato nutriente, y este se prepara según recomendaciones precisas de las cantidades que se deben utilizar, y no tiene nada que ver ni de lejos, con el gusto. Las necesidades de los micro-organismos en el cultivo son de una importancia primaria, y la cantidad de azúcar o de miel según el caso, son adaptadas a esas necesidades.

En cuanto al segundo punto pro-miel, la situacuón es la siguiente:

La miel contiene unas 100 sustancias activas y aromaticas diferentes, y aporta al cuerpo, aunque sea en cantidades muy pequeñas, sustancias vitales. Por este motives ha sido empleada como remedio desde tiempos inmemorables. Pero sin embargo, consiste en un 70 u 80 % de azúcar invertido. Esto es una mezcla de glucose y de fructose resultante de la inversión (división) de la sacarosa. Esta division del azúcar de caña en sus moleculas individuales de glucose y fructose tambien se lleva a cabo durante el proceso de fermentación del Kombucha. De lo contrario, el azúcar no podría fermentar.

Según Belitz y Grosch (1985) el azúcar que predomina en la miel es la fructose, con un promedio del 38% y la glucosa, con un promedio del 31%. No se han encontrado por el momento otros monosacáridos. Además de eso, hasta el momento se han podido identificar más de 20 oligosacáricos. Cuantitativamente, la maltosa encabeza la lista de los oligosacáridos.

Además,las opiniones divergen considerablemente sobre si se puede utilizar miel en lugar de azúcar en la elaboración del Kombucha. Los aceites volatiles de la miel, según se dice alteran muchissimo el cultivo de Kombucha, al menos a la larga. También hay que tener en cuenta que entre las más de 100 sustancias vitales y aromáticas diferentes de la miel, que por otra parte son beneficiosas, también hay sustancias que atacan y destruyen las bacterias, e impiden su desarrollo.

Según Belitz y Grosch (1985, p. 669) el efecto bacterioestático de la miel puede ser detectado a través del peróxido de hidrógeno que se forma por la oxidación enzimatica de la glucosa. La "inhibina" se considero en un primer momento responsable de este hecho.

El efecto bacterioestático demuestra ciertamente lo sana que es la miel. Pero ¿que pasa con esas sustancias inhiben los micro-organismos del cultivo de Kombucha y le impiden ejercer sus funciones vitales? Hay gente que ha anunciado con una sonrisa radiante: "También funciona con la miel." Todo sale bien durante un tiempo, y después, al cabo de una año, la actividad del cultivo se queda estancada.

Naturalmente, puede intentar acostumbrar al cultivo a la miel progresivamente. Los micro-organismos poseen una alta capacidad de adaptación en condiciones alteradas. Henneberg (1926, p. 4 y 6) hace referencia a una gran cantidad de levaduras:

"Hay que aceptar que ninguna celula de levadura es exactamente igual a otra. (...) No siempre se puede establecer la causa de la variación; en muchos casos se debe al tipo de nutrición y a la reacción del sustrato nutriente. (...) Las levaduras se acostumbran ellas mismas gradualmente a las circunstancias que las envuelven. (...) Casi todas las modificaciones que ocurren por condiciones especiales durante el cultivo desaparecen rapidamente tan pronto como las circunstancias vuelven a ser las "normales". Si las condiciones especiales de cultivo duran más tiempo, entonces, la características recien adquiridad son temporalmente hereditables. La forma primera de variación se puede definir como "modificación" la posterior como "fluctuación" en contraste con una tercera, la llamada "mutación". En esta ultima, aparecen de repente nuevas cárcteristicas hereditarias, al parecer sin razón aparente."

El Prof. Dittrich (1975) menciona también que hasta cierto punto es posible que los micro-organismos ganen por sí mismos un nuevo espacio donde vivir, en el que, por ejemplo se acostumbren ellos mismos a un nuevo nutriente, es decir, se adapten. Al mismo tiempo, con el desarrollo de un nuevo espacio donde vivir, se pueden dar alteraciones súbitas en la herencia (mutaciones) que permitan a los micro-organismoa llevar a cabo nuevas cosas.

Hasta qué punto puede dares una adaptación o una mutación y hasta qué punto quedarían alterados los productos metabolicos que pasan a la solución, es algo que no se puede calcular en el caso de un orgnismo vivo como es el cultivo de Kombucha. Cada persona puede decidir por sí misma si desea utilizar miel o azúcar. Como medida de precaución , sin embargo, yo siempre guardaría un cultivo de reserva metido en té negro endulzado con azúcar, como un seguro, por así decirlo, solo en el caso de que la prueba no tenga éxito.

La proporción de los difernentes ácidos que contiene la bebida fermentada de Kombucha, se alteratá seguramente cuando se utilice miel. Por ejemplo, Hermann (1928) y Wiechowski (1928) demostraron que el ácido glucónico (y probablemente tambien el ácido glucurónico) se forma en gran cantidad a partir de la glucosa. Por otro lado, a partir de la fructose, se forma mayormente ácido acético. Y Danielova (1954) estableció que la accumulación de sustancias antibacterias es mayor con la glucose y menos acentuada en las soluciones nutrientes con fructosa.

Ahora bien, como la proporción de fructose en la miel (34-41%) predomina sobre la proporción de glucosa (28-35%), se puede llegar a la conclusión de que se forma más ácido acético y menos ácido gluconico en el Kombucha con miel que en el Kombucha con azúcar. En cambio, la fructose y la glucosa se encuentran en partes iguales en la caña de azúcar.

De cualquier modo, es un hecho de que el azúcar ha sido utilizado casi sin excepción tanto en experimentos pasados como en los reciente. Incluso el Dr. Sklenar hizo varios experimentos en sus 30 años de experiencia con el cultivo y al final llegó a su receta utilizando té negro y azúcar blanco normal. Creo que es aconsejable dejarse guiar por los resultados de largos años de investigación por parte de un experto, en lugar de jugar a darle vueltas haciendo experimentos con miel.

No quiero ocultar el hecho de que este consejo está en desacuerdo con las pruebas hechas por personas de confianza, que proclaman que no se ha descubierto ninguna diferencia aparente entre el uso del azúcar y el de la miel. Mucha gente pone de relieve el hecho de que utilizando la miel se obtiene una bebida de Kombucha con unos caracteres aromáticos particulares. Yo, personalmente, considero que el gusto del Kombucha es secundario. El aspecto de la salud debería de ser lo más importante. Otros defensores de la utilización de la miel dicen que el mucin de la miel tiene efectos positivos sobre el té de Kombucha.

Soy consciente de que no podré convencer a muchos defensores acérrimos de la vida sana con mis argumentos anti-miel, porque la idea de que "la miel es Buena, el azúcar es malo" (igual que "las hierbas medicinales son buenas, el té negro es malo") está tan fuertemente enraizada en su subconsciente, que no se pueden permitir a ellos mismos un cambio brusco en su manera de hacer el Kombucha. Y sé que mucha gente, por convicción personal, solo quiere hacer Kombucha con miel. Quisiera encontrarme a esos lectores por el camino, y por lo menos darles un par de consejos:

En lo referente al peso, deberá utilizar màs cantidad de miel de la que utilizaría si fuera azucar, porque la proporción de azúcare en la miel, dependiendo del tipo de miel, está entre un 70 y un 80% solamente. Por consiguiente, 100 grams de miel corresponden a 70-80 g de azúcar de caña, 125 g de miel a aproximadamente 90-100 g de azúcar. No hace falta que utilice una miel de las caras. Puede ser una mezcla barata de direfentes mieles. Lo importante respeto a la calidad de la miel es que bebe de haberse extraído en frio y no haberse calentado por emcima de los 40°C. A diferencia del azúcar, la miel solo se deberá añadir cuando el té se haya enfriado hasta estar tibio, de lo contrario, las sustancias que la constituyen (y que desea conservar, naturalmente) quedarían dañadas.

PARTE IX - VIDA, CULTIVO, PROPAGACIÓN, MORFOLOGÍA

¿CUÁNTO TIEMPO SE MANTIENE VIVO Y ACTIVO EL CULTIVO DE KOMBUCHA?

Si los nutrientes en el liquido se agotan, el cultivo deja de crecer, pero no muere; se volverá a activar de nuevo cuando se le añada azúcar (Schmidt, 1979).

Schmidt cita algunas instrucciones para el cultivo diciendo que el cultivo muere tras una exposición al sol, al ser escaldado, y bajo los efectos del hielo. Con respecto al escaldado, estoy de acuerdo con él sin reservas. Si se pone el cultivo en el té demasiado caliente este puede morir al momento. En cuanto a que la exposición al sol daña el cultivo, motivo por el cual no se debe dejar el recipiente de fermentación a la luz solar sino a la sombra, en un lugar oscuro, ya lo hemos hablado anteriormente. Las opiniones se dividen en cuanto a los efectos dañinos del frío, especialmente cuando mucho gente ha llegado incluso a congelar el cultivo. Henneberg (1926, Vol. 1, p.6): "El frío, por lo general, no mata el hongo. Las bacterias, las levaduras, las esporas de moho, pueden vivir mucho tiempo en hielo. Incluso una temperatura de -113° no mata las levaduras."

Wiechowski (1928) apunta que "el crecimiento del simbionte de Kombucha y por consiguiente un futuro desarrollo en un medio ácido" toca a su fin "después de un tiempo más o menos largo". El tiempo que tarde depende de las circunstancias bajo las cuales crece el Kombucha.. Considera que "no es probable que el grado de acidez, que representa una medida directa del estado de crecimiento del cultivo, sea al mismo tiempo un indicador de la cantidad específica de sustancias terapéuticamente activas." Wiechowski considera la observación y recuerda que el aumento de la acidez es la única manera objetiva de comprobar las condiciones del cultivo.

Bazarewski (1915) ofrece las siguientes indicaciones para asesorarnos del estado de salud del cultivo: "con elementos fuertes y frescos del 'Hongo Milagro', el líquido siempre era transparente, tenía un sabor perceptiblemente ácido y un reminiscente y agradable olor a manzana. En todos los casos en que el cultivo se estaba muriendo, se daba una reacción neutra o alcalina en el líquido y un olor desagradable como si se estuviera pudriendo, es decir, los signos de un principio de descomposición." Para evitar confusiones, quisiera añadir que la transparencia de la bebida de la que se ha hablado antes, solo se da cuando el recipiente de fermentación se ha dejado quieto en un lugar tranquilo durante un tiempo y las células de levadura se han acumulado en el fondo. Si se remueven las células de levadura, por ejemplo al embotellar la bebida, entonces el líquido se ve turbio al principio. Solo cuando las células de levadura se han depositado en el fondo de la botella la bebida de Kombucha vuelve de nuevo a recuperar su aspecto transparente.

La reacción alcalina y la acidez insuficiente que mencionan Wiechowski y Bazarewski se pueden comprobar fácilmente con un indicador de pH, si el sabor aún no lo ha denotado. En el capítulo "¿Cuándo está lista la bebida de Kombucha?" Podrá encontrar más detalles sobre este tema.

Irion (1944) escribe sobre la vida útil del cultivo de Kombucha y dice que si el cultivo se manipula correctamente, se puede utilizar de cuatro a seis meses y producirá entre 200 y 300 litros de bebida. El cultivo está agotado y se debe de renovar tan pronto como la bebida se vuelva demasiado agria, o si comienza a formarse moho sobre la piel del cultivo o si aparecen como unos parches marrones y arrugados que se rasgan fácilmente. Se pueden sacar fácilmente pequeñas cantidades de moho aplicando en las manchas vinagre de mesa corriente.

Según las directivas del Laboratorio Químico y Bacteriológico el Instituto de las Levaduras, de Kitzingen, citadas por Arauner (1928), "Un cultivo le puede durar unos 2 o 3 meses. Si la superficie del cultivo muestra parches arrugados de color marrón oscuro que se arrancan con facilidad, eso es señal de que el cultivo está comenzando a morir, está perdiendo su efectividad y ya no sirve. Se deberá sacar el cultivo viejo y cambiarlo por uno nuevo."

Seguramente se habrá dado cuenta de que el exceso de acidez de un cultivo agotado tal y como menciona Irion parece estar en contradicción con las informaciones recogidas por Wiechowski y Bazarewski. También Henneberg (1926) escribe: "Una desventaja del engrosamiento gradual de la piel en el cultivo, es la baja acidificación y el ligero hundimiento del cultivo." Por lo tanto recomienda el cambio periódico a un cultivo nuevo.

El cultivo de Kombucha posee de hecho un apego tenaz a la vida. Incluso he oído hablar de gente qua ha desatendido el cultivo en la bodega durante meses y luego lo ha recuperado volviéndolo a poner en una solución nutriente. Aparte de si funciona bien o no, un cultivo viejo, con el paso del tiempo, tiene una apariencia bastante desagradable. Con los efectos del ácido tánico del té, los depósitos de levadura, y los tintes de los diferentes tipos de té que lo han coloreado, el cultivo crece cada vez más marrón y puede finalmente llegar a ser tan marrón como un café con leche.

Realmente no hace falta que llegue hasta ese punto en que su cultivo comience a morir. Es mejor que utilice nuevos cultivos frescos que habrá obtenido entretanto mediante su propagación. Encontrará más detalles sobre este tema en el próximo capítulo. Así que deberá deshacerse de un viejo cultivo a tiempo, y sin escrúpulos. Si sigue este principio, con una manipulación cuidadosa y métodos de trabajo higiénicos, el cultivo puede darle alegrías durante una larga vida, ya que como organismo vivo, se rejuvenece constantemente y se propaga por sí solo. De esa forma, siempre tendrá cultivos fuertes, capaces de producir una fermentación vigorosa. El Dr. Bing (1928) insiste en que el metabolismo característico de los diferentes micro-organismos del cultivo de Kombucha, "sobre los cuales se basan sus efectos terapéuticos", está relacionado con las células vivas de esta simbiosis y solo se pueden llevar a cabo plenamente con buenos cultivos frescos capaces de una fermentación vigorosa. Bing (1928) escribe en "Die Medizinische Welt" (El Mundo Médico): "... Los cultivos de más de tres meses pierden gran parte de su efectividad, probablemente debido a que la vitalidad del cultivo se resiente de la acumulación de sus propios productos metabólicos."

A pesar de estas medidas de rejuvenecimiento constante, puede que algún día encuentre una anomalía en el proceso de fermentación, por ejemplo que la bebida ya no se acidifique adecuadamente, entonces deberá pensar en que es lo que puede haberlo ocasionado. En muchos casos es un problema de condiciones ambientales desfavorables, por ejemplo, los efectos del exceso de calor, la exposición a los rayos del sol, infecciones causadas por una manipulación en un ambiente poco higiénico, una ventilación insuficiente o la mala calidad del agua. Una alimentación insuficiente de los micro-organismos es a menudo la causa de que el cultivo presente un cambio, una mutación o una degradación. Esto puede ocurrir si se pasa de utilizar demasiado azúcar (de manera infundada, ya que el cultivo "se traga" todo el azúcar) a dejar el cultivo con una ración famélica. El cultivo desnutrido, exhausto "hambriento" que resulta de este comportamiento, degenera y ya no puede llevar a cabo su fermentación normal ni formar suficientes células nuevas. Si no está demasiado dañado, este tipo de cultivo se puede regenerar de nuevo en el momento en que se le mantenga en condiciones normales y con una nutrición adecuada.

Henneberg (1926, Vol. 1, p. 6 ff.) explica en un artículo sobre la fisiología de las levaduras, que las células de levadura deben de absorber nutrientes para construir su propio cuerpo celular, reponer las sustancias excretadas a través de un metabolismo continuamente en marcha y adquirir la energía necesaria a la vida. Continua así: "Si las levaduras disponen de menos nitrógeno del que necesitan en la solución nutriente, descomponen sus propias reservas de proteínas, que se encuentran en abundancia en las células bien alimentadas." Entonces las células aparecen demacradas cuando se las observa a través del microscopio, y los núcleos de las células están mucho más vacíos. Según Henneberg, después de que muera la célula, incluso el plasma de la célula se descompone (auto lisis).

Las explicaciones de Henneberg's se refieren a las células de levadura, sin embargo, ya que una proporción considerable del cultivo de Kombucha consiste en levaduras, seguramente también se pueden aplicar estas observaciones, que son cuanto menos análogas, al cultivo de Kombucha. La explicación de la observación según la cual los cultivos dejan primero de acidificar y finalmente "se comen ellos mismos" seguramente también se puede dar aquí.

Si tiene un cultivo de Kombucha que ha degenerado debido a unas condiciones ambientales desfavorables y que no se puede regenerar aún mejorando sus condiciones de vida, es mejor que vuelva a comenzar con un cultivo nuevo. De todas maneras es realmente mucho mejor utilizar nuevos cultivos y deshacerse de los viejos a tiempo. Por lo tanto, la pregunta de cuánto dura el cultivo de Kombucha, se vuelve complemente irrelevante. Se puede decir entonces, que la afirmación un tanto optimista, de que "el cultivo de Kombucha le resultará un amigo que le acompañará durante toda la vida" es cierta.

CULTIVO Y PROPAGACIÓN DEL CULTIVO

Cada uno comenzará su carrera de fan del Kombucha poco a poco, al igual que otros lo hicieron antes. Como materiales de base recibirá un cultivo y lo dejará fermentar por primera vez en, digamos, dos litros de té. Pasados de 8 a 10 días, su bebida estará lista para beber, y volverá a elaborar dos litros más y volverá a poner el mismo cultivo en el recipiente de fermentación. Pero un buen día, se dará cuenta de que quiere beber más de dos litros entre un cultivo y otro, o que otros miembros de la familia quieren tomar también esta deliciosa bebida. Ahora es el momento de propagar el cultivo. Hay tres maneras de hacerlo:

1. Si el cultivo sigue flotando en la superficie del té, ante todo crecerá todo a su alrededor y gradualmente cubrirá la superficie del líquido completamente. Después comenzará a crecer en grosor. Ahora se puede cortar en pequeños trozos de unos 6 cm de diámetro. Al hacerlo, se debe tener cuidado de no dañar la capa superior, ya que de lo contrario sería perjudicial para el crecimiento y el desarrollo del cultivo.

    Si el cultivo ha crecido en forma de capas, la capa superior del cultivo se puede separar de las otras (separarla con cuidado) y de esta forma se pueden obtener varias membranas de edades diferentes. La capa inferior es la más antigua, y se puede tirar en cuanto se hayan desarrollados suficientes cultivos. De este modo, el cultivo se renovará constantemente. Mollenda (1928) también recomienda este proceder: "El cultivo de Kombucha crece desde abajo, lo que significa que siempre se están formando nuevas capas en la superficie, y las viejas capas quedan desplazadas hacia abajo. Tan pronto como esas capas se vuelvan de color marrón oscuro, se deberán quitar, lo que se hace fácilmente, porque si se dejan pegadas a la parte inferior del cultivo, el resultado será una deterioración de la bebida por un parte, y una muerte lenta del cultivo por otra."

    Sin embargo, esas capas no se separan tan fácilmente como dice Mollenda. En muchos puntos se han desarrollado completamente juntas. En ese caso necesitará un cuchillo afilado.

    La formación de las capas, también llamadas hojas, se debe al hecho de que cuando se inicia un nuevo proceso de fermentación, el cultivo entero, o solo partes de él flota por debajo de la superficie del té. Entonces se forma una nueva capa sobre la capa anterior. Dependiendo del espacio disponible sobre la superficie del líquido, las capas individuales quedarán más o menos separadas o crecerán juntas en una sola pieza. De esta forma, se construyen varias capas la una sobre la otra.

2. El cultivo se puede sin embargo sumergir hasta el fondo del recipiente de fermentación y quedarse ahí. Aún no se han podido establecer reglas estrictas sobre el porqué sucede esto en algunas ocasiones. Las burbujas de aire atrapadas en la membrana del cultivo, la calidad de agua

(dura / blanda, tensión de superficie) y otros factores deben seguramente de jugar un papel en este hecho. Algunas veces también ocurre que el cultivo se sumerge primero y después, al cabo de unos días, se ve empujado de nuevo hacia la superficie por la formación de burbujas de dióxido de carbono que se están acumulando debajo de él.

Cuando el cultivo se sumerge en el fondo, se forma un nuevo cultivo en la superficie del té. El cultivo original del Profesor Lindau (1913) se sumergió desde un principio en el fondo del recipiente. En el informe de la Sociedad Botánica Alemana, el Prof. Lindau describe el desarrollo de un nuevo cultivo de la siguiente manera: "Cuando se pone un pequeño trozo de un viejo cultivo en una solución nutriente fresca, este se sumerge en el fondo (Nota: no siempre) y se queda ahí por el momento. Entonces, removiendo ligeramente el disco, unas formas transparentes irregulares y viscosas se desprenden de la membrana del cultivo a través de todo el líquido. Estas formas crecen y alcanzan la superficie del líquido. El tiempo trascurrido para que el desarrollo alcance este estado es de 2 a 3 semanas. A partir de entonces, se forma la piel característica. Una piel sin color comienza a emerger. Al principio parece que esté cubierta de gotas de humedad y tiene un brillo opaco. Si se quita la capa, se puede ver que no es una simple piel de moho sino una cubierta firme y flexible que penetra en el líquido a una profundidad de 2 a 5 mm. Dentro del líquido, tiene la consistencia de una medusa pero con una masa muy compacta que no puede ser atravesada por una aguja sino que solo se puede cortar con unas tijeras o con un cuchillo."

El cultivo que se forma en la superficie consiste en un primer momento en una piel fina y se va espesando con el tiempo. La velocidad del crecimiento depende de varios factores, tales como la temperatura, el sustrato nutriente, la calidad del agua, etc.

En condiciones favorables, al final de la fermentación ya se puede haber formado un nuevo cultivo utilizable. Si la membrana del nuevo cultivo que se acaba de formar le parece que es aún demasiado delgada después del periodo habitual de fermentación, puede rellenar un segundo recipiente de fermentación con té en el cual solo pondrá el nuevo cultivo. Sería bueno que pusiera más azúcar de lo habitual en ese "vaso de cultivo", de manera que el cultivo tenga suficientes nutrientes para su desarrollo. Ahora deje este vaso de cultivo tranquilo hasta que el cultivo haya alcanzado el grosor deseado. Resulta importante acidificar el té en el vaso con por lo menos un 10% de bebida de

Kombucha ya preparada (mas cantidad no perjudicaría para nada.) Si este segundo cultivo se sumergiera también en el fondo, un tercer cultivo se formaría en la superficie del té, al que puede dejar crecer tranquilamente.

Añadiré un par de consejos para los métodos de cultivo antes citados:
Si tiene un cultivo muy viejo, es mejor que el cultivo joven se forme en la superficie sin que crezca junto con el viejo cultivo. La mejor manera de conseguirlo es que el viejo cultivo se sumerja en el fondo. Si este no quiere hacerle ese favor, le puede obligar con la ayuda de un guijarro limpio esterilizado en agua hirviendo.

Por otra parte, puede cortar un bonito cultivo en pequeños trozos y dejar que los pedazos se expandan individualmente sobre la superficie del líquido. Es mejor poner los pequeños trozos de cultivo en una solución nueva con la ayuda de una cuchara limpia con el mango en ángulo recto. Introducir la cuchara con el pedazo de cultivo verticalmente dentro del líquido; Seguidamente sacar la cuchara con mucho cuidado. Si los pedazos de cultivo se hunden a pesar de haberlos introducido con tanto cuidado, puede impedir que se sumerjan colocando pequeñas rodajas de corcho previamente hervido debajo de ellos. Se pueden poner rodajas delgadas cortadas del corcho de una botella de vino, por ejemplo.

En Henneberg (1926, Vol. 1, p. 537) encontré otro consejo, que la formación de una nueva piel se podía acelerar "usando una barra de cristal para aplastar unos añicos de piel alrededor de los lados del contenedor en el nivel superficial de la solución." De hecho, este consejo se aplica a la bacteria del vinagre de vino, pero también se podría utilizar para el cultivo del Kombucha.

3. Con el tercer método de propagación, puede aprovechar el hecho de que el Kombucha ya fermentado es biológicamente activo (siempre que la bebida no esté esterilizada, lo que no va a hacer usted para su propio uso.) Hay, por así decirlo, una gran cantidad de micro-organismos vivos en la bebida que son capaces de seguir desarrollándose.

Para este método, vierta una parte de bebida de Kombucha ya fermentada dentro de un vaso limpio, y cúbralo ligeramente. Déjelo a temperatura lo más cercana posible a la optima. En pocos días se formará una delgada piel sobre la superficie del líquido, la cual, al igual que con los otros métodos, se hará cada vez más gruesa y pronto será lo suficientemente firme como para trasladarla con cuidado a una nueva infusión de té dulce. Este método tarda un poco más que los otros dos hasta que se forma el nuevo cultivo.

También puede suceder, entretanto, que al cabo de un tiempo, descubra un pequeño cultivo flotando en la superficie del líquido de las botellas que ha rellenado, que se ha desarrollado a pesar de la falta de oxigeno. Esto demuestra la gran actividad biológica del cultivo y su habilidad para prosperar incluso en circunstancias difíciles.

Puede añadir el joven cultivo autónomo a su pariente en el mismo vaso. Puede además poner varios cultivos dentro de un mismo recipiente de fermentación, aumentar gradualmente el tamaño de los recipientes, o bien utilizar varios recipientes de fermentación.

El cultivo, como organismo vivo, depende de las condiciones externas para su desarrollo. Debido a eso, no siempre reacciona de la misma manera – de igual modo que ninguna manzana se parece exactamente a otra.-. El cultivo puede parecer algunas veces mas transparente y gelatinoso, otras veces más blanquinoso, grisáceo, marrón, o color melocotón. Esto depende entre otras cosas de si actúan más los componentes de las levaduras o los de las bacterias. Naturalmente, su color dependerá del tipo de té que se esté utilizando.

Fotos correspondientes al capítulo "cultivo y propagación del cultivo."

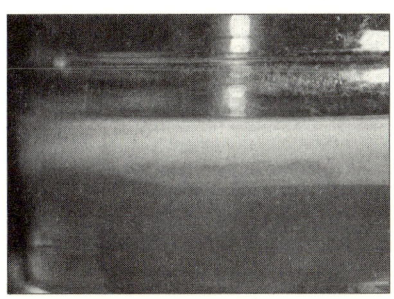

Si en cultivo flota en la superficie del líquido, este cubre progresivamente toda la superficie por completo. Adquiere la forma de la superficie del vaso.

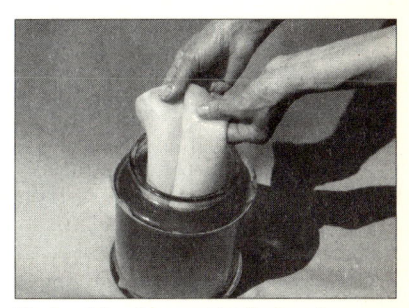

Si el cultivo ha crecido formando capas, la capa superior puede ser separada de las inferiores (sepárelas con cuidado)

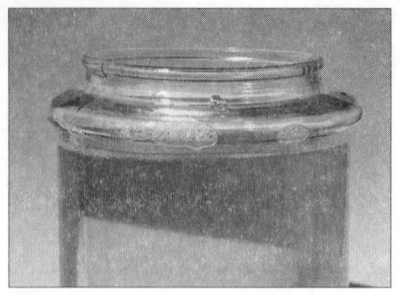

Cuando el cultivo se sumerge en el fondo, se forma un cultivo nuevo en la superficie del té.

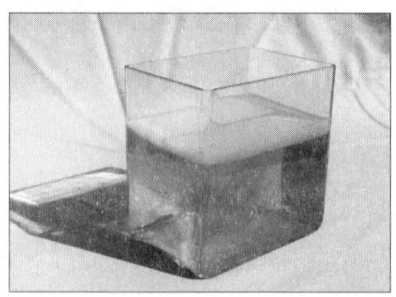

La bebida de Kombucha es biológicamente activa. Vierta un poco de bebida ya fermentada en un vaso. En pocos días se formará una piel en la superficie del líquido.

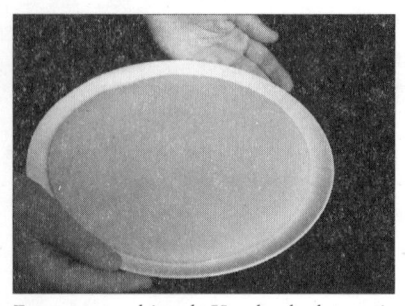

Este nuevo cultivo de Kombucha ha crecido en un vaso redondo. Con unas tijeras, puede cortar la gran capa en pequeños trozos y ponerlos en otros recipientes de fermentación. De esta forma puede aumentar su producción de bebida.

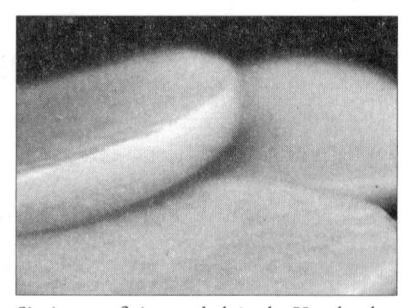

Si tiene suficientes bebés de Kombucha, páselos a sus amigos. Incluya siempre algo de bebida ya preparada (el líquido de inicio) y una información completa. Preferiblemente este libro.

¿Que influencia tiene una gran cantidad de cultivos sobre los resultados de la fermentación y el desarrollo del mismo?

Cuando se haya desarrollado un gran número de cultivos y su crecimiento vigoroso amenace con tragárselo a Ud., surgirá un día la pregunta: ¿Hay alguna ventaja en poner tantos cultivos como sea posible en el recipiente de fermentación?

La cuestión de la influencia de la "cantidad de cultivos" preocupó también al Profesor Henneberg (1926 a, p. 239.) En sus experimentos con levaduras estableció que con un 0,8 a un 2% de cultivos, todas las células brotaron. Cuanto más aumentaba la cantidad de cultivos, menos cantidad de células brotaban. Con el 12 % de cultivos, ninguna de las células brotó. Cuanto más densa era la cantidad de cultivos, más pequeño era el tamaño de las nuevas células. Así pues, una gran cantidad de cultivos causa un aumento de la inhibición en la gemación. Schön (1978, p.50) confirma que en un medio con una alta densidad de micro-organismos, la tasa de crecimiento se reduce.

La conclusión a la que llegaron Sakaryan y Danielova (1948) tiende a seguir la misma línea. Para determinar la dependencia de la actividad de la infusión sobre el volumen de la solución nutriente, llevaron a cabo el experimento siguiente: Se cogieron cinco recipientes de vidrio del mismo tamaño y se llenaron con 100, 250, 500, 750 y 1000 ml de solución nutriente. En cada contenedor se colocó una pieza de cultivo de igual tamaño y peso, sin tener en cuenta las diferentes cantidades de líquido. El valor del pH no experimentó ningún cambio. Sin embargo, hubo un aumento de la efectividad activa (contra las bacterias portadoras de enfermedades). Al 8º día, la muestra con 100 ml de solución nutriente dio pruebas de ser la más efectiva en lo que a actividad se refiere, mientras que las otras cuatro muestras, a pesar de las diferentes cantidades de líquido, tenían una efectividad más o menos similar. Los científicos Rusos concluyeron que la actividad de la infusión es independiente del volumen de la solución nutriente. Es posible que la efectividad de la infusión varíe en fuerza dependiendo de las cantidades del líquido durante los primeros días del desarrollo, pero después de un largo periodo de cultivo, (8-10 días) las variaciones son intrascendentes.

Los experimentos de los dos científicos Rusos, también probaron que la actividad de la infusión no depende solamente de la formación de los ácidos, sino también de las demás sustancias, cuya cantidad crece gradualmente a lo largo del periodo de fermentación.

A pesar de que el valor del pH permanece igual (en los días 5º, 8º y 18º), la efectividad de la bebida de Kombucha varía en intensidad. De hecho, la actividad de la solución disminuye después de la neutralización de la bebida mediante varias soluciones alcalinas, pero no desaparece. Incluso las altas temperaturas (entre 50 y 100º C) según este test "carecen de influencia por lo que a la actividad de la infusión de Kombucha se refiere." (Esta insensibilidad a las altas temperaturas se refiere solo a las propiedades anti-bacteriológicas de la bebida fermentada, no a las células de levadura en suspensión en la bebida, ni tampoco al cultivo mismo.)

Por lo tanto, como parece ser que no hay ninguna ventaja en poner un gran número de cultivos en el recipiente de fermentación, es preferible deshacerse del viejo cultivo en su momento y utilizar siempre uno más joven. Esto no quiere decir que se deba de utilizar solamente un cultivo por recipiente, pero tampoco es necesario añadir demasiados.

¿QUÉ OCURRE DURANTE EL PROCESO DE PROPAGACIÓN?

El cultivo de Kombucha se compone de varias levaduras y bacterias que viven juntas para su beneficio mutuo y forman una especie de simbiosis. En contraste con el género de los basidiomicetes, como el champiñón, la seta, el níscalo, etc., las bacterias (anteriormente llamadas schizomicetes) y las levaduras (ascomicetes) no se propagan mediante esporas, sino que tienen otra forma de reproducción, que explicaré brevemente a continuación:

Las bacterias

En los micro-organismos de una sola célula, la reproducción se hace por división (fisión). Las bacterias que se reproducen de ese modo se clasificaron por lo tanto, en un primer momento, como hongos de fisión. Bajo el actual sistema de clasificación, las bacterias se clasifican de forma propia como prokayotes (sin un núcleo típico), a diferencia de las plantas y de los animales. Se conocen alrededor de 1600 tipos de bacteria. La reproducción de las bacterias siempre se lleva a cabo de manera asexual mediante fisión binaria. El periodo entre una fisión y otra es habitualmente de entre 15 y 40 minutos solamente. (Según Ahlheim, 1967).

La fisión se inicia con la aparición de una pared en mitad de la célula. En los tipos alargados, siempre lo hace en ángulos rectos con el eje longitudinal y más tarde se divide (Garms, 1964). Las Bacterias necesitan calor, alimento y agua. Algunas necesitan oxígeno (Bacterias aeróbicas), otras viven sin oxígeno, total o parcialmente (Bacterias anaeróbicas)

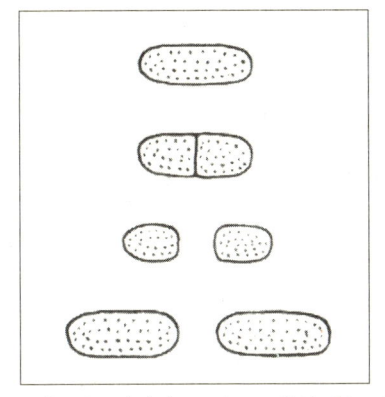

Reproducción de la bacteria por fisión binaria.

Las levaduras (Saccaromyces)

El termino genérico de las levaduras es "sacaromyces", a este tipo pertenecen las especies importantes de levaduras de cultivo con un fuerte poder de fermentación. El nombre procede de la palabra griega mucus, que significa hongo. La primera parte de la palabra procede del griego "sakharon" (= azúcar). Así que la palabra sacaromyces se podría traducir como "hongo come-azúcar". Las levaduras se clasifican también como pertenecientes a las ascomicetas. No queremos entrar aquí en más detalles sobre su posición en el sistema. Lo que para nosotros puede ser importante para comprender la conexión con la preparación y el cultivo del Kombucha, es el tipo de reproducción. La mayoría de las levaduras se reproduce por gemación. La levadura de panadero, la levadura de destilación, la levadura de cerveza, son de ese tipo. Además, hay una combinación de gemación y de fisión (sacaromycodes). Las levaduras de fisión, que veremos más adelante, se reproducen como su nombre indica, por fisión. Solo en raras ocasiones se puede también observar una reproducción por esporas en las levaduras.

Todos los tipos de levadura que se han encontrado hasta ahora en el cultivo de Kombucha, con la excepción de la Schizosaccharomyces Pombe, se reproducen por gemación. La célula rebota como una pelota, el núcleo se divide y una nueva célula se segmenta. Con un buen suministro de alimento y oxígeno, la levadura brotará por varios sitios a la vez. Las nuevas células, por su parte, también producen yemas y se comienza a crear una verdadera pequeña colonia de células (Garms, 1964). La gemación puede ser bipolar, en ambos extremos o multipolar, en todas las direcciones. (Schmidt, 1979).

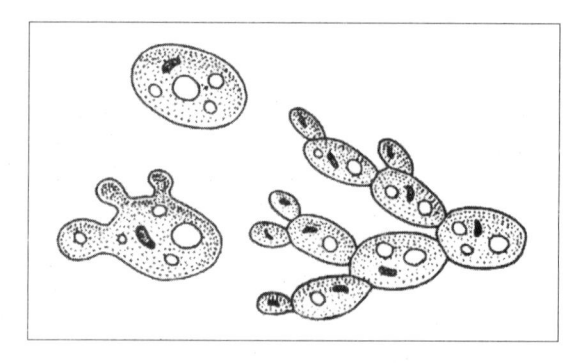

Reproducción de lavaduras por gemación.
Nuevas células, segmentándose a su vez.

Levaduras de fisión (Schizosaccaromyces)

Hay un pequeño grupo de levaduras, las levaduras de fisión, que se reproducen mediante fisión binaria. Las células no brotan como en la mayoría de las otras levaduras sino que se dividen de forma similar a como lo hacen las bacterias, en dos nuevos organismos independientes. Las levaduras de fisión Pombe (Schizosaccharomyces Pombe), que también están presentes en el cultivo de Kombucha, pertenecen a este tipo de levaduras. Según Schmidt (1979) las células son cilíndricas y forman una pared en medio en el momento de la fisión. Después de la fisión quedan cicatrices, por las cuales además se la puede reconocer.

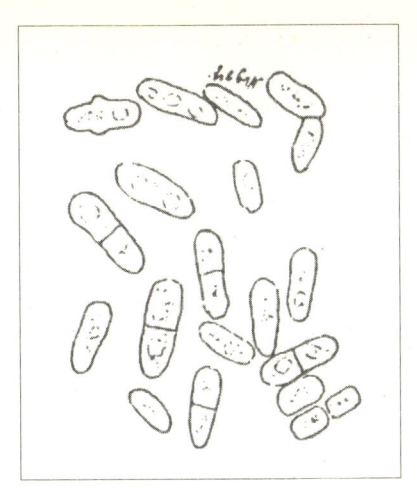

Levadura de fisión Pombe (Schizosaccharomyces Pombe).
Las células no producen yemas, sino que se dividen como las de las bacterias. Células procedentes de la fermentación de especies. Preparación simple (1000 x). (Ref. HENNEBERG, Handbuch der Gärungsbakteriologie (Manual de Fermentación Bacteriológica), Vol. 2, 1926, publ. por Paul Parey. Berlin & Hamburg.)

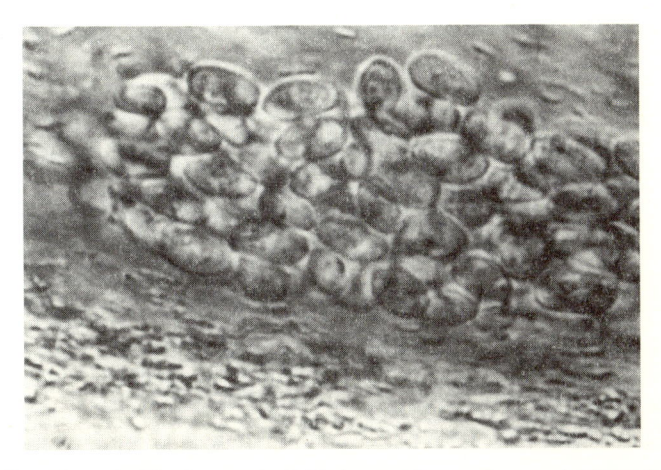

Foto: A través del microscopio (800 x) se puede apreciar que el cultivo de Kombucha es una comunidad (simbiosis). Las células de levadura (los nódulos más grandes) viven en íntima asociación con las bacterias.

EL "VERDADERO" CULTIVO DE KOMBUCHA

"¿He adquirido un verdadero cultivo de Kombucha?" "¿De donde puedo sacar un verdadero cultivo de Kombucha?" Son preguntas que siempre surgen y que preocupan a la gente.

Vamos a anticipar la respuesta al instante: no existe una respuesta clara a estas preguntas. Reiss (1987) lo reduce a un denominador común: "La combinación precisa de los elementos que componen las preparaciones individuales de Kombucha puede variar ampliamente, de manera que no se trata de hablar de "el" cultivo de Kombucha, sino de un gran número de ellos."

Este punto de vista lo confirman todos los demás autores. Lindner (1913 y 1917/18) también declaró que la composición de los cultivos individuales podía ser muy diferente, particularmente en lo que a levaduras se refiere.

Y Valentin (1930), que hizo experimentos en una gran variedad de situaciones, dice que los resultados variados de sus investigaciones le confirmaron que había una gran variedad de colonias del cultivo. Describe sus resultados en los siguientes términos:

"De todas maneras, hay que insistir en que los procesos químicos que se desarrollan en el cultivo de Kombucha dependen de las bacterias presentes en el cultivo. Sin embargo, los productos fermentados no se pueden tomar como base para decir si unos determinados cultivos de Kombucha disponibles en el comercio contienen tal variedad de levaduras y de bacterias; Incluso la relación simbiótica entre los diferentes individuos varía mucho de uno a otro."

Valentin (1928) recomienda incluso a los químicos crear una variedad de cultivo específica para poder ofrecer a sus clientes el cultivo que se adapte mejor a sus gustos.

La científica Rusa Danielova confirma en una tesis publicada en 1954 ("Morfología del hongo del té") que la composición actual del simbionte varía según las condiciones geográficas y climáticas, y depende del tipo de levaduras y de bacterias que existan localmente en el ambiente.

La variedad de combinaciones que forman el cultivo de Kombucha posiblemente pueda ser causada por él crecimiento diferente de cada elemento que lo constituye. Dependiendo de las condiciones de crecimiento que más convienen a los elementos del cultivo, un tipo de elemento se puede desarrollar mejor que otro.

Como considero que la pregunta sobre el "verdadero" Kombucha es muy importante, consulté al Profesor Ulf Stahl de la Universidad Técnica de Berlín (Instituto de investigaciones Microbiológicas), a quien considero una autoridad en el campo de la microbiología. El Profesor Stahl me dijo que la opinión del Instituto de investigaciones Microbiológicas es que el cultivo de Kombucha se compone de Schizosaccharomyces Pombe y de Acetobacter xylinum.

Otros autores de todo el mundo, también opinan lo mismo. El Dr. Maxim Bing (1928) dice que la Bacteria xylinum y la levadura tropical Pombe, así como las bacterias xylonoïdes y gluconicum son los elementos que constituyen los cultivos puros, siendo los dos primeros los más relevantes.

El Dr. Arauner (1929) confirma lo siguiente: "El cultivo de Kombucha no es algo estandarizado, sino un consorcio de Bacterium xylinum (nombre dado anteriormente a la Acetobacter xylinum)en simbiosis con la levadura Pombe."

El Prof. Henneberg (1926 b) también menciona exactamente la misma combinación en su manual de fermentación bacteriológica, y recomienda cultivos puros de esos dos elementos.

Un cultivo puro o axénico consiste en un cultivo con un solo tipo de micro-organismo. En bacteriología, muchas veces solo se habla de cultivos puros cuando se trata de los descendientes de una célula de bacteria simple (aislamiento de colonias de células únicas) (Schön, 1978).

Cuando el Prof. Henneberg recomienda utilizar cultivos puros, quiere decir que se cultiven ambos elementos - el Bacterium xylinum y la levadura Pombe - por separado, y una vez conseguidos, juntarlos. Naturalmente, al preparar la bebida en casa se debe de seguir trabajando con los elementos ya combinados.

En resumen, podríamos decir: Los elementos principales Schizosaccharomyces Pombe y Bacterium (Acetobacter) xylinum son ambos, sin duda, componentes del cultivo de Kombucha, según los expertos. Con una excepción, sin embargo; la opinión de Wiechowski (1928), que considera la Bacterium gluconicum como la bacteria principal seguida de la Bacterium xylinum en orden de importancia. A parte de eso, también se mencionan otras levaduras y bacterias, cuya presencia sin embargo varía.

> Nuestra opinión es como nuestros relojes
> Ninguno es exactamente el mismo que el
> Del vecino, y aún así, cada uno cree
> Que el suyo es el que brilla más.
>
> *Gellert*

EL ORIGEN DEL CULTIVO DE KOMBUCHA

Nadie sabe exactamente como nació el primer cultivo de Kombucha. Existen algunas suposiciones e ideas sobre como se llegó a crear – es decir de cómo se llego a la simbiosis de las bacterias y las levaduras. El hongo fue propagado en el pasado mediante trozos del cultivo colocados en soluciones nutrientes y después pasó de mano en mano. No se tienen evidencias de una nueva generación espontánea.

En las frutas y en todas partes existen muchas levaduras, por lo tanto es fácil imaginar que mediante la acción de corrientes de aire o llevadas por los insectos, las bacterias del champiñón y las levaduras se juntaron y juntas se desarrollaron. La idea de que ese hecho ocurrió por azar, es también la que sostiene Lindner (1913, 1917/1918).

Algunos de los micro-organismos que se encuentran en el Kombucha existen en la savia de los árboles talados. Por lo tanto, es posible que el desarrollo espontáneo del Kombucha en infusiones de té que se han dejado reposar, haya coincidido con la savia que los insectos hayan podido traer de las heridas de los árboles cercanos o bien con agentes de fermentación de las flores y bacterias que producen ácidos.

Dinslage y Ludorff escribieron en 1927:

"Dado que la Bacterium Xylinum (un elemento del cultivo de Kombucha, hoy en día llamado Acetobacter Xylinum) es un hongo frecuente en la savia de los robles talado y que su transmisión a través de la mosca de la fruta (Drosophila melanogaster) a un té con azúcar es un hecho posible, se tendría que haber dado también la suerte improbable de que las levaduras necesarias también se encontraran presentes. Una historia similar a la del kéfir resulta una explicación mucho más sencilla; alguna vez, por accidente, se dio una simbiosis de hongos, que después siguió propagándose."

¿QUÉ OTROS NOMBRES SE LE HAN DADO AL CULTIVO DE KOMBUCHA?

Debido a su extensa utilización, cada pueblo le ha dado a esta bebida popular un nombre propio. Por ese motivo, aparte de "Kombucha", el cultivo lleva también muchos otros nombres.

Lo que sí es cierto es que la palabra "**Kombucha**", que viene de los japoneses, se ha utilizado actualmente de forma errónea para designar el cultivo. "Kombu" es el nombre de un alga parda (Laminaria japónica, probablemente también otros tipos), que se utiliza en Japón como alimento (Tschirch, 1912, de Steiger y Steinegger, 1957) o de la misma forma que el té. "Cha" significa té. El "Kombucha" es por lo tanto el té obtenido de dicha alga (Steiger y Steinegger, 1957). En un principio, probablemente se hizo el té con algas, y el nombre de ese té pasó a la bebida de té fermentada que se obtuvo de él, y finalmente al cultivo mismo (Meixner, 1983).

La bebida tomó el nombre de "**tea kvass**" del kvass, que también es una bebida picante, burbujeante y refrescante que nos ha llegado del este a través de Rusia, pero que no tiene nada que ver con el Kombucha. La bebida popular Rusa se produce por la fermentación del ácido láctico del pan remojado en agua, al cual se le han añadido otros ingredientes varios según la receta que se use, como malta, harina, jarabe, azúcar, menta, etc.

De la lista de los nombres que se le han dado al cultivo y que se recogen a continuación se puede aprender mucho de sus orígenes y de como ha ayudado a la población. De muchos de los nombres se puede deducir que el origen del cultivo es el este: China, Japón, Manchúria, Rusia, India. La descripción "**medusa**" es científicamente insostenible. El cultivo no tiene nada que ven con eso. La descripción "**Champignon de longue vie**" (= hongo de larga vida) se utiliza también en Francia e indica el poder curativo y las posibilidades de alargar la vida que se le atribuyen al cultivo.

El nombre "**Heldenpilz**" (= "**bebida de héroes**") se debe a que el cultivo era utilizado por los guerreros Japoneses. Guardaban el cultivo en sus cantimploras, y añadiéndole continuamente té recién hecho, se hacían ellos mismos una bebida refrescante y al mismo tiempo vigorizante por su contenido en vitaminas (Popiel, 1917).

El cultivo fue llamado "**Olinka**" en los monasterios de Bohemia y de Moravia. Hermann (1929) escribe que según se dice se elaboraba en los monasterios mucho antes de que se conociera por los alrededores. Era un secreto celosamente guardado, y se le dio al cultivo el nombre de "Olinka", probablemente para encubrirlo. Preguntando "¿qué tal es el Olinka?" Uno se podía informar secretamente de la prosperidad del cultivo. Más tarde, lo sacaron de los monasterios y se encontró su pista en casa de algunas familias nobles (Hermann, 1929). Steiger y Steinegger (1957) destacan que parece ser que los sabios de los monasterios sabían y ponían en practica muchas mas cosas de las que conocían los campesinos locales, los ciudadanos e incluso los nobles. Tales cosas se las guardaron estrictamente para ellos. Solo tenemos que pensar en el arte que tienen para elaborar la cerveza, la producción de licores, el pan sin cornezuelo, pan que hace que la gente ya no enferme más - etc.

El nombre "**Kombucha**" se da particularmente en artículos procedentes de Checoslovaquia, por ejemplo en Moravian Ostrau (Pletnitzky, 1927) y Haida en Bohemia (Meissner, 1928) en respuestas a preguntas en los periódicos. Aquí se da el nombre de "Fungus japonicus" como nombre botánico. A finales de los años 20, algunos químicos pusieron el cultivo a la venta bajo nombres imaginarios como "**Mo-Gû**" o "**Fungojapon**" (Steiger y Steinegger, 1957).

En el volumen 20 de la Brockhaus Encyclopaedia (17ª edicion, 1970, Wiesbaden), el cultivo de Kombucha se menciona en el volumen décimo bajo el título "**Kombucha, Japanese tea-sponge, tea fungus.**"

En 1973 al nombre "**Combucha**" se le concedió entrar en la nueva 4ª edición del Manual Farmacéutico Práctico para químicos, fabricantes de medicamentos, doctores y médicos oficiales de la salud, de Hager (Volumen IV, pp. 254-256). Se trata de un trabajo de referencia de 8 volúmenes, básico para la práctica farmacéutica, que puede ser consultado por cualquier químico. El nombre de Kombucha o Combucha es el que se utiliza en general en nuestros días.

El nombre "**Kargasok tea**" se debe aparentemente al siguiente acontecimiento: Hace unos 60 años, una mujer japonesa descubrió que en un pueble llamado Kargasok (Rusia) había muchas personas mayores de 100 años. Ancianos y jóvenes, todos bebían cada día té fermentado con el cultivo de Kombucha. La señora japonesa cogió la preparación, que se decía confería la inmortalidad a aquel que la bebía, y se la llevó de vuelta a casa. El Dr. Pan Pen escribió más tarde un informe sobre los experimentos que llevó a cabo durante años: el té Kargasok definitivamente prolongaba la vida, curaba la varicela, reducía arrugas, prevenía el cáncer, prevenía los trastornos de la menopausia, mejoraba la visión, reforzaba los músculos de las piernas, aliviaba el sudor de los pies, curaba el estreñimiento, la diarrea, los dolores de las articulaciones y de espalda, las úlceras, el endurecimiento de las arterias, la diabetes, las cataratas, los ataques al corazón, reforzaba las rodillas, reducía las piedras de la vesícula y la obesidad, ayudaba a dormir, aliviaba los mareos y las hemorroides, las canas volvían a oscurecerse de nuevo y en las zonas calvas volvía a crecer el pelo.

Encontré esta historia en un folleto donde se daban instrucciones de como preparar el té, sin ninguna referencia a su autor o a la fuente. Este informe me parece bastante exagerado. No he podido encontrar ninguna referencia al Dr. Pan Pen en ninguna bibliografía.

OTROS NOMBRES DEL CULTIVO

Brinum-Ssene (Lituano =hongo milagro)
Cainii grib (Ruso)
Cainogo griba (Georgiano)
Cembuya orientalis (Latín)
Chamboucho (Rumano)
Champignon de la charité (Francés)
Champignon de longue vie (Francés)
Champignon japonais ou chinois (Francés)
Champignon miracle (Francés)
Chinesischer Teepilz (Alemán)
Ciuperca de ceai (Rumano =hongo del té)
Comboucha (Francés)
Combucha (Japonés)
Fungojapon (primer nombre comercial)
Fungus japonicus (Nombre farmacéutico)
Funko cinese (Italiano)
Ganoderma japonicus (literal =Champiñón japonés)
Gichtqualle (Alemán)
Haipao
Heldenpilz (Alemán)
Hongo (Español)
Indischer Teepilz (Alemán)
Indischer Teeschwamm (Alemán)
Indischer Weinpilz (Alemán)
Indisch-japanischer Teepilz (Alemán)

Japán gomba (Húngaro)
Japanischer Combucha (Alemán)
Japanischer Pilz (Alemán)
Japanischer Schwamm (Alemán)
Japanischer Teepilz (Alemán)
Japanisches Mütterchen (Alemán)
Japanpilz (Alemán)
Japanska gliva (Yugoslavo)
Japonski grib (Ruso =Champiñón Japonés)
Kambuha (Ruso)
Kargasok Schwamm (Alemán)
Kargasok-Teepilz (Alemán)
Kocha Kinoko (del Japonés, Kocha =Té Negro, Kinoko = Champiñón u hongo
Kinokocha (del Japonés, Kinoko =Champiñón u hongo, Cha = té)
Kombucha (forma Germanizada del nombre Japonés, utilizada internacionalmente)
Kombuchaschwamm (Alemán)
Kongo
Kwassan (Nombre comercial de un primer extracto de cultivo)
Mandschurischer Pilz (Alemán)
Mandschurischer Schwamm (Alemán)
Mandschurisch-japanischer Pilz (Alemán)
Medusomyces Gisevii LINDAU (nombre científico)
Ma-Gu
Mo-Gû (nombre comercial original)
Olinka (en los monasterios de Bohemia y Moravia)
Red tea fungus (Los Japoneses utilizan el término "té rojo" para el denominar el té Negro)
Russische Blume (Alemán)

Russische Qualle (Alemán)
Russischer Pilz (Alemán)
Sakvasska (Ruso = ácido)
Symbiont schizosaccharomyces pombe - bacterium xylinum
(El Dr. Bing, 1929, dio este nombre como descripción científica)
Tea fungus Kombucha
Tea mould (Java)
Teekwasspilz (Alemán)
Teepilz (Alemán)
Teyi saki (Armenio)
Teeschwamm (Alemán)
Thee-Schimmel (Holandés)
Theezwam Komboecha (Holandés)
Tschambucco
Wolgameduse (Alemán)
Wolgapilz (Alemán)
Wolgaqualle (Alemán)
Wunderpilz (Alemán)
Yaponge
Zauberpilz (Alemán)

Otros nombres que se le dan a la bebida de Kombucha

Cainii kvass (Ruso)
Combuchagetränk (Alemán)
Elixir de longue vie (Francés)
Komboecha-drank (Holandés)
Kombucha-thee (Holandés)
(En los Países Bajos hoy en día se utiliza generalmente el nombre de Kombucha, en vez de Komboecha)

Kombuchagetränk (Alemán)

Kombuchakvass (Alemán)

Kargasoktee (Alemán)

Medusentee (Alemán)

Russischer Tee-Essig (Alemán)

Cerveza de té

Sidra de té

Vino de té

Teekvass (Alemán)

Teemost (Alemán)

Theebier (Holandés)

"Ling Tsche" (Champiñón divino).
Un profesor Chino escribió esto para uno de mis amigos.
Me dijo que este era el nombre que se utiliza para el Kombucha en China

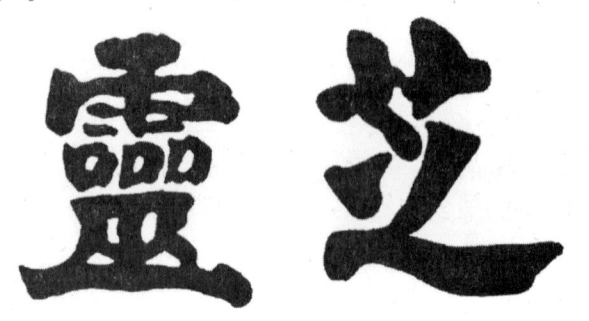

靈芝

en Árabe (leer de izquierda a derecha):
"Kombucha – la primavera del bienestar"

كمبيشا

منبع الصحة والإستجمام

PARTE X - PROBLEMAS

PROBLEMAS QUE SURGEN DURANTE LA ELABORACIÓN DEL KOMBUCHA

Inhibición del desarrollo de los microorganismos

Si sigue las instrucciones al pie de la letra y manipula el cultivo de Kombucha con cuidado y esmero, es muy improbable que surjan dificultades de las que tenga que preocuparse. Ni siquiera tiene que preocuparse por el desarrollo de bacterias nocivas porque la acidez de la fermentación las mantiene a raya. Es un hecho bien conocido el que un micro-organismo puede inhibir el desarrollo de otro. También se encuentran en el Kombucha mecanismos de protección con los cuales el cultivo de defiende de tales competidores.

En el reino de las cosas vivas, varios grupos de organismos compiten a menudo por un sustrato nutriente. También se encuentran en el Kombucha otros micro-organismos omnipresentes. Están en el aire que nos rodea, en el agua, en el suelo. Las esporas aéreas se depositan con el polvo que lo cubre todo en una capa más o menos gruesa. Cuando tocamos cualquier cosa, las esporas también se adhieren a nuestras manos.

Naturalmente, las esporas aéreas se depositan también en los alimentos y en la superficie del cultivo de Kombucha. Si encuentran en el alimento unas condiciones de vida optimas, el alimento se pudrirá. Las esporas del moho se encuentran a menudo en los alimentos. En algunos casos se trata del Aspergillus repens. El moho forma una mancha verde claro que cubre la superficie del alimento (Dittrich, 1975, p.63). Sin embargo, los alimentos se conservan normalmente mediante el secado, la salazón, el encurtido o las conservas entre otros métodos. Por esos medios se impide que los alimentos se estropeen a causa del desarrollo de los micro-organismos (Dittrich, p.35).

El efecto conservador de los ácidos orgánicos

Unos de los métodos de conservación de los alimentos que se viene utilizando desde tiempos inmemoriales, es la acidificación. En nuestros días aún queda un lugar para este método y lo seguirá habiendo en el futuro. El Dr. Erich Lück (1988) escribe en el "Deutsche Apotheker Zeitung" (El Times farmacéutico Alemán): "Los ácidos tienen un efecto conservador por el hecho de que producen en los alimentos un valor de pH que ciertos micro-organismos no pueden tolerar, en particular aquellos que crean las toxinas. Sin embargo, otras bacterias y la mayoría de las levaduras no pueden quedar inhibidas por un pH ácido salvo que suceda también algo más." Las toxinas son productos metabólicos venenosos.

Hasta cierto punto, la bebida de Kombucha se defiende ella misma. Produce sustancias, por ejemplo, que ya fueron listadas como conservantes en 1963 en las normativas de la CEE: ácido acético (E 260) y ácido láctico (E 270). Cualquier organismo ajeno queda rechazado por los ácidos que produce.

Bazarewski (1915) confirmaba este hecho. Examinó la solución donde crecía el cultivo de Kombucha y observó que la microflora no era abundante. La producción de ácido acético impedía el desarrollo de cualquier micro-organismo que no perteneciera al propio organismo del cultivo de Kombucha.

En lo agrio se puede encontrar un proceso similar de auto-conservación. El ácido láctico resultante repele las bacterias responsables de la podredumbre, que de lo contrario romperían las proteínas. Unos efectos conservadores similares se encuentran en los pepinillos en vinagre, en la choucroute, en el ensilaje. El ácido acético de los pepinillos en vinagre actúa como bactericida.

Uno de los productos metabólicos de muchos hongos, y también de muchas plantas de mayor tamaño, es el ácido oxálico. Este ácido también fue detectado en el Kombucha, por Valentin (1930). Los efectos conservantes del ácido oxálico, se pueden poner al servicio de los alimentos, por ejemplo para conservar el ruibarbo. Las varitas de ruibarbo se lavan simplemente y se colocan tan apretadas como sea posible en un tarro de conserva, cubierto con agua y cerrado herméticamente. Se puede entonces utilizar para cocinar hasta un año después (Dittrich, 1975, p.74). Incluso las frutas como la manzana verde o la grosella, no se estropean en el agua. La gran cantidad de varios ácidos orgánicos que contienen, las hacen resistentes al ataque de las bacterias
(Dittrich, p.74).

El efecto conservador del alcohol

El efecto conservador del alcohol es universalmente conocido. Toda ama de casa que prepara fruta dulce en alcohol para Navidad, sabe que debe de tener mucho cuidado en mantener la concentración de alcohol lo suficientemente alta, añadiendo ron o brandy de calidad, de lo contrario, la fruta fermentaría. La química alimenticia funciona sobre la base de que el alcohol por encima del 18 % tiene un efecto conservador.

Quizá menos conocido sea el hecho de que incluso las cantidades más mínimas de alcohol tienen también un notable efecto inhibitorio del crecimiento de los mohos. Esto ocurre por ejemplo en el mosto de uva. Cuando se prensan las uvas, el mosto se llena de todo tipo de esporas procedentes de la fruta. Al principio, todas ellas prosperan libremente. Pero pronto las levaduras comienzan a fermentar y a producir alcohol. La pequeña cantidad de alcohol que se da en este estado inicial, ya es suficiente para suprimir los mohos.

De forma natural - y esto resulta sorprendente aunque se da con frecuencia – las células de levadura inhiben su propio desarrollo con sus propios productos metabólicos, es decir, el alcohol. Sin embargo, solo un contenido de alcohol por encima del 15% detiene el crecimiento de las levaduras, y solo morirán cuando el alcohol en la solución alcance un porcentaje bastante más alto (Dittrich, 1975).

Menos sorprendente que el hecho de que las levaduras impidan su propio crecimiento mediante sus propios productos metabólicos, es que el alcohol producido por las levaduras actúe sobre las bacterias ajenas y suprima el moho. Por lo tanto, la adición de una pequeña cantidad de alcohol en la solución fermentada de Kombucha citada por unos pocos autores, aparte del propósito inicial de aportar alimento a la bacteria acética desde un primer momento, también podría suprimir al mismo tiempo el desarrollo de los mohos. Sin embargo, las levaduras del cultivo de Kombucha ejercen su función conservadora incluso sin la adición de alcohol, ya que los polisacáridos, después de haberse dividido en monosacáridos, se convierten en alcohol y en dióxido de carbono.

Auto-conservación del cultivo de Kombucha gracias a los antibióticos

El Profesor Ruso G. F. Barbancik (1958) en su libro sobre el "cainii grib" (Nombre ruso del cultivo de Kombucha) atribuye principalmente a sus efectos antibióticos activos el éxito de los tratamientos, en todos los casos de enfermedad en los que se utiliza la infusión de Kombucha. También pudo observar la gran actividad de la bacteria del ácido acético (Acetobacter xylinum) en pruebas de Laboratorio cuando las Streptococci, Diplococci, Flexner y las barras Shigella fueron introducidas en el té. Esto le permitió ver que las bacterias del ácido acético suprimen enérgicamente cualquier otro microbio que las rodea (antagonismo bacteriológico vigoroso). Este es el motivo por el cual los Prof. G. Sakaryan y L. Danielova vieron en este fenómeno un bactericida y llamaron al antibiótico excretado por la bacteria del ácido acético "Bacteriocidin":

Sakaryan y Danielova (1948) comentan en un artículo que debido a las propiedades antibióticas de la bebida de Kombucha no es necesario tomar "medidas de precaución por esterilización" al trabajar con el cultivo. Siguen diciendo: "El cultivo crece sin estar cubierto, quedando expuesto al aire de la atmósfera. A pesar de todo ello, la solución nutriente donde crece el cultivo y a la cual tienen libre acceso todos los micro-organismos presentes en el aire, se mantiene transparente y limpia."

También I. N. Konovalov (1959), igualmente procedente de Rusia, menciona que la reproducción intensiva de las levaduras de Kombucha y de la Bacteria xylinum impide notablemente la proliferación de otros tipos de levaduras y de bacterias en todo los ámbitos del cultivo.

Efecto inhibitorio del dióxido de carbono

Como ya hemos mencionado, las levaduras en el cultivo de Kombucha producen dióxido de carbono así como alcohol; este queda convertido después en ácido carbónico bajo la influencia de la humedad. Estos dos productos tienen un efecto inhibitorio sobre el crecimiento de organismos ajenos, mientras que la levadura tolera cantidades considerables de ácido carbónico sin perder su vigor.

El dióxido de carbono es un gas con propiedades anti-microbianas y se encuentra en la lista reguladora de conservantes de la CEE bajo las siglas E 290. La razón de la efectividad de los gases es que son nocivos para las células de los microbios. Una referencia temprana a este método de conservar los alimentos, la encontramos en la Biblia (Génesis 41:35). Según esta, el Faraón ordenó a José que almacenara la mitad del grano cosechado durante los 7 años de abundancia, para que pudiera disponer de una reserva para afrontar los 7 años de hambruna. Debido al dióxido de carbono producido por la respiración, el grano quedó resguardado de la podredumbre. (Lück, 1988)

A pesar de la mencionada capacidad de auto-conservación que se ha encontrado en la bebida de Kombucha , a veces ocurren problemas que parecen serios – y otros que además lo son - y eso es lo que explicaremos a continuación.

Problemas que lo parecen pero no lo son

Por debajo de un cultivo reposando en el fondo de un recipiente de vidrio, algunas veces se ven "serpentinas" marrones (como las llama Lindau), o "colas de rata" (Meixner, 1983) que cuelgan en el líquido del cultivo si este está flotando y, como dice Lindau, "Le dan al cultivo una lejana semejanza con una medusa flotando". Estas serpentinas las forman las células muertas del cultivo que algunas veces se rompen y quedan suspendidas en el líquido. Estas serpentinas se pueden quitar lavando el cultivo bajo el grifo y no quieren decir que el cultivo este dañado. Si tales serpentines llegaran a la bebida al embotellarla, se pueden sacar fácilmente colando la bebida antes de tomarla.

También pueden crecer unas delgadas telas marrones en el cultivo. Se trata de células muertas. Se pueden lavar con agua fría o tibia, o sacarlas con cuidado con una cucharita pequeña..

Si la bebida no se filtra cuando está lista, se ve más bien turbia. Esto se debe a las pequeñas partículas en suspensión y a las levaduras que se encuentran en ella. No hay porque considerar eso como un problema. Las pequeñas telas así como los velos gelatinosos o "masa intrincada de hilos de moho" (como los llamó Lakowitz ,1928), que se pueden formar dentro de las botellas, también se pueden quitar colando la bebida.

Si el cultivo desarrolla manchas de un color blanquecino, iniciándose a veces como pequeños islotes sobre la superficie del líquido, mucha gente piensa que se trata de moho También se forman a menudo, bajo la nueva piel creciente del cultivo que flota sobre la superficie del líquido, pequeñas burbujas de ácido carbónico producido como consecuencia de la fermentación. A primera vista estas manchas blancas, a menudo parecidas a burbujas esponjosas, pueden parecer moho. Estos parches blanquinosos, sin embargo, se pueden reconocer fácilmente bajo una lupa como "burbujas de aire" bajo la piel del cultivo.

Las burbujas de ácido carbónico también se pueden formar debajo de cultivos viejos que flotan en la superficie y pueden hacer que el cultivo se hinche aquí y allá, lo que le da una apariencia espantosa.

Problemas reales

Hemos visto como el cultivo de Kombucha se defiende contra los micro-organismos externos y que ello se debe en gran parte a que se mantiene en el medio ácido del líquido de fermentación. El valor del pH de una solución tiene por lo tanto una importancia crucial en el crecimiento de los micro-organismos. El mantener un pH adecuado es por lo tanto de vital importancia, y esto se consigue desde el principio del proceso de fermentación del Kombucha mediante la correspondiente acidificación.

Unos valores de pH bajos, como los que produce el cultivo de Kombucha quedan justo al límite del nivel óptimo para los mohos. La acidificación suficiente es por lo tanto también un factor importante en la lucha contra la formación de mohos (lo que raras veces ocurre)

Bing (1928, Die medizinische Welt) menciona que los ácidos formados por el cultivo de Kombucha tienen un fuerte efecto inhibitorio (antagonista) sobre las bacterias de la podredumbre y las esporas de los mohos. Escribe lo siguiente: "Si estos son introducidos en el cultivo, rápidamente mueren. Es muy instructivo ver lo que pasa cuando las esporas de los mohos son introducidas en el cultivo de tal manera que corren por las paredes del recipiente hasta el fondo. Luego crecen en colonias florecientes por debajo del nivel de la solución nutriente, pero acaban en una línea de corte claro en el punto de contacto con el cultivo." (Según Bing, el antagonismo con la bacteria de la putrefacción ayuda también a la prevención de la disentería).

Los varios tipos de esporas de Aspergillus y de Penicillin son las formas de moho más extendidas. Viven en una gran variedad de sustratos, por ejemplo, los alimentos como el pan, la fruta, la leche – y también se pueden desarrollar en el cultivo de Kombucha que se ha dejado bajo condiciones ambientales desfavorables, si este no se protege adecuadamente de focos de moho, o de las esporas presentes en la atmósfera. Esto puede ocurrir con cualquier alimento. A nadie se le ocurre dejar de comer pan por este motivo, o no volver a hacer mermelada nunca más, o renegar de cualquier otro alimento de su casa que no esté cubierto. Sin embargo, los peligros de infección a través de los micro-organismos son mayores en los alimentos y las bebidas sin envasar y sin tapar por ejemplo, que en el cultivo de Kombucha, donde se ponen en marcha, como ya se ha explicado, varios mecanismos de auto-protección que otros alimentos no poseen.

A pesar de eso, los mohos pueden desarrollarse en el cultivo de Kombucha (aunque es extremadamente raro), de la misma manera que se pueden desarrollar en cualquier alimento. Según Henneberg, los mohos se desarrollan en particular allí donde hay un foco de moho en una habitación, o donde algunas esporas pueden, de alguna manera, penetrar en el cultivo. Cuanto peor sean las condiciones que se le proporcionen a las levaduras y a las bacterias dentro del cultivo de Kombucha, mayores serán los riesgos de que se desarrollen los mohos. Parece ser que a los mohos les gusta formarse particularmente en las habitaciones donde la gente fuma.

Si apareciera moho en el cultivo, se deberá tratar de la misma manera que el moho de cualquier otro alimento. El Prof. Henneberg (1926 b, p. 379) menciona con referencia a la preparación del Kombucha:

"Ahora y siempre, la aparición de colonias verdes y de un olor desagradable nos advierte del hecho de que se está formando moho (mayormente Citromyces). En estos casos ha resultado ser efectivo lavar el cultivo bajo el grifo y aumentar la acidez con vinagre hervido,. Ocasionalmente también han habido algunos problemas con la bacteria acética ajena, es decir la Bact. ascendens. En esta caso se nota un enturbamiento prematuro y se aprecia una delicada y polvorienta piel de vinagre que crece por los lados del recipiente por debajo del cultivo. Al mismo tiempo se altera el olor (formación de aldehído), y se nota mucho la formación de vinagre. Esta incidencia deberá ser tratada en la misma forma que la de la formación de mohos. La aparición ocasional de levaduras formando una fina capa (una piel seca, blanquinosa, polvorienta) se puede quitar de la mima manera."

La aparición de levaduras en una fina capa se hace notable cuando el ácido, en lugar de aumentar, disminuye día a día. Este hecho se da porque las levaduras que forman la capa tienen preferencia sobre los ácidos para alimentarse. Las levaduras que forman capas que además tengan la habilidad de producir ácidos son muy raras (ver Henneberg, Handbuch der Gärungsbakteriologie - Manual de Fermentación Bacteriológica- Vol. 1, p. 533, 1926).

Hans Irion (1944), en su "Curso para escuelas profesionales farmacéuticas" (p. 405), nos da las siguientes instrucciones para deshacernos de los mohos que se forman en el cultivo de Kombucha: "Las pequeñas cantidades de moho se pueden secar fácilmente remojando la zona afectada con vinagre ordinario de mesa."

Si llegaran a formarse mohos, yo por mi parte considero que es mejor curarse en salud y volver a comenzar con un cultivo nuevo..

Parásitos molestos: La mosca del vinagre

Las diminutas moscas del vinagre pueden ser particularmente molestas cuando se está elaborando Kombucha. Se pueden encontrar, especialmente en los meses de verano, cuando el tiempo es caluroso, en los líquidos que contienen azúcar, alcohol o vinagre, o incluso en la fruta y como no, también las atrae el olor aromático de la bebida de Kombucha.

Su sentido del olfato esta extraordinariamente bien desarrollado. Aparecen de repente, como si surgieran de la nada, zumbando sobre el recipiente de fermentación, se posan en la tela que lo cubre e intentan conseguir penetrar dentro del mismo. Una vez que se las hayan apañado para entrar, muy pronto aparecerán "pequeños gusanos" nadando sobre la superficie del cultivo. Son las larvas que han salido de los huevos que la mosca del vinagre ha depositado en el líquido. Hacen que el cultivo tenga una apariencia muy poco apetitosa.

Aparentemente, al Prof. Henneberg también le molestaban estas pequeñas plagas. Escribe con detalle sobre las "pequeñas moscas del vinagre" que llevan también el nombre científico de "Drosophila fenestrarum Fallén". Con el amable permiso del editor, tomo prestadas las descripciones del Profesor Henneberg en forma de extractos procedentes de su obra "Henneberg, Manual de Fermentación Bacteriológica, 2. Band, 1926, publicado por Paul Parey, Berlín y Hamburgo.

En las páginas 355-357, Henneberg escribe entre otras cosas: "En cualquier trabajo o manipulación de laboratorio en los que se utilice fruta dulce o líquidos que contengan alcohol o vinagre, hay moscas que son la ½ o 1/3 parte del tamaño de la mosca común, con el cuerpo de un color marrón-amarillento y los ojos rojizos. Estos insectos, descritos como 'moscas del vinagre' se dejan ver sin excepción en todas las fábricas de vinagre, destilerías, fabricas de zumos de fruta etc., especialmente durante los meses de verano cuando el tiempo es caluroso. (…) Las moscas miden 2,5/3 mm de largo, aunque pueden medir la mitad de su tamaño normal si las larvas no se han alimentado bien (…)

Las larvas blancas (gusanos) miden 5 mm de largo 1 mm de ancho. En la parte frontal del cuerpo, que consiste en doce segmentos, tiene dos ganchos negros por boca. Unas de las principales fuentes de alimento para los gusanos y las moscas, son las zonas de crecimiento del hongo formadas por hojas y mohos, levaduras que forman capas o bacterias acéticas sobre la superficie de los líquidos antes mencionados."

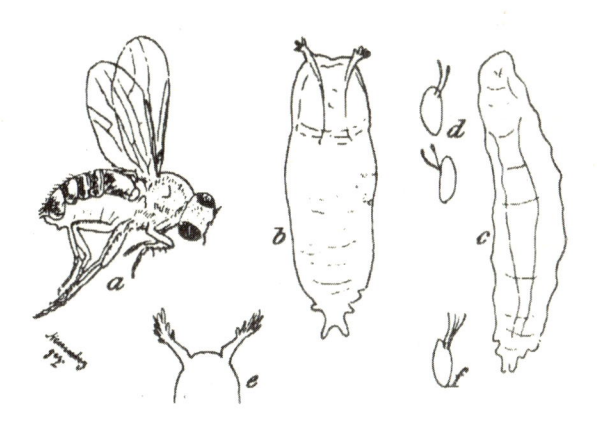

Drosophila fenestrarum, pequeña mosca del vinagre.

a) Insecto macho, b) crisálida, c) larva, d) huevo con 2 patas de succión, visto desde diferentes ángulos, e) Drosophila funebris, mosca del vinagre grande: Extremidad superior de la crisálida con ambos tubos en espiral, f) huevos con 4 patas de succión (15 x)

(Ref.: Henneberg, Manual de Fermentación Bacteriológica, 2. Band, 1926, Verlag Paul Parey, Berlin & Hamburg.)

Control de la mosca del vinagre

Le costará muchísimo evitar que la diminuta mosca del vinagre vuele zumbando alrededor del contenedor de fermentación de vez en cuando. Esto no le hará ningún daño. Lo que usted debe absolutamente evitar, sin embargo, es que se cuele dentro del recipiente y que ponga sus huevos allí, porque de ellos comenzarán a salir unos gusanos poco agradables que luego se esparcirán sobre la superficie del cultivo. Si se observan las reglas siguientes, en la mayoría de los casos la batalla contra la mosca del vinagre estará ganada de antemano:

1. El recipiente se debe de cubrir con una tela, un trozo de muselina, o con una de las capas de un pañuelo de papel, o algo similar que dejará pasar el aire pero no tendrá aperturas lo suficientemente anchas como para dejar pasar las pequeñas moscas a través de él. Las telas de cortina tienen a menudo un entramado demasiado ancho.

2. Además de eso – y esto es muy importante – la tela deberá asegurarse firmemente con una cinta elástica o un cordel, para que no haya posibilidad de que las moscas penetren a través de los espacios que quedan entre la tela y el borde del recipiente.

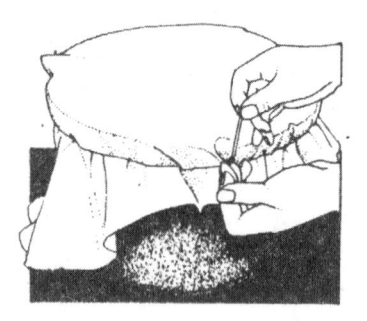

Control de la mosca del vinagra: El paño que cubre el recipiente debe quedar firmemente sujeto con una cinta elástica o un cordel.

Se puede controlar la plaga de la mosca del vinagre que pulula alrededor del recipiente de fermentación, poniéndole trampas. Henneberg sugiere (p. 357) "Colocar botellas trampa. Botellas de cuello estrecho llenas hasta la mitad de cerveza, vinagre o vino son las adecuadas para ello. Se debe de tener cuidado, sin embargo, de que la bacteria acética o las levaduras que forman capas no formen una piel que cubra completamente el líquido sino nunca logrará su propósito. El líquido de la botella debe de ser muy ácido o se debe de renovar con frecuencia."

La mejor manera de combatir las moscas del vinagre, es hacer una trampa para moscas. Este método es muy bueno y efectivo: Simplemente ponga un poco de té de Kombucha en un vaso pequeño. Añádale unas gotas de lavavajillas. Los bichitos no pueden resistirse a tomar un baño. Las moscas se hunden en el fondo y se ahogan. Esto se debe a que ya no hay tensión en la superficie. ¡Funciona de maravilla!

Otra manera muy sencilla pero muy efectiva de controlar las moscas la ha "inventado" mi esposa, y la utiliza con gran éxito: Coge un aspirador, le quita todos los complementos, cepillo, etc., y simplemente aspira los insectos. Cuando las moscas se han colocado sobre el paño que cubre el recipiente y están saboreando el aroma celestial del Kombucha, rápido, llega usted con el aspirador, pone la boca del tubo justo encima del paño, y - whoosh – se traga todas las moscas. La potente succión puede incluso cazarlas al vuelo. Haga esto un par de veces al día, y pronto le dejarán en paz.

PARTE XI - SUSPENSIÓN TEMPORAL

SUSPENSIÓN TEMPORAL DE LA PRODUCCIÓN DE KOMBUCHA

Una pregunta que se oye a menudo es: "me voy de vacaciones, ¿qué hago con mi cultivo de Kombucha mientras tanto?" Preguntémosle al Prof. Henneberg (1926). En la pagina 379 de su "Manual de Bacteriología de fermentación" nos da este consejo: "Si la producción de Kombucha se tuviera que suspender durante un tiempo, se deberá dejar en el recipiente de fermentación una cantidad de líquido mayor de la habitual, y guardar este en un lugar tan fresco como posible. De esta forma, el cultivo se mantendrá vivo durante 3 - 4 semanas. Antes de volver a utilizar el cultivo, se deberá vaciar el líquido que habrá quedado muy agrio y al igual que cualquier elaboración de Kombucha que se haya estropeado y avinagrado, se podrá utilizar como vinagre de mesa."

Estoy absolutamente de acuerdo con el Prof. Henneberg, de cuyos libros he aprendido muchísimo. Sin embargo, según mi propia experiencia, considero que el periodo de 3-4 semanas que menciona es una estimación demasiado corta. Cuando se mantiene en un lugar fresco, por ejemplo una bodega con una temperatura de 8° - 10° C, el cultivo se mantiene vivo durante meses. He oído hablar de una señora que contrariamente a los deseos de su marido, no quería producir Kombucha. Dejo el cultivo desatendido en la bodega, con la esperanza de que moriría. Pero el cultivo no la quiso complacer. Como el marido estaba tan desolado de que su esposa no quisiera elaborar Kombucha nunca más, la señora volvió a llevar el cultivo a la vivienda después de unos meses y se puso de nuevo a elaborar la bebida – y funcionó.

En caso de que tenga que dejar el cultivo solo durante un largo periodo de tiempo, le recomiendo el siguiente método, que no lo perjudicará: Poco antes de marchar coloque el cultivo en un recipiente con té azucarado recién hecho y con la adición habitual de bebida ya fermentada. Cubra el recipiente con un paño de muselina y colóquelo en un sitio fresco, por ejemplo una estantería limpia de la bodega. La actividad del cultivo descenderá debido a la baja temperatura, pero este no morirá. El cultivo se puede reincorporar al trabajo de nuevo, al mismo tiempo que lo hace usted.

Ocasionalmente, también he oído que se aconseja poner el cultivo en un tarro con tapa de rosca, llenarlo con Kombucha ya fermentado y poner el tarro bien cerrado en el frigorífico. Considero innecesario tener que dejar el frigorífico en marcha solo para el Kombucha cuando uno se ausenta por un largo periodo de tiempo, teniendo en cuenta que dejándolo en una bodega fresca funciona igual de bien. Además, el cultivo tarda más en rehacerse después de haber estado en el frigorífico que cuando se guarda en la bodega. Su viabilidad no ha bajado hasta cero en la bodega, donde la temperatura no es tan baja. En el frigorífico, donde tiene que estar sin oxigeno a 4º C, los micro-organismos virtualmente detendrán completamente sus funciones vitales, y después de un cambio de las circunstancias, reaccionarán con una fase más o menos marcada de retraso en la actividad.

CONGELACIÓN DEL CULTIVO DE KOMBUCHA

A menudo también me han aconsejado que guarde el cultivo en el congelador durante una interrupción en la producción, junto con un poco de bebida ya fermentada. Para hacerlo, el cultivo debe ser colocado en una bolsa de congelar sellada, o dentro de un tarro con tapa de rosca. Cuando se utilizan tarros, primero hay que dejarlos abiertos para que no exploten y cerrarlo bien fuerte una vez que el cultivo esté congelado. Se deberá sacar la tapa de nuevo antes de descongelarlo para que no se forme un vació sobre el líquido.

El Prof. Dittrich (1975, p. 70) escribe sobre la influencia del frío en el desarrollo de los micro-organismos en general: "Comparado con el calor, el frío es virtualmente inútil. La reproducción queda ciertamente muy disminuida a baja temperatura, pero la muerte por congelación es prácticamente imposible. Esto, naturalmente, está en acuerdo con las leyes de la naturaleza, pues si el calor hirviente prácticamente no se da nunca, la congelación del sustrato que contiene las bacterias, es decir la tierra, ocurre durante meses por lo general, incluso en nuestras latitudes."

El Prof. Henneberg (1926, Vol. 1, p. 6) confirma este hecho: "En general, el frío no mata los hongos. Las bacterias, las levaduras, las esporas de moho pueden sobrevivir en el hielo durante mucho tiempo. Incluso una temperatura de - 113º C no mata las levaduras."

En mi opinión, cuando se congela el cultivo se debe de tener cuidado de que éste no sufra ningún daño con el proceso. Si la temperatura baja lentamente durante la congelación haciendo que el cultivo se mantenga durante mucho tiempo en la zona crítica de 0° C a -5° C, esto puede dañarlo. Este nivel de temperatura es crítico porque se van formando lentamente grandes cristales de hielo afilados que destruyen las paredes de las células. Los cristales necesitan tiempo para crecer. Si no se les da ese tiempo, no se pueden formar. Así que todo depende de que el cultivo sea congelado muy rápidamente –a ser posible con una congelación de choque. Por lo tanto sería recomendable poner el congelador en la posición de súper-congelación y dejar que baje la temperatura antes de poner el cultivo dentro. Debido a la velocidad de congelación y al frío intenso, se pasa a través de la zona crítica de temperatura tan rápidamente, que los grandes cristales de hielo, con sus peligrosas puntas, no pueden formarse. Solo se desarrollan pequeños cristales que no pueden dañar ni las paredes de las células ni la estructura del cultivo.

Al descongelar el cultivo, el bloque de hielo se debe dejar en una solución nutriente recién hecha. En mis experimentos con los cultivos de Kombucha congelado he observado lo siguiente (los cultivos se congelaron entre 8 días y 3 meses):

Al principio, el cultivo cayó al fondo del recipiente de fermentación como si estuviera muerto, y pensé que lo habían matado de frío. Después comenzaron a emerger unas pequeñas burbujas – señal de que las levaduras comenzaban a activarse y se había comenzado a producir ácido carbónico. Solo después de un tiempo- unos 14 días después de haber descongelado el cultivo – pude observar una delgada piel que comenzaba a formarse sobre la superficie del té. Esto me advirtió de que las bacterias habían iniciado su producción de celulosa, que es de lo que está formada la piel. Después de un tiempo se formó de nuevo un precioso cultivo aunque a mí me pareció más gelatinoso de lo habitual. Estos procesos se dan mucho más rápidamente en laboratorio, en vasos de control.

Durante mucho tiempo no pude explicar la razón de este retraso en el desarrollo. Me preguntaba si después de todo, alguno de los organismos no habría sido destruido o dañado en el proceso de congelación, por lo que las demás bacterias y levaduras debían de reconstruirse de nuevo. Entonces encontré por casualidad la siguiente declaración de la Doctora Helga Schröder en su libro "Mikrobiologisches Praktikum" (La Práctica Microbiológica - 1975), que se podría tener en cuenta como respuesta a mis observaciones: "Si se inocula una solución nutritiva con bacterias, el crecimiento no comienza del modo 'típico' exponencial, sino que atraviesa por una fase más o menos marcada de demora. Esta fase inicial se llama periodo latente. El tiempo que tarda se ve influenciado entre otras cosas por la edad de lo inoculado (Nota: = la sustancia añadida; las células viejas atraviesan por un período latente más largo) y por la composición del entorno (cuando la composición de la solución nutriente en la cual ha sido cultivado lo inoculado es la misma que la del líquido a inocular, el período latente se reduce)."

El crecimiento exponencial expuesto más arriba se refiere a la fase durant la cual la bacteria se divide tan rápidamente y tan bien que cada cierto tiempo se dobla el número de organismos: una bacteria se divide, y dos células son formadas. Estas crecen y se dividen en su vez, de modo que después de la segunda división hay cuatro células. El número de células por lo tanto se dobla con cada división. Este sistema de multiplicación constante provoca el mayor de los crecimientos y en todos los cultivos sólo dura poco tiempo. De lo contrario el cultivo de Kombucha nos saldría por las orejas.

Sospecho que los micro-organismos necesitan la fase de inicio prolongada, como se ha explicado anteriormente, debido al contraste total en el cambio de sus condiciones de vida. Esto deberá entenderlo y hacerle algunas concesiones al cultivo, piense que ha estado congelado. Hay gente que incluso ha tirado el cultivo porque pensaba que estaba muerto, después de haberlo descongelado.

SECADO DEL CULTIVO DE COMBUCHA

Como una posibilidad más de guardar el cultivo durante largo tiempo (por ejemplo durante un largo viaje alrededor del mundo) habría que mencionar que también es posible secarlo. Cuando está seco parece una piel curtida resistente y pardusca. Cuando se pone esta piel en una solución nutriente, se hincha, y los micro-organismos comienzan a reproducirse de nuevo. Sin embargo, se corre el peligro, dependiendo de las condiciones ambientales durante el proceso de secado, de que levaduras ajenas, etc. presentes en la atmósfera se instalen en el cultivo.

Esta piel seca, dicho sea de paso, también se ha utilizado para la producción de una imitación de cuero. Las capas de cultivo de Kombucha que tenían un crecimiento de superficie imperfecta fueron curtidas y más adelante utilizadas en la confección de guantes para niños por la empresa Auer Company (Lindner, 1913 y Harms, 1927).

Lakowitz (1928) escribe también que durante la Guerra se llevaron a cabo intentos exitosos para la fabricación de cubiertas de globos a partir de la piel de xylinum cultivada a gran escala.

Valentin (1928) inventó un método especial para obtener una preparación secada. Cortó el cultivo y lo mezcló con pieles de escaramujo cortadas y secó esta mezcla a 30 ° C. Con 10 g de esta mezcla por litro de solución nutriente, fue capaz de hacer una buena bebida de Kombucha incluso un año después.

PARTE XII - APÉNDICES

EL KOMBUCHA EN INTERNET:

Información a través del ordenador

Lista de correos del Kombucha: ¿Todavía le queda alguna duda? Si tiene acceso a un ordenador hay servicios disponibles que le pueden ofrecer mucha información de calidad sobre el Kombucha. En Internet, el mejor sitio para empezar es una lista de correos del Kombucha. En la lista de correos del Kombucha encontrará criadores del cultivo y consumidores de la bebida de todo el mundo. Hay tres listas de correos del Kombucha

En Português - ¿alguna pregunta? Contacte con el chat del Kombucha enviando un mensaje en blanco a:
grupokombucha-subscribe@yahoogrupos.com.br

En Inglés - Suscríbase a la lista de correos de Kombucha en Inglés. Mandando un mensaje en blanco a:
original_kombucha-subscribe@yahoogroups.com

En Alemán - La lista de correos en Alemán:
http://www.kombu.de/k-deu.htm

Grupos de noticias: Actualmente no hay ningún grupo de noticias dedicado al Kombucha. Hay alguna actividad sobre el Kombucha en los siguientes grupos de noticias: misc.health.alternative and alt.folklore.herbs. (salud alternativa y remedios populares)

Buscando en Internet: Puede usar un buscador para buscar todos los nuevos grupos y obtener una lista de todos los mensajes que pueden contener la palabra Kombucha. O puede buscar en la Web con cualquier buscador. Yo escogí Google (*http://www.google.com*) y encontré centenares de documentos en los que aparecía el termino Kombucha.

World Wide Web: También hay una pagina de Kombucha en World Wide Web en la URL:
http://www.kombu.de/ and *http://w3.trib.com/~kombu/*

Mi página Web: Le invito a visitar mi página personal en Internet: *http://www.kombu.de/*
Aquí encontrará artículos sobre el Kombucha y otros remedios populares. Encontrará las instrucciones no solamente en Inglés sino también en otros idiomas.

UNA PALABRA FINAL: ¿ES LA SALUD LO MÁS IMPORTANTE?

"Lo mejor de todo es tener salud"- cuantas veces surge esta frase en nuestra conversación. ¿Es la salud lo más importante? En el libro de visitas de un hostal, en el mundialmente famoso balneario de Marienbad (Sudetenland) un paciente escribió el siguiente pareado como recuerdo:

"Vuelvo a casa lleno de felicidad;
Aquí encontré la salud y el mayor bienestar"

El pastor berlinés Johannes Evangelista Gossner (1773 - 1858) leyó la inscripción y a modo de repuesta escribió debajo:

"No es el mayor bienestar, es solo la mitad
para una dicha completa, hay que tener la mente sana"

La realidad de la vida diaria lo confirma. Muchas personas están que revientan de buena salud y aún así viven en constante desacuerdo con ellos y con el mundo. Por otra parte están los que han sufrido alguna enfermedad durante años, muchas veces en cama e incapaces de dar un simple paso fuera de su casa y aún así son las personas más felices del mundo. Estoy pensando en esa chica Americana llamada Joni Eareckson – paralizada del cuello hacia abajo. Desde un accidente de baño cuando tenía diecisiete años, ha tenido que vivir en una silla de ruedas. Y la misma Joni se describe a sí misma como la persona más feliz de la tierra porque Jesús ha enriquecido su vida. Ante unos testimonios de este tipo, es preciso cuestionarse la tan oída y citada frase "lo principal es tener salud".

Sin embargo, a pesar de lo importante que puedan ser todas estas cosas, no quisiera acabar este libro sin hacer una observación final: no coloque los intereses del cuerpo por encima de los del alma. No deje que la alimentación y la salud sean una obsesión que le ocupen todo su tiempo y dominen completamente sus pensamientos. No le preste una atención hipocondríaca a cada parpadeo de emoción y a cada leve alteración de sus funciones corporales que se encuentran dentro de los límites de fluctuación normal.

Tenemos una cierta responsabilidad en mantener nuestros cuerpos en buena salud, siempre que esté en nuestro poder hacerlo, es como un don de Dios. Pero por otra parte, también hay que evitar hacer del cuerpo y de la salud un objeto de culto. La salud, la prevención de la salud y las filosofías de la salud, pueden convertirse en un sucedáneo que ocupe todos nuestros pensamientos y esfuerzos, pudiendo a llegar a un extremo en que idolatremos a nuestro propio cuerpo. Así sería si no nos tomáramos las siguientes advertencias como una guía a seguir:

"No te dediques a apenarte,
y o no te aflijas deliberadamente.

La alegría del corazón es la vida del hombre,
y la alegría de un hombre es la que alarga sus días.

Dale gozo a tu alma y consuela tu corazón,
Y aleja de ti las penas,
Porque el dolor ha destruido a muchos,
y no hay ningún beneficio en ello. "
       Ecclesiasticus 30:21-23

Básicamente, de forma que puedan ser entendidos por todos, estos versos contienen aspectos de una nueva disciplina científica integral, la psiconeuroinmunología, que estudia la influencia del espíritu sobre el desarrollo y el curso de la enfermedad. En este campo, que en un período muy corto de tiempo ha experimentado un alza inimaginable, se han descubierto paralelos asombrosos entre la psique, el sistema nervioso central y el sistema inmunológico. Las conexiones se intrincan de forma complicada y representan un sistema de procesamiento de datos biológicos.

Para prevenir el cáncer, en el sistema inmunológico debe de haber un equilibrio entre la psique, el sistema nervioso central y el sistema endocrino. Por sistema endocrino, se entiende la información interna, el sistema de control y de regulación de las hormonas productoras de glándulas u órganos.

Un ejercito completo de especialistas en defensa del cuerpo están constantemente resistiendo intentos de invasión de varios gérmenes portadores de enfermedades. Mientras que el sistema inmunitario se consideraba hasta hace poco como un sistema auto regulable, la interrelación de todos los sistemas físicos está tomando fuerza al comparar, desde el punto de vista de las investigaciones, el estrés en nuestros días y el sistema biológico de inmunidad. Experimentos previos han demostrado que la resistencia inmunitaria está estrechamente ligada con el cerebro y la psique a través de un sistema de información. El cerebro y la psique actúan espoleando o frenando en las batallas de resistencia que llevan a cabo los especialistas de defensa (leucocitos, fagocitos, linfocitos – Células-B, Célula-T, Células asesinas-, linfokines) y los gérmenes portadores de enfermedades.

A través de su conexión con el sistema nervioso central y la psique, esas células inmunitarias en el hombre, no son sin embargo inmunes al estrés. Pruebas llevadas a cabo en EE. UU han mostrado que la tensión psíquica en el sentido de la angustia, por ejemplo nervios causados por la proximidad de un examen, visitas al dentista, pérdida de parientes cercanos, depresión, visión pesimista de las cosas etc. debilita el sistema inmunológico. Y el debilitamiento del sistema inmunológico conlleva un aumento de la predisposición a varias enfermedades.

Si le damos la vuelta a este descubrimiento, vemos sin embargo que tiene un lado positivo: todo lo que produce relajación, alegría, paz y calma, dibuja una estela que refuerza los poderes de la resistencia. Este rumor tan complicadamente científico ya fue expresado hace mucho tiempo de manera gráfica y sencilla, en el vernáculo de la regla siguiente:

> Él que por la mañana ríe tres veces,
> al mediodía no frunce el ceño
> y cada tarde canta en voz alta,
> de sus 99 años se jacta.

Claro está, que aunque se siga esta receta, para la cual no es necesaria la prescripción de ningún médico, no todo el mundo vive hasta los 99 años. Tenemos que tener claro que el hecho de ir envejeciendo y morir es un proceso natural. Por mucha atención que le prestemos al cuerpo y muchos cuidados que le demos, la muerte nos llegará tarde o temprano. Deberíamos reflexionar sobre ello y aprender. Es lo que pretenden varias ordenes Católicas: "Memento mori!" "Tened siempre en mente la muerte" o como leemos en el Salmo 90, verso 12: "Enséñanos a contar bien nuestros días para que podamos obtener un corazón lleno de sabiduría." (NIV).

No complacería a todos la observación de Berthold Brecht que dice así: "Vais a morir todos como animales, ¡y no hay nada después de eso!". Cada hombre alberga un deseo natural por la vida, por la perfección y por la longevidad. Quizás en el sentido no tan sólo físico sino también espiritual y mental deberíamos tomarnos tiempo para pensar en lo que cierto hombre que vivió entre nosotros tuvo que decir "sobre el objeto de nuestras investigaciones" aquellas de las que hemos estado hablando en las páginas precedentes. En la parábola que se relata a continuación un hombre chino describe en términos vivos y pintorescos las experiencias que ha tenido en su vida y que van más allá del mero bienestar físico:

"Había caído en un hoyo profundo. Traté de salir de él con todas mis fuerzas, pero no pude."

Finalmente pasó Confucius y dijo: "Hijo mío, si hubieras escuchado mis enseñanzas, no estarías ahora metido en ese profundo hoyo" "lo sé", grité, "pero eso no me sirve de nada ahora. Ayúdame y seguiré tus enseñanzas."

Pero Confucius siguió su camino, indiferente, y me dejó sin esperanza.

Alguien más asomó por el borde del hoyo. Era Buda. Cruzó los brazos y dijo: "Hijo mío, sólo cuando cruces los brazos, cierres los ojos y alcances un estado de calma y de aceptación plena lograrás el Nirvana (la nada eterna), como yo lo hice. Simplemente debes de adoptar una actitud de indiferencia completa a todas las circunstancias que te rodean; sólo de este modo encontraras descanso."

Mahoma cruzó por encima del hoyo, se inclinó en el borde y lo examinó. "No armes tanto ruido. Realmente estas en una situación lamentable. Nada tienes que temer. Es la voluntad del Alá, ya ves, el que cayeras ahí... ¡Considéralo por el lado bueno! ¿Quién puede resistirse a Su voluntad? Alá es grande y Mahoma es Su Profeta. Murmura esto hasta que su boca se cierre para siempre... y déjate ir... después de esto disfrutarás dos veces más del paraíso para siempre." Y Mahoma siguió su camino.

Entonces oí una voz: "¡Hijo mío!" Levantando la mirada, vi la faz de Jesús, llena de amor y de simpatía. Ningún reproche cruzó Sus labios. Enseguida bajó al pozo conmigo. Dio su propia vida para que pudiera salvarme. Me recogió en sus brazos, me sacó del pozo y puso mis pies sobre el suelo firme. Me quitó mis vestimentas polvorientas y me vistió con su propia ropa, después satisfizo mi hambre y dijo: "Sígueme, Yo evitaré que tus pies tropiecen."

"Entonces", concluyó el Chino, "Quise hacerme Cristiano, y ahora sigo a JESUS."

Referencias sobre psiconeuroinmunología:
Schultz (1986), Uhlenbruck (1988), factum (1988)

AGRADECIMIENTOS

Quiero expresar mi agradecimiento

- A las numerosas personas que han contribuido a la producción de este libro por medio de sus sugerencias, informaciones, advertencias, comentarios, aportaciones de libros y de artículos, experiencias personales, preguntas, discusiones, críticas y apoyo.

Quisiera dar especialmente las gracias a las siguientes personas:

- Dr. M. O. Bruker, Lahnstein, por sus sugerencias y correcciones sobre la cuestión del problema del azúcar,
- Prof. Ludmilla Tatyevossovna Danielova, Yerevan, Rusia, por su amabilidad al darme a conocer los resultados de sus investigaciones y por enviarme sus artículos científicos,
- Herr H. J. Ehmke, Welver-Flerke, por haber traducido para mí algunos artículos Rusos sobre el Kombucha, así como la correspondencia llegada de ese país y por darme los más valiosos consejos además de su apoyo,
- Drs. V. y J. Köhler, por informarme sobre los resultados de sus investigaciones sobre el ácido glucurónico, y por explicarme pacientemente su interrelación,
- Frau Ingeborg Oetinger, de Öhringen, por sus sugerencias y su ayuda con el estudio del problema ácido / alcalino.
- Herr Erich Rasche, ingeniero, de Friesenheim, por sus investigaciones bioelectrónicas con el método Vincent y su asesoramiento sobre la calidad del agua,

- Dr. Jürgen Reiss, del Instituto Microbiológico Grahamhaus Studt KG, de Bad Kreuznach, por enviarme sus propias fotos y permitirme utilizar ilustraciones, tablas y extractos de su artículo sobre los productos metabólicos del cultivo de Kombucha,
- Herr Joseph Rosen, de Bielefeld-Sennestadt, por su ayuda en la lectura final y sus consejos y aliento,
- Frau Ingrid Schmidt, de Bochum, por enviarme su artículo sobre el Kombucha y por permitirme publicar sus fotomicrografías y fotomacrografías,
- Prof. Eduard Stadelmann del Departamento de Ciencias de la Horticultura de la Universidad de Minesota, por enviarme la traducción de los artículos Rusos y por ayudarme considerablemente contribuyendo con más información,
- Prof. Ulf Stahl, del Instituto de Investigación Microbiológica, Universidad Técnica de Berlín, a quien le estoy muy agradecido por ayudarme a descubrir y comprender las relaciones microbiológicas dentro del cultivo de Kombucha,
- Señora Ascension Tiscar Ortega por traducir este libro y por el agradable y placentero trabajo que hicimos juntos, durante el cual se dedicó en cuerpo y alma y de forma creativa a la labor,
- Frau Regine Weessies, de Leiderdorp, Paises Bajos, por el intercambio abierto y prospero de pensamientos y experiencias, por su inspiración, por su aliento constante para que escribiera este libro,
- Los expertos en té, las empresas de té y el "German Tea Office" en Hamburgo por todos los folletos informativos y los documentos que me han enviado,
- Los editores y los autores por darme su permiso para utilizar ilustraciones y extractos de sus textos así como un artículo completo en la sección donde se aportan evidencias documentarias,
- La casa de ediciones Ennsthaler en Steyr por publicar este libro y por ser tan pacientes conmigo hasta que pude enviarles el manuscrito.,
- mi esposa, RoseMarie, y mis hijos Christopher, Manuel, Mirjam y Simón, a quien les pedí a menudo que tuvieran paciencia mientras este libro progresaba, y que tuvieron que pasar este tiempo como pudieron.

BIBLIOGRAFÍA

Esta bibliografía no solo contiene las fuentes que utilizó Guenther W. Frank para escribir este libro, sino también artículos que se publicaron posteriormente (la bibliografía se puso al día para incorporar dichos artículos).

ABELE, Johann: Macht saure Nahrung krank? Der Naturarzt 109 (5/1987), 13 u. 16

ABELE, Johann: Teepilz Kombucha bei Diabetes? Der Naturarzt 110 (12/1988), 31

AHLHEIM, Karl-Heinz (Hrsg.): Schülerduden, die Biologie. 464 Seiten, Mannheim 1976

AINSWORTH, G. C.: Dictionary of the Fungi. 6. Auflage, Commomwealth Mycological Institute, Kew 1971

Anonymous: Die Heilkraft des Pilzes Kombucha, Diagnosen 8 (9/1986), 72-73

Anonymous: Fungojapon, Pharmazeutische Zentralhalle 70 (1929), 267

Anonymous: The Mushroom Culture. The Journal of Mushroom Cultivation # 26, October 1994. Pensacola, Florida 1994

Anonymous: Mit weinähnlichem Geschmack. Hamburger Abendblatt No. 137 of 15th June 1983, page 10

Anonymous: Teepilz Kombucha neu entdeckt. Informationen Naturheilverein Pforzheim, Nr. 11/87, 2

Anonymous: Kombucha. Politische Hintergrund-Informationen (Basel) 7, S. 286 (07.11.88) und 329 (31.12.88)

Anonymous: Blitzschnell schön mit Bio-Tee. Bild der Frau (Hamburg) Nr. 1 vom 02.01.1990, 22-23
Anonymous: Kennnen Sie Kombucha? Gesundes Leben (Eschwege) 67, Nr. 2/1990, 34

Anonymous: Kombucha als Fitmacher. Raum & Zeit (Wiesbaden) 9, Nr. 47, Sept/Okt. 1990, 39-40

Anonymous: Kombucha gegen Zipperlein. Tip der Woche (Heilbronn) vom 26.03.1990, 5

Anonymous: Endlich Schluß mit der Frühjahrsmüdigkeit. Bio spezial Nr. 2/1990 (April/Mai 1990), 42-43

Anonymous: Kombucha - fast ein neuer Zaubertrank. Strick & Schick (Bergisch Gladbach) Nr. 4 (April 1990), 26-27

Anonymous: Neue entdeckt: Kombucha - Chinesisches Hausmittel. Pforzheimer Zeitung Nr. 22, 21.04.1990, 55

Anonymous: Neues vom Kombucha-Teepilz. Waerland Monatshefte (Düsseldorf) 40, (7/8/1990), 16-22 (Nachdruck aus "Lebensschutz-Informationen" Vlotho)

Anonymous: Deshalb schützt Kombucha vor Umweltgiften. Bio Spezial (Tutzing) Nr. 3/1990 (Juni/Juli 1990), 62-63

Anonymous: Kombucha diätetisches Lebensmittel. Pharmazeutische Zeitung 135, Nr. 8 vom 22.02.1990, 51

Anonymous: Kombucha - das Geheimnis seiner heilsamen Wirkung. Bio spezial (Tutzing) Nr. 1/1990
(Febr./März 1990, 32-33)

Anonymous: Neues vom Teepilz Kombucha. Bio Spezial (Tutzing) Nr. 1/1991 (Februar/März 1991), 31

Anonymous: Kombucha-Tee - wie man's macht (Leserzuschrift). Gesundheits-Nachrichten (Teufen/Schweiz) 48 (2/1991, Februar 1991), 32

Anonymous: Teepilz und japanische Kristalle. Deine Gesundheit (Berlin) Nr. 1/91, 21

Anonymous: Der Kombuchapilz schützt sich selber. Sonnseitig leben (Zürich) 42, Nr. 226 (Juni/Juli 1991), 17

Anonymous: Pilze im Tee. Sonnseitig leben (Zürich) 42, Nr. 227 (Aug./Sept. 1991), 19

Anonymous ("thy"): Kombucha ist erfrischend und unschädlich. Hessische Allgemeine - Sonntagszeitung (Kassel) Nr. 24, 14. Juni 1992, 24

Anonymous: Trinken Sie sich fit. Sonderbeilage zu DIVA Nr. 67 (Mai 1997), Seite 2 Verlag Radda & Dressler Verlagsges.m.b.H., Davidgasse 79, 1100 Wien, Österreich

Anonymous: "Kombucha trinken - den Körper entgiften", Neue Gesundheit (Klambt-Verlag GmbH & Cie. Baden-Baden) Nr. 3, März 1998, 24

Anonymous: Ein Pilz erobert Hollywood - Madonna & Co. schwören auf Kombucha. "freundin" (München) Nr. 18 vom 12. August 1998, Seite 16.

ARAUNER, E.: Der japanische Teepilz. Dtsch. Essigindustrie 33 (2/1929), 11-12

ARTZ, Neal E., Osman, Elizabeth M.: Biochemistry of Glucuronic Acid. New York, Academic Press. New York 1950

ALTHOFF, Nadeen: Wie aus Kombucha Natur Pur wurde. Raum und Zeit 13 (Nr. 71, Sept/Okt. 1994, Dietramszell), 68-71

AVILA, Jana: Der Pilz, der im Tee wächst. Schweizer Familie Nr. 7 (13. Februar 1997), Seite 50 (Auflage 232.000, erscheint wöchentlich)

BACH, H.-D.: Äußere Kennzeichen innerer Erkrankungen. 352 Seiten. 1989, Münster (Seite 332: "Andere setzen auf die Heilkraft des Teepilzes Kombucha")

BAcINSKAJA, A. A.: O rasprostranenii "cajnogo kwasa" i Bacterium xylinum Brown. zurnal Microbiologii (Petrograd) 1 (1914), 73-85 (Von der Verbreitung des "Teekwaß" und des Bacterium xylinum Brown)

BAENKLER, H.: Klinische Immunologie, Profil eines jungen Faches. cesra-Säule 50 (1988), 12-19

BALIS, Frans und Roos Van Hoof: Koemboecha of Kargasok - Eeuwenoud Levenselixir brengt opnieuw gezondheit (in niederländischer Sprache). 144 Seiten. 1991 Farma-Import, B-Beverlo-Beringen/Belgien

BARBANCIK, G. F.: cajnyj grib i ego lecebnye svojstva. Izdame Tret'e. Omsk: Omskoe oblast-noe kniznoe izdatel'stvo. 54 Seiten (Der Teepilz und seine therapeutischen Eigenschaften. Dritte Auflage). 1958

Bayerischer Rundfunk, Fernsehen Bayern 3, Bavaria - Magazin am Mittag: 31.Juli 1998, 12:02 bis 12:30 Uhr: Komboucha-Tee und seine Heilkraft

BAZAREWSKI, S.: Über den sogenannten "Wunderpilz" in den baltischen Provinzen. Correspondenzblatt Naturforscher-Verein, Riga 57, (1915), 61-69

BECK, U.: Wissenschaft und Sicherheit. Der Spiegel 43 (1988), 200-201

BEGUIN, M. H.: Gute Zähne dank vollwertigem Zucker, Separatdruck aus "Die Frauenschule" Nr. 11, 1978

BÉGUIN, Félix: Erfahrungen mit dem Teepilz Kombucha. Sonnseitig leben (Zürich) 41, Nr. 222 (Okt./Nov. 1990), 1517

BELITZ, H. D. u. W. GROSCH: Lehrbuch der Lebensmittelchemie. 2. Auflage, 799 Seiten, Springer, Berlin, 1985

BINDER, Franz u. Josef WAHLER: Zucker, nein danke. Heyne-TB-Verlag, München 1987

BING, M.: Heilwirkung des "Kombuchaschwammes". Umschau 32 (1928), 913-914

BING, M.: Der Symbiont Bacterium xylinum Schizosaccharomyces Pombe als Therapeutikum. Die medizinische Welt 2 (42), 1576-1577, (1928)

BING, M.: Zur Kombuchafrage. Die Umschau 33 (6), 118-119, (1929)

BIRKENBEIL, Helmut: Einführung in die praktische Mikrobiologie. 144 Seiten, Verlag Moritz Diesterweg, Frankfurt, 1983

BRAUDE, A.I., G.E. Vaisberg, T.I. Afanas'eva und N.I. Givental: A Study of the Stimulation of the Antibacterial Factors of the Body by Ciin. Antibiotics (Washington) 4. (3) 276-281

BRECHMANN, I. u. M. GRINEWITSCH: Die "Kerne" östlicher Rezepturen. Wissenschaft in der UdSSR (Moskau), Nr. 6/1988, 30-35 und 102

BROWN, A. J.: On an acetic Ferment which forms Cellulose. Journal of the Chemical Society (London) 49 (1886), 432-439

BRUKER, M. O.: Unser täglich Brot und der Fabrikzucker als Hauptursache für die modernen Zivilisationskrankheiten (Kleinschrift Nr. 1) emu-Verlags-GmbH, Lahnstein, o. J.

BRUKER, M. O.: Krank durch Zucker. Helfer, Schwabe, Bad Homburg 1981

BRUKER, M. O. u. I. GUTJAHR: Biologischer Ratgeber für Mutter und Kind. bioverlag gesundleben, Hopferau 1982

BRUKER, M. O.: Antwort auf Leseranfrage zu Kombucha. Der Naturarzt 108 (11/1986), 14

BRUKER, M. O.: Antwort auf Leseranfrage zu saurer Nahrung. Der Naturarzt 108 (11/1986), 14

BRUKER, M. O.: Honig-Verträglichkeit. Der Gesundheitsberater 11/1988, 18

BRUKER, M. O.: Antwort auf Leseranfrage "Wundermittel Kombucha?". Natur u. Heilen 65 (1988), 563

BRUKER, M. O.: Ärztlicher Rat aus ganzheitlicher Sicht. 449 Seiten, emu-Verlag, Lahnstein 1989

BRUKER, M.O.: Kombucha. Der Gesundheitsberater (Lahnstein) Nr. 4/1991 (April 1991), 12

BUSCHEK, Marcel: Uralter Jungbrunnen. Astro Venus Nr. 8/94 (München, August 1994), S. 38-41. München 1994

CARSTENS, V.: Hilfe aus der Natur meine Mittel gegen den Krebs. Quick Nr. 43/1987, 60-64

CBS (US television station): Evening News on December 14, 1994: Kombucha in Beverly Hills

CBS (US television station): This Morning on January 16, 1995: Consumer Report on Kombucha

CLARK, P. L.: How to live and eat for health. Chicago 1931

DAHL, Jürgen: Ein Glas Pilz ohne Schaum. Natur 7/1987, 73-74

DANIELOVA, L. T.: Bacteriostaticeskoe i baktericidnoe svojstvo nastoja "cajnogo griba". Trudy Erevanskogo zooveterinarnogo Instituta 11 (1949), 31-41 (Die bakteriostatischen und bakteriziden Eigenschaften des Teepilz-Aufgusses)

DANIELOVA, L. T.: K morfologii "cajnogo griba". Trudy Erevanskogo zooveterinarnogo Instituta 17 (1954), 201-216 (Zur Morphologie des Teepilzes)

DANIELOVA, L. T.: "cagnyj grib" Medusomyces Gisevii. Autoreferat Diss., predst. soisk. ucen. step. diktora veterinariyh. Moskva: Moskovskaja veterinarija akamedija, 36 Seiten, 1954 (Der Teepilz Medusomyces Gisevii. Autoreferat der Diss. zur Erlangung des Doktortitels der Veterinärwissenschaften)

DANIELOVA, L. T.: Biologiceskie osobennosti cajnogo griba. Trudy Erevanskogo zooveteri-narnogo Instituta 23 (1959), 159-164 (Die biologischen Besonderheiten des Teepilzes)

DANIELOVA, L. T. u. G. A. SAKARJAN: Teyi saki koultouran ew nra kiraroume anasnapahoutyan mej. Erewan: gitoutyan glxavor varcoutyan hratarakcoutyoun. 160 Seiten, 1959 (Die Kultur des Teepilzes und dessen Verwendung in der Viehzucht. Erewan: Verlag der Hauptverwaltung für Landwirtschaft), 122

DAVID, Wolfgang: Experimentelle Mikrobiologie, 4. Auflage, 142 Seiten, Quelle und Meyer, Heidelberg, 1981

DIETRICH, G. u. R. HUNDT, G. KOPPRASCH, G. KUMMER, K. LOBECK, I. MEINCKE, R. STADE, H. THEUERKAUF: Wissenspeicher Biologie. 1. Auflage, 416 Seiten, Volk und Wissen Volkseigener Verlag, Berlin 1980

DINSLAGE, E. u. W. LUDORFF: Der "indische Teepilz". Zeitschrift für Untersuchung der Lebensmittel 53 (1927), 458-467

DITTRICH, H. H.: Bakterien, Hefen, Schimmelpilze. 5. Auflage, 87 Seiten, Kosmos-Verlag Franck, Stuttgart 1975

DUBOIS, J.-P.: Etats-Unis: un champignon dans la tête. Le Nouvel Observateur No. 15/96, pp. 92-93

ELMAU, H.: Bio-Elektronik Vincent. Erfahrungsheilkunde 34 (1985), 695-698

ENGLISCH, Otto: Krebs und seine biologische Bekämpfung. 2. Auflage, 213 Seiten, Intra-Ver-lag Kiel u. Dortmund 1981

ERMOĽEVA, Z. V. u. G. E. VAJSBERG u. T. I. AFANAS'EVA u. N. I. GIVENSTAĽ: O stimuljacii nekotoryh antibakterial'nyh faktorov v organizme zitvotnyh. Antibiotiki (Moskva) 3 (1958), (6), 46-50 (Über die Stimulierung bestimmter antibakterieller Faktoren im Tierorganismus)

ERMOĽEVA, Z. V.: Primenenie antibiotikov v medicine. In: (Herausgeber: Sovet narodnogo hozjajstva g. Moskva; Reihe: Dostizenija nauki i tehnki) Primenenie antibiotikov v narodnom hozjajstve. Sokraščennaja stenogramma sovescanija, sostojavšegosja 24-25 dakabrja 1957 g., S. 25-32. Moskva: Central'noe bjuro tehniceskoe infórmacii. 123 Seiten, Anwendung der Antibiotika in der Medizin. In: (Herausgeber) Volkswirtschaftsrat der Stadt Moskau; Reihe: Ergebnisse der Wissenschaft und Technik. Anwendung der Antibiotika in der Medizin. Gekürzte Stenogramme der Konferenz vom 24. und 25. Dezember 1957

ESTELLE, Ariana: Kombucha 1001. Harwood, Texas, USA, 76 pages

factum (df): Das Gehirn als Kopf der Abwehrkraft. factum 10/1988, 431-432

FASCHING, R.: Krebs heilen mit dem Teepilz Kombucha. Diagnosen 8 (10/1986), 62-65

FASCHING, R.: Pilz gegen Pilz. Diagnosen 8 (11/1986), 64-66

FASCHING, R.: Teepilz Kombucha, das Naturheilmittel und seine Bedeutung bei Krebs und anderen Stoffwechselkrankheiten, 72 Seiten, 10. Auflage, Ennsthaler Verlag Steyr, 1988

FISCHER, G.: Heilkräuter und Arzneipflanzen, 5. Auflage, neu bearbeitet von E. Krug, Haug, Heidelberg 1978

FISCHER, Wolfgang u. Friedrich PETERMANN: Leben ohne Sauerstoff. 116 Seiten, Urania-Verlag Leipzig, Jena, 1979

FLÜCK, V. u. E. STEINEGGER: Eine neue Hefekomponente des Teepilzes. Scientia pharmaceutica (Wien) 25 (1957), 43-44

FONTANA J.D., FRANCO V.C., DE SOUZA S.J., LYRA I.N., DE SOUZA A.M. 1991. Nature of plant stimulators in the production of Acetobacter xylinum (tea fungus) biofilm used in skin therapy. Appl. Biochem. Biotechnol. 28: 341-351

FRANK, Günther W.: Kombucha - Das Teepilzgetränk. Praxisgerechte Anleitung für die Zubereitung und Anwendung. 15th edition, 176 Seiten (German language), 2000, W. ENNSTHALER (Eds), Steyr, Austria

FRANK Günther W.: Kombucha, la boisson au champignon de longue vie. Instructions pratiques de préparation et d'utilisation. 150 pages (French language), 1990, W. ENNSTHALER (Eds), Steyr, Austria

FRANK, Günther W.: Koemboecha - De Theezwamdrank. Praktische handleiding voor toebereiding en gebruik, 150 pages (Dutch language), 1991, W. ENNSTHALER (Eds), Steyr, Austria

FRANK, Günther: Kombucha (Antwort auf eine Leseranfrage). Sonnseitig leben (Zürich) 40. Nr. 214, Juni/Juli 1989, 20

FRANK, Günther: Kombucha-Essig. Sonnseitig leben (Zürich) 41. Nr. 220, Juni/Juli 1990, 16

FRANK, Günther: Der Teepilz Kombucha. Sonnseitig leben (Zürich) 41. Nr. 219, April/Mai 1990, 16

FRANK, Günther: Der Teepilz Kombucha. Sonnseitig leben (Zürich) 41, Nr. 218 (Febr./März 1990), 17

FRANK, Günther: Der Teepilz Kombucha - ein Wundermittel? Natur & Heilen (München) 67 (4/1990), 180-186

FRANK, Günther W.: Hausmittel gegen Bresten und Gebrechen. Der Teepilz Kombucha und die Meereskristalle Tibi als Gesundheitselixiere. Natürlich (Aarau/Schweiz) 10, 11/1990, 68-72

FRANK, Günther: Gesundheitsfördernde Wirkungen des Kombucha-Tees. Natur & Heilen (München) 67 (5/1990), 240-245

FRANK, Günther W.:Kombucha-Tee selbst herstellen schädlich? (Antwort auf eine Leseranfrage) Natur & Heilen (München) 68, Nr. 8/1991, August 1991), 434-435

FRANK, Günther W.:The Fascination of the Kombucha. The american raum & zeit (Mount Vernon, USA) Vol. 2 (5/1991), 51-56

FRANK, Günther W.: Die Symbiose Kombucha - Das alte, neuentdeckte Volksheilmittel zum Selbermachen. Naturheilpraxis 44, Nr. 6/91, 591-596

FRANK, Günther W.: Der Teepilz Kombucha. Amadea Nr. 3, Dezember 1991, 4-7

FRANK, Günther W.: Faszination Kombucha. Sonnseitig leben (Zürich) 42, Nr. 228 (Okt./Nov. 1991), 21-22

FRANK, Günther W.: Kombucha - das alte, neuentdeckte Volksheilmittel. Sonnseitig leben (Zürich) 42, Nr. 229 (Dez. 91/ Jan. 92), 13-14

FRANK, Günther W.: Kombucha - der Pilz des langen Lebens. Sonnseitig leben (Zürich) 43, Nr. 231 (April/Mai 1992), 3, 16, 20

FRANK, Günther: Aus dem fernen Osten. Das Alternative Branchenbuch (München), 5. Ausgabe 1992/1993, 369

FRANK, Günther W.: Kombucha's Ever Increasing Popularity. Explore more (Mt. Vernon/USA) Number 12, July/August 1995, 44-45

FRANK, Günther W.: Kombucha's Ever Increasing Popularity. Explore, (Mt. Vernon/USA) Volume 6, Number 3, June 1995, 28

FRANK, Günther W.: Wasserkefir - Geschwister des Teepilzes Kombucha. Natur & Heilen (München) 72, 6/1995, 300-305

FRANK, Günther W.: Wasserkefir - Geschwister des Teepilzes Kombucha. Natur und Medizin (Bonn) 3/95 (Mai/Juni 1995), 13-16

FRANK, Rosemarie: Die Faszination von Kombucha. 12 Seiten. Birkenfeld 1993

FRANK, H. K.: Einführung in das Mykotoxinproblem. 3-9. In: Reiß, J. (Hrsg.): Mykotoxine in Lebensmitteln. Gustav Fischer Verlag. Stuttgart 1981

FRANZ, G.: Polysaccharide mit Antitumorwirkung. Cesra-Säule 50 (1988), 7-11

FRANZ, G. u. J. KRAUS: Pflanzliche Polysaccharide mit Antitumorwirkung. Zeitschrift für Phytotherapie 8 (1987), 114

FROMMHOLZ, Jürgen: Ein asiatischer Bio-Krafttrunk verhilft zu Höchstleistungen. Bio spezial (Tutzing) Nr. 5/1991, 43

FUNKE, Hans: Der Teepilz Kombucha. Natur & Heilen 64 (1987), 509-513

GARMS, H.: Pflanzenkunde II, 8. Auflage, 183 Seiten, Westermann-Verlag, Braunschweig 1964

GEIS, Heide-Marie Karin: Ein Pilz für alle Fälle. Kraut & Rüben (München) Nr. 9/1990 (September 1990), 78-80

GEO, Heft November 1987: Grüner Tee hemmt Tumoren, Seite 174, Gruner & Jahr, Hamburg

GESELLSCHAFT für biologische Krebsabwehr e.V., Heidelberg: Merkblatt über biologische Krebsabwehr. 1984

GLAS, Gerhard: Wie wird das Kombucha-Getränk angesetzt? hp-Kurier 19 (4/1987), 89

GÖTZ, Georg: Kombucha - der Wunderpilz, der Millionen Gesundheit schenkt. 12 Folgen in "Das Neue", Hefte 3 (18.01.88) bis 14 (02.04.1988). Heinrich Bauer Verlag, Hamburg

GOLZ, Helmut: Kombucha - ein altes Teeheilmittel schenkt neue Gesundheit. 132 Seiten, Ariston Verlag Genf. ISBN 3-7205-1596-6

GROENEVELD, M. u. C. LEITZMANN: Zum Vorkommen antikanzerogener Substanzen in Lebensmitteln. Aktuelle Ernährung 12 (1987), 202-204

GÜNTER, Martin: Nachlese zum "Religionskrieg" in Küche und Kochbuch, Abschnitt Kombucha-Teepilz. Raum & Zeit (Sauerlach) 10, Nr. 57 (Mai/Juni 1992), 41-47

HAEHN, H. u. M. ENGEL: Über die Bildung von Milchsäure durch Bacterium xylinum. Milchsäuregärung durch Kombucha. Zentralblatt für Bakteriologie, Mikrobiologie und Hygiene, II. Abt. Ref. 79 (1929), 182-185

HÄNSEL, Rudolf und SCHIMMITAT, Irene: Was ist wirklich dran am Kombucha-Pilz? Ärztliche Praxis 16, Nr. 45 vom 06.06.1989, 1704-1705

HAGER, Hermann (Begr.); P. H. LIST u. L. HÖRHAMMER (Hrsg.): Hagers Handbuch der Pharmazeutischen Praxis für Apotheker, Arzneimittelhersteller und Medizinalbeamte. 4. Band, 4. Neuausgabe, Springer-Verlag, Berlin/Heidelberg/New York 1973

HAHMANN, C.: Über Drogen und Drogenverfälschungen. Apotheker-Zeitung 44 (37/1929), 561-563, S. 563

HAMM, M.: Kleine Ernährungslehre - praxisnah. Herz, Sport und Gesundheit Nr. 1/1988, 70-72

HARMS, H.: Der japanische Teepilz. Therapeutische Berichte, Leverkusen (1927), 498-500

HARNISCH, Günter: Kombucha - geballte Heilkraft aus der Natur. 1991, Turm-Verlag Bietigheim, 160 Seiten.

HALPENNY & McDERMOTT: The Effects of Tea Drinking. Canad. M. Ass. J. 41 (1939), 449

HAUSER S.P. 1990. Dr. Sklenar's kombucha mushroom infusion-a biological cancer therapy. Schweiz Rundsch. Med. Prax. 79:243-246.

HECKER, Michael u. Wolfgang BABEL: Physiologie der Mikroorganismen. 304 Seiten. Gustav Fischer Verlag, Stuttgart, New York, 1988

HEDEWIG, S.: Das eigene Wasserwerk im Haus. ÖKO-Test-Magazin 3/1988

HEEDE, K.-O.: Millionen könnten geheilt werden. 1. Auflage, 336 Seiten, Verlag Mehr Wissen, Düsseldorf 1985

HEIMANN, W.: Grundzüge der Lebensmittelchemie, 3. Auflage, Steinkopff-Verlag, Darm-stadt 1976

HEINZELMANN, Rolf: Kombucha - eine bemerkenswerte Flechte. Obst und Garten (Stuttgart) 113, Nr.
2/1994, 40-41

HENDLER, S. S.: The complete guide to anti-aging nutrients, Seite 136, Fireside 1984

HENNEBERG, W.: Zur Kenntnis der Schnellessig- und Weinessigbakterien, Zentralblatt für Bakteriologie, Abt. II, 17 (25/1907), 789-804

HENNEBERG, W.: Handbuch der Gärungsbakteriologie, 1. Band (Allgemeine Gärungsbakteriologie, Praktikum und Betriebsuntersuchungen. Unter besonderer Berücksichtigung der Hefe-, Essig- und Milchsäurepilze), 2. Auflage, 604 Seiten, Verlag Paul Parey, Berlin 1926 (a)

HENNEBERG, W.: Handbuch der Gärungsbakteriologie, 2. Band (Spezielle Pilzkunde, unter besonderer Berücksichtigung der Hefe-, Essig- und Milchsäurebakterien), 2. Auflage, 404 Seiten, Verlag Paul Parey, Berlin 1926 (b)

HENRY, Linda: Kombucha - Bodybuilding's wonder mushroom. Muscle and Fitness, June 1995, pages 178 -184

HERMANN, S.: Über die sogenannte Kombucha, I. Biochemische Zeitschrift 192 (1928), 176-199

HERMANN, S.: Über die sogenannte Kombucha, II. Biochemische Zeitschrift 192 (1928), 188-199

HERMANN, S.: Die sogenannte "Kombucha". Umschau 33 (1929), 841-844

HERMANN, S. u. N. FODOR: C-Vitamin-(l-Ascorbinsäure)-Bildung durch eine Symbiose von Essigbakterien und Hefen. Biochemische Z. 276 (5-6/1935), 323-325

HEROLD, Edmund: Heilwerte aus dem Bienenvolk. Ehrenwirth Verlag, München

HESSELTINE, C. W.: A Millenium of fungi, food, and fermentation. Mycologia 57 (New York). (1965), 149-197

HOBBS, Christopher: Kombucha, Manchurian Tea Mushroom, Thew Essential Guide. 57 pages. Santa Cruz, California, 1995

HOBBYTHEK: Rund um den Tee. 1987, 14-17

HOBBY-TIP der HOBBYTHEK, Nr. 134: "Herzhaft und gesund" (1986)

HOFFMANN, Norbert: The Rest of the Story. 2000. The information provided here focuses primarily on the more scientific aspects of the Kombucha culture. Some is based on Hoffmann's own lab tests and literature research, some may be excerpts from documents Norbert Hoffmann has discovered or received from others. http://www.bluemarble.de/Norbert/kombucha/kombucha.htm

IRION, H. (Hrsg.): Fungus japonicus, Fungojapon Kombucha - Indisch-japanischer Teepilz. In: Lehrgang für Drogistenfachschulen in 4 Bänden, Band 2: Botanik/Drogenkunde. 4. Auflage, S. 405, 528 Seiten, Verlagsgesellschaft Rudolf Müller, Eberswalde-Berlin-Leipzig 1944

KAMINSKI, Anette: Ärzte: Pilz heilt Frauenleiden. Bild der Frau Nr. 2 (11.01.1988). Axel Springer Verlag, Hamburg

KAŠEVNIK, L. L.: Biohimija Vitamina C. Soobšcenie III. O sposobnosti japonskogo cajnogo griba sintezirovat' Vitamin C. - Bjull. exp. Biol. i Med (Moskva) 3 (1/1937), 87-88. (Die Biochemie des Vitamins C. III. Mitteilung: Die Fähigkeit des japanischen Teepilzes, Vitamin C aufzubauen). Referat: SCHWAIBOLD, N. in Chem. Zbl. 1937, II, 2860

KAŠEVNIK, L. D.: O Nekotoryh biohimiceskih osobennostjah t. n. "cajnogo griba". - Sbornik trudov Archangel'skij gosudarstvennyj mediciniskij Inst. 5, 116-121. (Von einigen biochemischen Besonderheiten des sog. Teepilzes). 1940

KAŠEVNIK, L. D., PJUMINA, V. I., i NEBOLJUBOVA G. E.: Materialy k biohimii tak naz. "cajnogo griba". Soobšcenie IV. O bakteriostaticeskom dejstvii èkstrakta iz nastoja "cajnogo griba". Trudy Tomskogo medicinskogo Instituta 13, 115-117. (Beiträge zur Biochemie des sog. "Teepilzes". Mitteilung IV. Über die bakteriostatischen Kräfte des Extraktes vom Aufguß des "Teepilzes".) 1946

KAUFMANN, Klaus: Kombucha Rediscovered! 82 pages, Burnaby BC Canada, 1995

KIEFER, T.: Va et vient: Kombucha. Televion broadcast on May 08, 1996. TF 1 (French television station "France 1")

KLETTER, Christa: Kombucha - der Teepilz. Deutsche Apotheker Zeitung (Stuttgart) 130, Nr. 41 vom 11.10.1990, 2266-2270

KNIERIEMEN, Heinz und Hans BERNER: Kombucha - Pilz, Flechte oder Symbiose? Natürlich (Aarau/Schweiz) 12, Nr. 6/1992, 75

KOBERT, R.: Teekwaß. Mikrokosmos 11 (1917/18), 159

KOCH, F. W.: Die Lösung des Krebsproblems durch die Anti-Acid-Methode. Anti-Acid-Nach-richten Nr. 25 und 26/1962 und Nr. 28/29/1963

KÖHLER, Valentin: Glukuronsäure macht Krebspatienten Mut. Ärztliche Praxis 33 (1981), 887

KÖHLER, V. u. J. KÖHLER: Glucuronsäure als ökologische Hilfe, S. 56-62. In: KAEGEL-MANN, H. (Hrsg. u. Mitautor): Sofortheilung des Waldes, 1. Band, 2. erweiterte Auflage, Verlag zur heilen Welt, Windecke-Rosbach 1985

KOLKWITZ, R.: Pflanzenphysiologie. 3. Auflage, Jena 1935, 113-116

KONOVALOV, I. N. u. M. A. LITVINOV u. L. M. ZAKMAN: Izmenenie prirody i fiziologi-ceskih osobennostej cajnogo griba (Medusomyces gisevii Lindau) v zavisimosti ot uslovij kul'tivi-rovanija. - Bot. zurnal (Moskava) 44 (3/1959), 346-349. (Die Veränderungen der Natur und der physiologischen Eigenschaften des Teepilzes (Medusomyces gisevii Lindau) in Beziehung zu den Bedingungen des Kulturmilieus)

KÖRNER, Helmut: Ein Parasit im Blut - Krebs. Raum & Zeit, Heft Nr. 19 (1985)

KÖRNER, Helmut: Die Heilkraft des Pilzes Kombucha. Raum & Zeit Heft 20 (Febr. 1986)

KÖRNER, Helmut: Kombucha - wertvolles Geschenk der Natur. Naturheilpraxis 39 (10/1986)

KÖRNER, Helmut: Der Teepilz Kombucha. Der Naturarzt 108 (5/1987), 14-16

KÖRNER: Helmut: Kombucha-Zubereitung wurde von Sportmedizinern getestet. Natura-med (Neckarsulm) 4 (10/1989), 592

KÖRNER, Helmut: Kombucha. Natur, Umwelt & Medizin (Heidelberg) 6, Nr. 1, Februar 1990, 40-41

KÖRNER, Helmut: Kombucha ist Immunstärker und Energiespender. Natur & Heilen (München) 68, 4/1991, 202-204

KÖRNER, Helmut: Wichtige Forschungsergebnisse mit Polysacchariden. SANUM-Post (Hoya) Nr. 28. September 1994, S. 21-22

KOZAKI, M. u. A. KOIZUMI u. K. KITAGARA: Microorganism of Zoogleal Mats Formed on Tea Decotion. J. Food Hyg. Soc. Japan 13 (1972), 89-96

KRAFT, M.-M.: Le Champignon de Thé. Nova Hedwigia 1 (3, 4/1959), 297-304

KRAUS, J. u. M. SCHNEIDER u. G. FRANZ: Antitumor polysaccharide aus Solidagosp. Deutsche Apotheker-Zeitung 126 (1986), 2045

KRAUS, Peter: Kombucha-Geschenk (Leserzuschrift). Natur & Heilen 8/1990, S. 392

KREMPL-LAMPRECHT, Luise: Aktuelle Fragen und Antworten. Pilzdialog (München) Nr. 3/1990 (August 1990), 38

KÜHNEMANN, A.-K.: Die Sprechstunde - Nachgefragt: Kombucha. Television broadcast on August, o9, 1994. (German television station "Bayern 3").

KUHL, J.: Schach dem Krebs. Humata-Verlag Harold S. Blume, Bern

LAKOWITZ, N.: Teepilz und Teekwaß. Apotheker-Zeitung 43 (1928), 298-300

LAPUZ M.M., GALARDO E.G., PALO M.A. 1967. The nata organism -cultural requirements, characterics and identity. The Philippines J. Science. 96(2): 91-109.

LESKOV, A. I.: Novye svedenija o cajnom gribe. - Fel'dser i Akuserka (Moskva) 23 (10/1958), 47-48 (Neue Angaben über den Teepilz)

LINDAU, G.: Über Medusomyces Gisevii, eine neue Gattung und Art der Hefepilze. Ber. dt. bot. Ges. 31 (1913), 243-248

LINDER, H.: Biologie. 16. Auflage, 352 Seiten, J. B. Metzlersche Verlagsbuchhandlung, Stuttgart 1967

LINDNER, P.: Über Teekwaß und Teekwaßpilze. Mikrokosmos 11 (1917), 93-98

LINDNER, P.: Die vermeintliche neue Hefe Medusomyces Gisevii. Ber. dt. bot. Ges. 31 (1913), 364-368

LIST, P. H. u. W. HUFSCHMIDT: Basische Pilzinhaltsstoffe. 5. Mitteilung über biogene Amine und Aminosäuren des Teepilzes. Pharm. Zentralhalle 98 (1959), 593-598

LÖWENHEIM, H.: Über den indischen Teepilz. Apotheker-Zeitung 42 (1927), 148-149

LÜCK, Erich: Konservierungsstoffe in Lebensmitteln - nützlich oder schädlich? Deutsche Apotheker-Zeitung 128 (1988), 510-516

MADAUS. In: Biolog. Heilkunst Nr. 15 und 20/27 (1927). Zitiert von Arauner (1929), nähere Angaben nicht zu ermitteln

MAIER-SPOHLER, Gabriele: Test: Tee. ÖKO-Test-Magazin 12/1988, 21-25

MALMGREN, Berndt: Einführung in die Mikrobiologie. Aus dem Schwedischen von Solwieg Schmeller. 220 Seiten. F. K. Schattauer Verlag, Stuttgart, New York, 1976

MANN, Ulrike: Verblüffend - ein Pilz kuriert den Darm. Bild und Funk Nr. 35 (26.08.1988). Burda GmbH Offenburg

MARONDE, C.: Rund um den Tee. Fischer, Frankfurt 1987

MAU, F. und R.-L. MAU: Lebendige gesunde Ernährung für Säuglinge, Kinder und Eltern. 18 Seiten. Darmstadt, o. J.

MEHNERT, H. u. H. FÖRSTER: Stoffwechselkrankheiten, 1. Auflage, 355 Seiten, Georg Thieme Verlag Stuttgart 1975

MEIXNER, A.: Combucha, der Teepilz. Südwestdeutsche Pilz-Rundschau Nr. 2/1983, 1-4

MICHL, Wendula: Herstellung von Kombucha-Tee (Leserbrief). Natur & Heilen 7/90, 340

MINDEN, Diana: Kombucha - Health Drink of the ages. 41 pages. Klamath Falls, OR/USA, 1996

MITCHELL & BERNARD: Food in Health und Disease. F. A. Davis Co., Phila., USA, 1953

MITRA, K.-K.: Tea Today, Tea Research Institute, China, nach KTM 36 (14), 15-16, o. J.

MOLLENDA, L.: Kombucha, ihre Heilbedeutung und Züchtung. Deutsche Essigindustrie 32 (27/1928), 243-244

MORELL, F.: Wasser, Bio-Elektronik Vincent. Success Express, 8 Seiten, Mai 1984

MORELL, F. u. E. RASCHE: Wasser, Lebensmittel Nr. 1. Friesenheim 1986

MORELL, F.: Wasser - Ernährung - Bioelektronik nach der Methode Vincent. Erfahrungsheilkunde 37 (10/1988), 646-651

NAUMOVA, E. K.: Meduzin - Novoe antibioticeskoe veščestvo, obrazumoe Medusomyces Gisevi. In: Vtoraja naucnaja Konferencija sanitarnogigieniceskogo fakul'teta. 28-29 Aprelja 1949. Avtoreferaty. p. 20-23. Kazan': Kazanskij gosudarstvennyj medicinskij Institut. 55 p. (Meduzin - ein neuer antibiotischer Stoff, gebildet von Medusomyces Gisevi. In: Zweite wissenschaftliche Konferenz der Fakultät für Gesundheit und Hygiene, 28. bis 29. April 1949. Autoreferate, p. 20-23. Kazan: Kazan'sches Staatliches Medizinisches Institut. 55 p.), 1949

OETINGER-PAPENDORF, Ingeborg: Durch Entsäuerung zu seelischer und körperlicher Gesundheit. Eigenverlag, Öhringen-Ohrnberg 5, 1988

ORTH, R.: Einfluß physikalischer Faktoren auf die Bildung von Mykotoxinen. S. 85-100. In: Reiß, J. (Hrsg.): Mykotoxine in Lebensmitteln. Gustav Fischer Verlag, Stuttgart 1981

PAULA GOMES, A. de: Obsevacões sobre a utilizacão de Zymomonas mobilis (Lindner) Kluy-ver et van Niel, 1936. (Thermobacterium mobile, Lindner 1928; Pseudomonas linderi Kluyver et Hoppenbrouwers, 1931), na Térapeutica Humana. - Revista Instituto de Antibióticos (Pernambuco, Brasilien) 2 (1959), 77-81

PASCAL, Alana and Lynne Van der Kar: Kombucha - How-To and What It's All About. 128 pages. Malibu, California/USA, 1995

POPIEL, L. v.: Zur Selbstherstellung von Essig. Pharmaz. Post (Wien) 50 (80/1917), 757-758

POSTGATE, John: Mikroben, unsere Freunde - unsere Feinde. 184 Seiten, Umschau Verlag, Frankfurt, 1970

PRO 7 (German television station) on August 24, 1995: Kombucha (a report on Günther W. Frank)

PRYOR, B. und Sanford Holst: Kombucha Phenomen. The health drink sweeping America. 120 pages, Sherman Oaks, California, 1995

PRYOR, B.: The Kombucha Tea Mushroom and AIDS. Whole Life Times (Malibu, CA), May 1994, 14-15, 46

PLETZNITZKY, A., Ars Medici (Wien) 17 (1927), 604

PSCHYREMBEL, W. (Begr.); C. ZINK (Bearb.): Pschyrembel Klinisches Wörterbuch, 255. Auflage, 1873 Seiten, de Gruyter, Berlin/New York, 1986

PUNSAR, S. und Mitarbeiter: Coronary heart disease and drinking water. J. Chron. Dis. 28 (1975), 259-287

PÜTZ, J.: Das Hobbythek-Buch, Band 3, 5. Auflage, Verlagsgesellschaft Schulfernsehen, Köln 1984

REICHHOLF-RIEHM, H.: Insekten, 287 Seiten, Mosaik Verlag, München 1983

REISS, Jürgen: Der Teepilz und seine Stoffwechselprodukte. Deutsche Lebensmittel-Rundschau 83 (9/1987), 286-290

REISS J. 1989. Influence of different sugars on the metabolism of the tea. Z. Lebensm. Unters. Forsch. 198:258-261.

REITZ, M. u. P. GUTJAHR: Krebs, was ist das? 405 Seiten, Ullstein, Frankfurt 1983

Rick, Marin und N.A. Biddle: Trends: Taking the Fungal-Tea Plunge. Newsweek Vol. LXXV, No. 2, 9. Januar 1995, Seite 64, New York.

ROUJON, L.: Theorie und Praxis der Bio-Elektronik Vincent. SIBEV-Verlag, Wenden-Ottfin-gen, 1975

ROOTS, H.: Teeseeneleotise Ravitoimest. Noukogude eesti tervishoid (Talin, Estland) (2/1959), 55-57 (Die Heilkräfte des Teepilzes)

ROSS P., MAYER ., BENZIMAN M. 1991. Cellulose biosynthesis and function in bacteria. Microbiological Reviews. 44:35-58.

RÜCKERT, Ulrich: Wunderheiler Kombucha-Pilz. Frau im Spiegel Nr. 28 vom 01. Juli 1998, Seiten 66-67. Verlag Ehrlich & Sohn GmbH & Co., Postfach 50 04 45, 22704 Hamburg

S.: Der "japanische Teepilz" - Die Weiße Fahne, Zeitblätter zur Verinnerlichung und Vergeistigung (Pfullingen, Württemberg) 9 (4/1928), 184-185

SACHSSE, Joachim: Vorbeugen gegen Krebs durch biologische Früherkennungsmethoden, 2. Auflage, 108 Seiten, Verlag Mehr Wissen, Düsseldorf 1984

ŠAKARJAN, G. A. u. L. T. DANIELOVA: Antibioticeskie svojstva nastoja griba Medusomyces gisevii (cajnogo griba). Soobšcenie 1. - Trudy Erevaenskogo zooveterinarnogo Instituta, 10 (1948), 33-45. (Die antibiotischen Fähigkeiten des Aufgusses von Medusomyces gisevii (Teepilz) 1. Mitteilung)

SANDER, F.: Der Säure-Basen-Haushalt des menschlichen Organismus. Hippokrates-Verlag, Stuttgart 1953

SCHAERTEL, M.: Ober, ein Pilz bitte (a report on Günther W. Frank). FOCUS (Munich) No. 34, August 21, 1995, page 128

SCHLEGEL, Hans G. unter Mitarbeit von Karin SCHMIDT: Allgemeine Mikrobiologie. 6. überarbeitete Auflage, 571 Seiten, Georg Thieme Verlag, Stuttgart, New York, 1985

SCHMIDT, Ingrid: Der Teepilz - morphologische, physiologische und therapeutische Untersu-chungen. 51 Seiten, Schriftliche Hausarbeit im Rahmen der Ersten Staatsprüfung für das Lehramt Sekundarstufe I., Bochum 1979

SCHNEIDRZIK, W. E. J.: Die richtige Arznei, 352 Seiten, Gustav Lübbe Verlag, Bergisch Gladbach, 1985

SCHNITZER, J. G.: Der alternative Weg zur Gesundheit. Schnitzer, St. Georgen 1982

SCHMEIL, O. u. A. SEYBOLD: Lehrbuch der Botanik, 1. Band, 50. Auflage, 400 Seiten, Ver-lag von Quelle und Meyer, Leipzig 1940

SCHMEIL, O. u. A. SEYBOLD: Lehrbuch der Botanik, 2. Band, 50. Auflage, 303 Seiten, Ver-lag von Quelle und Meyer, Leipzig 1941

SCHÖN, Georg: Mikrobiologie. 144 Seiten, Verlag Herder, Freiburg 1978

SCHRÖDER, Helga: Mikrobiologisches Praktikum. 220 Seiten, Volk und Wissen, Volkseigener Verlag, Berlin 1975

SCHUITEMAKER, G.E.: Immunkrankheiten. ORTHOsupplement (Baarn, Netherlands) Nr. 1, 1988, 1-3

SCHULTZ-FRIESE, W. u. G. GADAL: Rezepte für eine krebsfeindliche Vollwertkost. Bir-cher Benner Verlag, Bad Homburg 1980

SCHULZ, K. H.: Psychoneuroimmunologie. Zeitschrift für Allgemeinmedizin 62 (26/1986), 871-878

SCHWAIBOLD, N.: Referat über: KASEVNIK, L. D., 1937, Chem. Zbl. 1937, II. 2860

SEEGER, G. P.: Das Krebsproblem unter dem Blickfeld des Milchsäurestoffwechsels und die Bedeutung der Milchsäure als Vorbeugungmittel, Heilkunde und Heilwege, Heft 4/1952

SEEGER, P. G. u. J. SACHSSE: Krebsverhütung durch biologische Vorsorgemaßnahmen. 148 Seiten, Verlag Mehr Wissen, Düsseldorf 1984

SESHADRI, R., S. NAGALAKSHMI, J. MADHUSUDHANA RAO und C.P.
NATARAJAN: Utilization of by-products of the tea plant: a review. Tropical Agriculture (Trinidad) 63, Nr. 1, Januar 1986, 2-6

SKLENAR, Rudolf: Ein in der Iris sichtbarer Test für eine Stoffwechselstörung, kontrolliert an Hand von Dunkelfelduntersuchungen des Blutes nach Scheller. Erfahrungsheilkunde 13 (3/1964).

SKLENAR, Rudolf: Krebsdiagnose aus dem Blut und die Behandlung von Krebs, Präkanzero-sen und sonstigen Stoffwechselkrankheiten mit der Kombucha und Colipräparaten. 8 Seiten, o. J.

SOURNIA, J. C. und Mitarbeiter: Illustrierte Geschichte der Medizin in 9 Bänden, Band 1, Ver-lag Andreas & Andreas, Salzburg 1980 (S. 79-81)

SOURNIA, J. C. und Mitarbeiter: Illustrierte Geschichte der Medizin in 9 Bänden, Band 2, Verlag Andreas & Andreas, Salzburg 1980 S. 655-656 (Kapitel "Die japanische Medizin" von Alain Briot) : "In der Tat verfügte Japan erst etwa im vierten Jahrhundert unserer Zeitrechnung über eine elaborierte Medizin. Da es bis zu dieser Zeit kein Schriftsystem besaß, nahm es - mit mehr oder weniger Glück - die chinesische Schrift an. Gewöhnlich datieren wir die offizielle Einführung der kontinentalen Medizin auf das Jahr 414 unserer Zeitrechnung, als nämlich der koreanische Mediziner Kombu aus dem Königreich Sylla mit dem Auftrag in Japan eintraf, den Kaiser Inkyo zu behandeln."

STADELMANN, Eduard: Der Teepilz. Eine Literaturzusammenstel-lung. Sydowia, Ann. myco-log. Ser. II., 11 (1957), 380-388

STADELMANN, Eduard: Der Teepilz und seine antibiotische Wirkung (Eine Bibliographie). Zentralblatt Bakt. I. Abt. Ref. 180 (1961), 401-435

STAMETS, Paul: My Adventures with the Blob. Mushroom the Journal, Winter 1994-95, page 5 - 9,

STANLEY & SCHLOSBERG: Psychological Effects of Tea. V-Psychol. 36 (1953), 435

STANLEY & SCHLOSBERG. Brown University, Rhode Island, USA, 1955

STEIGER, K. E. u. E. STEINEGGER: Über den Teepilz. Pharmaceutica Acta Helvetiae 32 (1957), 133-154

STEPP, W. u. J. KÜHNAU u. H. SCHRÖDER: Die Vitamine und ihre klinische Anwendung. 6. Auflage, Ferdinand Enke Verlag, Stuttgart 1944

STOLZE, Lutz: Gesundes Frühstück, Kapitel "Ein Gläschen in Ehren". Schrot & Korn Nr. 9/1992, 17-19

STRAUSS, E.: Zur Anwendung der Milchsäure in der Behandlung Malignomkranker. Deut-sches Gesundheitswesen, DDR, Heft 27/1977

SUKIASJAN, A. O.: Vlijanie faktorov vnešnej sredy i istocnikov pitanija na nakoplenie antibio-ticeskih veščestv v kul'ture "cajnogo griba". Soobščenie I. Izucenie razlicnyh fiziko-mehaniceskih vozodejstvij. - Trudy Erevanskogo zooveterinarnogo Instituta 17, 229-235, 1954; (Der Einfluß von Milieufaktoren und Nährstoffquellen auf die Anreicherung von antibiotischen Stoffen in den Kulturen des Teepilzes. I. Mitteilung. Untersuchung verschiedener physikomechanischer Einflüsse)

SÜSSMUTH, Roland, J. EBERSPÄCHER, R. HAAG u. W. SPRINGER: Biochemischmikrobiologisches Praktikum. 409 Seiten, Georg Thieme Verlag, Stuttgart, New York, 1987

Tee-Schulungsvortrag, 9. Auflage, Das Deutsche Teebüro, Hamburg, o. J.

Tee-Nachrichten, Ausgabe 1/1988, Das Deutsche Teebüro, Hamburg

Tee-Nachrichten, Ausgabe 3/1988, Das Deutsche Teebüro, Hamburg

Test: Nur sinnvoll für spezielle Zwecke (Test Wasserfilter-Kleingeräte), test 22, 978-981 (Heft 10/1987, 74-77)

TIETZE, Harald: Kombucha. The miracle fungus. 112 pages, Bath/Uk 1995

TIMMONS, Stuart: Fungus among us.
New Age Journal Volume XI, Issue 7, November/December 1994, pages 78 - 81 and 88 - 96 (New Age Publishing Inc., Watertown, MA 02172

TROLL, W.: Allgemeine Botanik. 4. Auflage, Ferdinand Enke Verlag, Stuttgart 1973

TSCHIRCH, A.: Handbuch der Pharmakognosie. 2. Band, Tauchnitz, Leipzig 1912 (s. 306)

UHLENBRUCK, G.: Neuropeptide - Dirigenten des Immunorchesters. Ärztliche Praxis 40 (105/1988), 3263

UTKIN, L.: o novom mikroorganizme iz gruppy uksusnyh bakterij. - Mikrobiologia (Moskva) 6 (4/1937), 421-434. (Über einen neuen Mikroorganismus aus der Gruppe der Essigsäurebakterien). Referat: GORDIENKO, M., Zbl. Bakt. 98 (1937), II. 359.

VALENTIN, H.: Über die Verwendung des indischen Teepilzes und seine Gewinnung in trockener Form. Apotheker-Zeitung 43 (1928), 1533-1536

VALENTIN, H.: Wesenliche Bestandteile der Gärungsprodukte in den durch Pilztätigkeit gewonnenen Hausgetränken sowie die Verbreitung der letzteren. Apotheker-Zeitung 45 (1930), 1464-1465 und 1477-1478

VALENTINE, Tom: Kombucha -Ancient ferment with a healthy promise. Search for Health vo. 1, number 6, July/August 1993, pages 2 - 14

VALENTINE, Tom: Kombucha; A Traditional Fermented Drink Sweeps America. in: Search for Health - A Classic Anthology, Pages 426 - 448, Naples, Florida 1996

VALENTINE, Tom: Kombucha Update. Search for Health Vol. 3, No. 2+3, Nov. 94/February 1995, pages 25 to 37

VOGEL, A.: Der kleine Doktor. 33. Auflage, 861 Seiten, Verlag A. Vogel, Teufen (Schweiz) 1977

VOGEL, A.: Krebs. 405 Seiten, Verlag A. Vogel, Teufen (Schweiz) 1987

VOGEL, A.: Krebs-Früherkennung. Gesundheits-Nachrichten 6/1988, S. 88-89

WALDECK, H.: Der Teepilz. Pharmazeutische Zentralhalle 68 (1927), 789-790

WEIDE, Heinz u. Harald AURICH: Allgemeine Mikrobiologie. 519 Seiten, Gustav Fischer Verlag, Stuttgart, New York, 1979

WEIDINGER, Hermann-Josef: Kombucha, "Tee" der aus dem Meere kam. Ringelblume Nr. 4/ 1988, 25-33

WEINSTOCK, D.: Pflanzliches in der Krebstherapie, Südwestpresse (Ulm), 12.01.1987

WELZL, E.: Biochemie der Ernährung. De Gruyter, Berlin 1985

WERNER: Polysaccharide als Immunstimmulanzien. Deutsche Apotheker-Zeitung 128 (21/ 1988), 1127-1128

Westdeutscher Rundfunk, 15.06.98, 18:20 bis 18:50: Service-Zeit, Kostprobe: "Kombucha - Wundertee mit viel Geschmack" von Fromut Pott (siehe auch http:// www.wdr.de/tv/kostprobe/kp_sarchiv/1998/06/15_3.html)

WIECHOWSKI, W.: Welche Stellung soll der Arzt zur Kombuchafrage einnehmen? Beiträge zur ärztlichen Fortbildung 6 (1/1928), 2-10

WILLIAMS W.S., CANNON R.E. 1989. Alternative environmental roles for cellulose produced by Acetobacter xylinum. Appl. Env. Microbiol. 55:2248-2252.

WILKINSON, John Frederick: Einführung in die Mikrobiologie. Aus dem Englischen von Barbara Schröder. 162 Seiten. Verlag Chemie, Weinheim, 1974

WOLLER, R.: Häufigkeit des Vorkommens von Mykotoxinen in der Bundesrepublik Deutschland. S. 143-170. In: Reiß, J. (Hrsg.): Mykotoxine in Lebensmitteln. Gustav Fischer Verlag, Stuttgart 1981

ZETTKIN-SCHALDACH, (Hrsg.) von Heinz DAVID: Wörterbuch der Medizin, Zahnheilkunde und Grenzgebiete. 2 Bände, 7. neubearb. und erw. Auflage, 2345 Seiten, Georg Thieme Verlag, Stuttgart 1985

Zydeck, Franziska: Kombucha - Pilz mit Power. Bolero (Zürich) Nr. 1/2 Januar/ Februar 1997, 82-83

Encontrará más libros para su salud en nuestro programa de publicaciones:

Bestseller en Europa... ¡ Ahora en Espagnol!
La primera guía completa de hierbas medicinales, amena y fácil de usar. ¡ Más de 8 millones de copias vendidas solo en Austria y en Alemania!

MARIA TREBEN
Salud de la Botica del Señor.
Consejos y experiencias con hierbas medicinales.
108 paginas, 33 ilustraciones en blanco y negro, 4 planas a todo color, tamaño: 21 x 29,7 cm
Instrucciones amenas y consejos personales para la utilización de hierbas medicinales de la mano de la herborista más popular de Europa. Remedios herbales consagrados que han demostrado poder curar incluso enfermedades "incurables"..
Edición Original ISBN 3 85068 125 4
Editor: ENNSTHALER VERLAG, A-4400 Steyr, Austria

ROBERT SCHINDELE
Superbiomin ® - Minerales Schindele
con 26 minerales y oligoelementos para seres humanos, animales y la naturaleza.
96 paginas, tamaño: 16,5 x 24 cm
Schindele´s minerales es simplemente un polvo de roca molida, pero no de una roca cualquiera, sino de una especie de roca primitiva, parecida a la lava. De un análisis químico resultó que el polvo de roca contiene minerales que son indispensables para las plantas y que, en esta composición, son también extremadamente beneficiosos para las personas, como son los ácidos silícicos, potasio, calcio, hierro, magnesio, zinc etc.
Por tanto, se puede confirmar que este polvo de roca puede hacer milagros.
Edición Original ISBN 3 85068 359 1
Editor: ENNSTHALER VERLAG, A-4400 Steyr, Austria